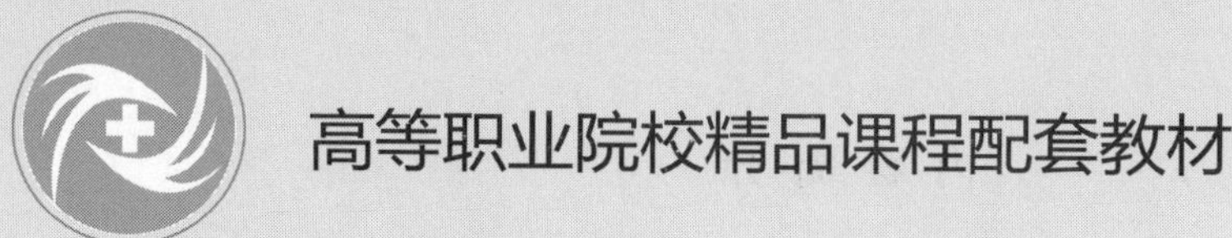

内科护理同步习题精编

NEIKE HULI TONGBU XITI JINGBIAN

主　编　孙凯华

副主编　林清媚

编　者　（按姓氏笔画排序）

朱娟平　广东岭南职业技术学院

刘　叶　广东岭南职业技术学院

刘柳静　广东岭南职业技术学院

孙凯华　广东岭南职业技术学院

李泽钏　广东岭南职业技术学院

余晓娟　广东岭南职业技术学院

张梓欣　广东岭南职业技术学院

张雪珍　梅州市卫生职业技术学校

林清媚　梅州市卫生职业技术学校

华中科技大学出版社

http://www.hustp.com

中国·武汉

内 容 简 介

本书是与全国高等职业院校精品课程内科护理学配套使用的辅助教材。

本书共分为9章，涵盖了内科护理学呼吸系统、循环系统、消化系统等八大系统疾病护理的题目，同时加入了传染性疾病护理部分，使其整体结构更加完整。每节均以思维导图的形式展示知识框架，辅助建立知识结构。根据护士执业资格考试大纲的考核要求以及学生学习的特点，本书设立了填空题、选择题、简答题三大题型，每章习题后均以二维码形式提供参考答案，重点考核学生对知识点的理解及运用能力。

本书可供全国高职高专医药院校护理和助产等专业学生使用，也可作为教师教学参考用书。

图书在版编目(CIP)数据

内科护理同步习题精编/孙凯华主编. —武汉：华中科技大学出版社，2020.8
ISBN 978-7-5680-6452-1

Ⅰ.①内…　Ⅱ.①孙…　Ⅲ.①内科学-护理学-习题集　Ⅳ.①R473.5-44

中国版本图书馆CIP数据核字(2020)第147838号

内科护理同步习题精编　　孙凯华　主编
Neike Huli Tongbu Xiti Jingbian

策划编辑：史燕丽
责任编辑：史燕丽
封面设计：原色设计
责任校对：张会军
责任监印：周治超
出版发行：华中科技大学出版社(中国·武汉)　电话：(027)81321913
武汉市东湖新技术开发区华工科技园　邮编：430223
录　　排：华中科技大学惠友文印中心
印　　刷：湖北新华印务有限公司
开　　本：787mm×1092mm　1/16
印　　张：13.75
字　　数：342千字
版　　次：2020年8月第1版第1次印刷
定　　价：49.90元

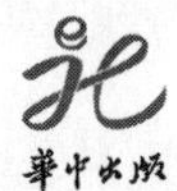

网络增值服务使用说明

欢迎使用华中科技大学出版社医学资源服务网yixue.hustp.com

1.教师使用流程

（1）登录网址：http://yixue.hustp.com（注册时请选择教师用户）

注册 → 登录 → 完善个人信息 → 等待审核

（2）审核通过后，您可以在网站使用以下功能：

2.学员使用流程

建议学员在PC端完成注册、登录、完善个人信息的操作。

（1） PC端学员操作步骤

①登录网址：http://yixue.hustp.com（注册时请选择普通用户）

注册 → 登录 → 完善个人信息

② 查看课程资源

如有学习码，请在个人中心-学习码验证中先验证，再进行操作。

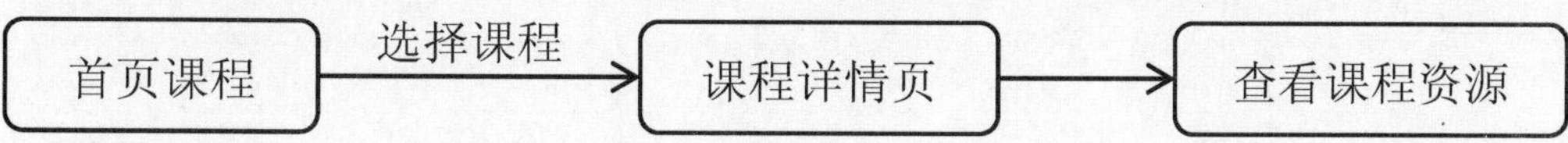

（2） 手机端扫码操作步骤

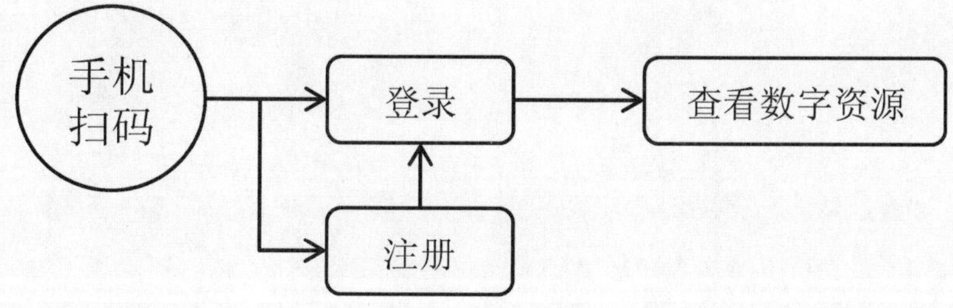

前言

《内科护理同步习题精编》是与全国高等职业院校精品课程内科护理学配套使用的辅助教材。本书可供全国高职高专医药院校护理和助产等专业学生使用，也可作为教师教学参考用书。全书内容的编写以职业岗位需求为导向，护士执业资格考试大纲为标准，力求实用、够用、准确、规范地引导学生建立临床思维，形成独立思考、积极应变、细致入微的工作作风，为教学标准与岗位标准的精准对接提供了有效途径。

全书共分为9章，涵盖了内科护理学呼吸系统、循环系统、消化系统等八大系统疾病护理的题目，同时加入了传染性疾病护理部分，使其整体结构更加完整。每节均以思维导图的形式展示知识框架，辅助建立知识结构。根据护士执业资格考试大纲的考核要求以及学生学习的特点，本书设立了填空题、选择题、简答题三大题型，每章习题后均以二维码形式提供参考答案，重点考核学生对知识点的理解及运用能力。共用题干题目结合临床经典案例考核知识点，题目设计环环相扣，逐步引导学生建立临床思维，深入思考病史、症状、体征及辅助检查等信息之间的内在联系，以培养学生整体护理的理念。

参与本书编写的编者均为内科护理领域教学和临床一线的专家及骨干，教学及临床护理经验丰富，在本书的编写过程中，每位编者都投入了极大热情和精力。由于水平及时间有限，书中的不妥、错误及遗漏之处在所难免，恳请使用本书的教师及同学们批评指正。

主　编

目录

第一章　呼吸系统疾病病人的护理 /1
第一节　呼吸系统疾病常见症状的护理 /1
第二节　急性呼吸道感染病人的护理 /4
第三节　支气管哮喘病人的护理 /7
第四节　慢性支气管炎和慢性阻塞性肺疾病病人的护理 /11
第五节　慢性肺源性心脏病病人的护理 /15
第六节　支气管扩张症病人的护理 /19
第七节　肺炎病人的护理 /22
第八节　原发性支气管肺癌病人的护理 /26
第九节　自发性气胸病人的护理 /30
第十节　呼吸衰竭病人的护理 /33
第二章　循环系统疾病病人的护理 /39
第一节　循环系统疾病病人常见症状、体征的护理 /39
第二节　心力衰竭病人的护理 /43
第三节　心律失常病人的护理 /49
第四节　原发性高血压病人的护理 /53
第五节　冠状动脉粥样硬化性心脏病病人的护理 /57
第六节　心脏瓣膜病病人的护理 /64
第七节　感染性心内膜炎病人的护理 /69
第八节　心肌疾病病人的护理 /74
第九节　心包疾病病人的护理 /77
第三章　消化系统疾病病人的护理 /80
第一节　消化系统疾病常见症状、体征的护理 /80
第二节　胃炎病人的护理 /83
第三节　消化性溃疡病人的护理 /86
第四节　胃癌病人的护理 /90
第五节　炎症性肠病病人的护理 /93
第六节　肝硬化病人的护理 /98
第七节　原发性肝癌病人的护理 /102
第八节　肝性脑病病人的护理 /105
第九节　急性胰腺炎病人的护理 /110
第十节　上消化道大量出血病人的护理 /114

第四章　泌尿系统疾病病人的护理 /119
第一节　泌尿系统疾病病人常见症状、体征的护理 /119
第二节　肾小球疾病病人的护理 /122
第三节　尿路感染病人的护理 /126
第四节　肾衰竭病人的护理 /128
第五章　血液系统疾病病人的护理 /133
第一节　血液系统疾病病人常见症状、体征的护理 /133
第二节　贫血性疾病病人的护理 /136
第三节　出血性疾病病人的护理 /141
第四节　白血病病人的护理 /146
第六章　内分泌系统疾病病人的护理 /150
第一节　内分泌代谢疾病常见症状、体征的护理 /150
第二节　腺垂体功能减退症病人的护理 /152
第三节　甲状腺功能亢进症病人的护理 /154
第四节　库欣综合征病人的护理 /157
第五节　糖尿病病人的护理 /159
第六节　痛风病人的护理 /163
第七章　风湿性疾病病人的护理 /166
第一节　风湿性疾病病人常见症状、体征的护理 /166
第二节　系统性红斑狼疮病人的护理 /169
第三节　类风湿性关节炎病人的护理 /172
第八章　传染病病人的护理 /176
第一节　传染病概述 /176
第二节　病毒性肝炎病人的护理 /178
第三节　艾滋病病人的护理 /182
第四节　中毒型细菌性痢疾病人的护理 /184
第五节　流行性脑脊髓膜炎病人的护理 /186
第六节　肺结核病病人的护理 /189
第九章　神经系统疾病病人的护理 /192
第一节　神经系统疾病病人常见症状、体征的护理 /192
第二节　急性炎症性脱髓鞘性多发性神经病病人的护理 /195
第三节　急性脑血管疾病病人的护理 /199
第四节　帕金森病病人的护理 /204
第五节　癫痫病人的护理 /207

参考文献 /212

第一章 呼吸系统疾病病人的护理

第一节　呼吸系统疾病常见症状的护理

一、呼吸系统疾病常见症状的护理学习框架

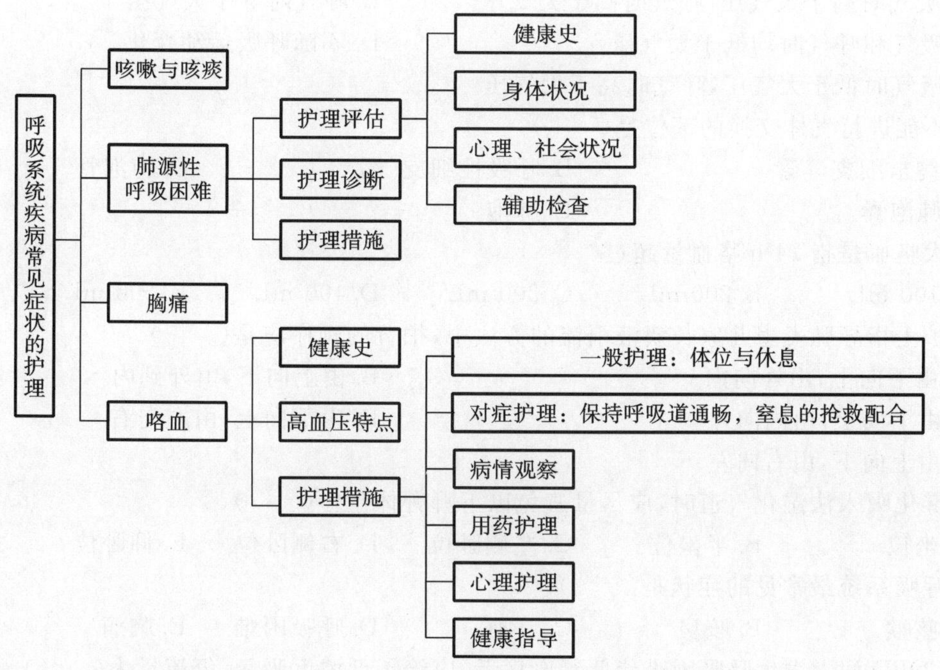

二、同步练习题

(一)填空题

1. 正常情况下，肩胛下部听诊听到的声音是________。

2.正常人肺部的叩诊音是________。

3.肺部叩诊呈过清音,提示有________。

4.呼吸系统疾病常见的症状有________、________、________和________。

5.我国引起咯血的病因居于前三位的是________、________和________。

6.痰液颜色改变常有重要意义,铁锈色痰可见于________,粉红色泡沫痰提示________,痰有恶臭味是________感染的特征。

7.呼吸系统疾病最常见的原因是________。

8.经病人口、鼻、气管插管处进行负压吸痰,插入深度以________为宜。

9.________是纠正缺氧、缓解呼吸困难最有效的治疗办法。

10.给予呼吸困难病人氧疗时,严重缺氧而无二氧化碳潴留者,一般可用________吸氧;缺氧而伴有二氧化碳潴留者,可用________给氧。

(二)单项选择题

1.左、右主支气管分叉水平对应的解剖部位是(　　)。

A.颈静脉切迹　B.胸骨柄　C.胸骨角　D.胸骨体　E.剑突

2.正常情况下胸膜腔内压为(　　)。

A.吸气时高于大气压,呼气时高于大气压　B.呼气时等于大气压

C.吸气和呼气时均低于大气压　D.不随呼吸运动变化

E.吸气时低于大气压,呼气时高于大气压

3.不能进行气体交换的部位是(　　)。

A.终末细支气管　B.呼吸性细支气管　C.肺泡管

D.肺泡囊　E.肺泡

4.大咯血是指24 h咯血量超过(　　)。

A.100 mL　B.200 mL　C.300 mL　D.400 mL　E.500 mL

5.护士指导肺炎患儿家长痰液引流的方法中,拍背的顺序应是(　　)。

A.由下向上,由外向内　B.由上向下,由外到内

C.由下向上,由内向外　D.由下向上,由左向右

E.由上向下,由右向左

6.雾化吸入法湿化气道时,应尽量避免以下哪种体位?(　　)

A.坐位　B.半坐位　C.左侧卧位　D.右侧卧位　E.仰卧位

7.呼吸系统最常见的症状是(　　)。

A.咳嗽　B.咳痰　C.咯血　D.呼吸困难　E.胸痛

8.COPD病人发生呼吸困难伴低氧血症者,应给予低浓度吸氧,氧流量为(　　)。

A.5～6 L/min　B.2～3 L/min　C.1～2 L/min

D.1～2 L/s　E.2～3 L/s

9.肺炎球菌肺炎最常见于(　　)。

A.婴幼儿　B.肺部慢性病者　C.用免疫抑制剂者

D.年老体弱者　E.健康青壮年

10.吸气性呼吸困难严重者可出现三凹征。三凹征是指(　　)。

A.胸骨上窝、锁骨上窝和肋间隙在吸气时明显下陷

B. 胸骨上窝、锁骨上窝和肋间隙在呼气时明显下陷

C. 胸骨上窝、锁骨下窝和肋间隙在吸气时明显下陷

D. 胸骨下窝、锁骨上窝和肋间隙在吸气时明显下陷

E. 胸骨上窝、锁骨下窝和肋间隙在呼气时明显下陷

11. 张某，男，68 岁。被搀扶入院，接诊护士见其面色发绀，口唇呈黑紫色，呼吸困难，询问病史得知其有慢性阻塞性肺疾病病史。护士应立即对其进行的处理是（　　）。

A. 为病人挂号　　B. 不进行处理，等待医生到来

C. 鼻塞法吸氧　　D. 电击除颤

E. 人工呼吸

12. 肺炎时可减轻胸痛的最常用体位是（　　）。

A. 患侧卧位　B. 仰卧位　C. 坐位　D. 健侧卧位　E. 俯卧位

13. 对确诊肺炎链球菌肺炎最有价值的是（　　）。

A. 铁锈色痰　B. 肺实变　C. 白细胞增多

D. 血沉增快　E. 痰培养见肺炎链球菌

14. 以呼气性呼吸困难为主要表现的疾病是（　　）。

A. 急性喉炎　B. 肺炎　C. 慢性支气管炎

D. 胸腔积液　E. 支气管哮喘和肺气肿

15. 支气管扩张病人大咯血，给予的止血药首选为（　　）。

A. 止血敏　B. 垂体后叶素　C. 安络血

D. 维生素 K　E. 抗血纤溶芳酸

16. 肺源性呼吸困难病人，以下哪项检查可帮助了解有无小气道阻塞？（　　）

A. 血气分析　B. 肺功能检查　C. 肺部影像学检查

D. 痰液检查　E. 血常规检查

17. 呼吸衰竭病人最早、最突出的表现是（　　）。

A. 发绀　B. 呼吸困难　C. 心率加快

D. 血压下降　E. 肝、肾功能损害

18. 李某，女，50 岁。患慢性支气管炎、阻塞性肺气肿 20 年，近 3 年来出现双下肢水肿，2 d 前感冒后病情加重，口唇发绀，神志恍惚，双下肺闻及湿啰音，心率 120 次/分。为确诊该病人是否出现呼吸衰竭，下列哪项指标最有意义？（　　）

A. 发绀的程度　B. 呼吸困难的程度　C. 血气分析

D. 神志状态　E. 肺功能检查结果

（三）共用题干选择题

刘某，男，65 岁。支气管扩张病史 10 余年。昨日劳作后出现恶心、胸闷，反复咯血，24 h 出血量约为 800 mL。

1. 该病人的咯血程度属于（　　）。

A. 痰中带血丝　B. 微小量咯血　C. 小量咯血

D. 中等量咯血　E. 大量咯血

2. 目前病人饮食应为（　　）。

A. 禁食　B. 流质饮食　C. 半流质饮食　D. 软质饮食　E. 普通饮食

3. 该病人的主要护理诊断是(　　)。

A. 窒息的危险　B. 营养失调:低于机体需要量　C. 清理呼吸道无效

D. 活动无耐力　E. 气体交换受损

赵某,男,80岁。有慢性支气管炎病史20年。一周前受凉后再次出现咳嗽、咳痰,痰白、质黏,伴有呼吸困难、胸闷、乏力。以"慢性支气管炎合并慢性阻塞性肺气肿"收入院治疗。

4. 病人最主要的护理诊断是(　　)。

A. 体液过多　B. 清理呼吸道无效　C. 生活自理能力缺陷

D. 营养失调,低于机体需要量　E. 肺脓肿

5. 给予病人氧疗时,下列护理措施正确的是(　　)。

A. 间断吸氧　B. 持续低流量吸氧　C. 高流量吸氧

D. 高浓度吸氧　E. 酒精湿化吸氧

6. 若病人出现呼吸困难加重、烦躁不安、神志恍惚,最可能发生以下哪种并发症?(　　)

A. 心力衰竭　B. 上消化道出血　C. 急性肾衰竭

D. 呼吸衰竭　E. DIC

(四)简答题

1. 简述胸部叩击的方法。

2. 简述咳嗽病人的心理护理。

3. 简述肺源性呼吸困难的氧疗护理。

(余晓娟)

第二节　急性呼吸道感染病人的护理

一、急性呼吸道感染病人的护理学习框架

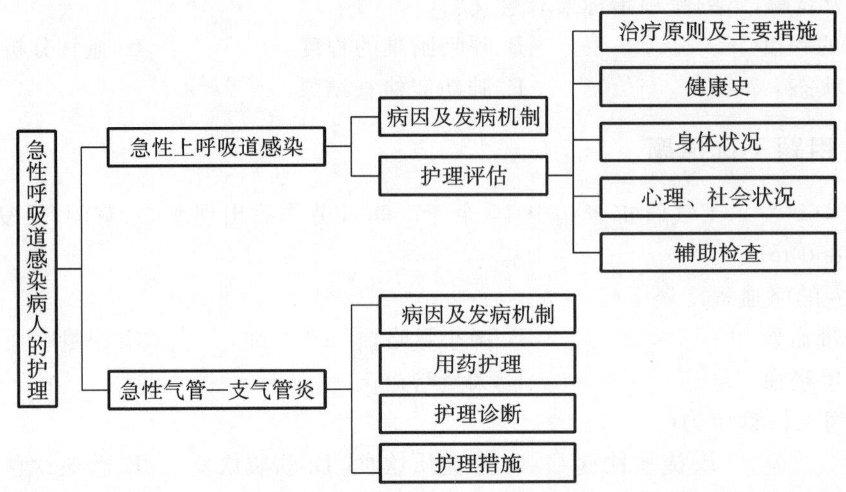

二、同步练习题

(一)填空题

1. 急性呼吸道感染包括________和________。
2. 急性上呼吸道感染是________、________、________急性炎症的总称。
3. 呼吸道以________为界分为上、下呼吸道。
4. 急性呼吸道感染多发于________季节。
5. 普通感冒最常见的病原体是________。
6. 急性气管—支气管炎的最主要症状是________。

(二)单项选择题

1. 急性上呼吸道感染最常见的病原体是(　　)。
A. 细菌　B. 病毒　C. 支原体　D. 衣原体　E. 幽门螺杆菌
2. 以下哪项不是急性气管—支气管炎发病的主要原因?(　　)
A. 上呼吸道感染的蔓延　B. 过冷空气的刺激　C. 过敏反应
D. 他人传染　E. 刺激性气体、烟雾刺激
3. 以下不是普通感冒的主要特点的是(　　)。
A. 起病较急,病程短　B. 有高热,全身症状明显
C. 常见病原体为鼻病毒　D. 可出现流泪、呼吸不畅、声嘶
E. 血白细胞正常或偏低
4. 急性疱疹性咽峡炎最明显的临床表现是(　　)。
A. 打喷嚏、流鼻涕　B. 咳嗽　C. 呼吸不畅
D. 咽痛、发热　E. 畏寒、头痛
5. 关于急性病毒性咽炎和喉炎的临床表现,下列不正确的是(　　)。
A. 声嘶、讲话困难　B. 发热　C. 咽、喉部水肿
D. 颌下淋巴结肿大且触痛　E. 咽及扁桃体表面浅表溃疡
6. 急性上呼吸道感染的临床表现不会有(　　)。
A. 鼻塞、流涕　B. 肺部啰音　C. 结膜充血、流涕
D. 咽红、扁桃体肿大　E. 颌下淋巴结肿大
7. 细菌性咽—扁桃体炎多为以下哪种细菌引起?(　　)
A. 溶血性链球菌　B. 流感嗜血杆菌　C. 葡萄球菌
D. 革兰阴性杆菌　E. 念珠菌
8. 患急性呼吸道感染,因病毒导致感染时,在血常规检查的表现中以下正确的是(　　)。
A. 淋巴细胞比例减少　B. 白细胞总数增多
C. 中性粒细胞比例增多　D. 白细胞总数正常或减少
E. 嗜酸性粒细胞增多
9. 在对一位急性上呼吸道感染病人进行有关预防措施指导时,护士的以下说法中,不正确的是(　　)。

A. 注意均衡饮食　B. 做好防寒保暖　C. 坚持规律体育锻炼
D. 保持环境整洁，空气清新　E. 接种疫苗后可产生终身免疫力

10. 患儿，男，3 岁。4 d 前出现频繁干咳，伴有胸骨后不适，乏力，未予以重视。昨日出现咳嗽，咳黏液脓痰，痰中偶有血丝。查体：肺部散在湿啰音，X 片示肺纹理增粗。该病人最可能的诊断是(　　)。

A. 普通感冒　B. 急性病毒性支气管炎
C. 急性气管—支气管炎　D. 肺结核
E. 支气管肺癌

11. 患儿，男，2 岁。因上呼吸道感染出现咳嗽、发热入院。现体温 39.3 ℃，半小时前突发抽搐，持续约 1 min 后停止，呈嗜睡状。为避免再发抽搐，护理的重点是(　　)。

A. 多晒太阳　B. 按时预防接种　C. 加强体格锻炼
D. 居室定期食醋熏蒸　E. 体温过高时应及时降温

12. 孙某，男，55 岁。咳嗽，有黄黏痰且不易咳出 2 d。评估：双肺呼吸音粗，胸片示双肺纹理粗，吸烟史 30 余年。以"急性支气管炎"收入院。目前主要的护理问题是(　　)。

A. 清理呼吸道无效　B. 气体交换受损　C. 低效性呼吸型态
D. 活动无耐力　E. 舒适度的改变

(三)共用题干选择题

张某，女，25 岁。淋雨后打喷嚏、咳嗽、鼻塞、流涕，开始为清水样，3 d 后变稠，伴有咽痛、轻度畏寒、头痛。

1. 该病人最可能的诊断是(　　)。

A. 普通感冒　B. 病毒性咽炎　C. 病毒性支气管炎
D. 急性支气管炎　E. 急性肺炎

2. 此病一般的病程是(　　)。

A. 3 d　B. 5 d　C. 1 周　D. 半个月　E. 1 个月

3. 下列对该病人的护理措施正确的是(　　)。

A. 绝对卧床休息　B. 注意隔离，不能探视　C. 限制水分摄入
D. 给予高蛋白质、低盐饮食　E. 咽痛时可以给予消炎含片

4. 如果病人原有症状未缓解，又出现了头痛、发热，伴有脓痰、鼻窦压痛等情况，考虑病人出现了(　　)。

A. 鼻窦炎　B. 中耳炎　C. 病毒性咽炎
D. 病毒性支气管炎　E. 急性肺炎

(四)简答题

1. 简述急性呼吸道感染的主要护理诊断。
2. 简述急性呼吸道感染病人的病情观察。
3. 简述急性上呼吸道感染病人的健康指导。

参考答案

(余晓娟)

第三节　支气管哮喘病人的护理

一、支气管哮喘病人的护理学习框架

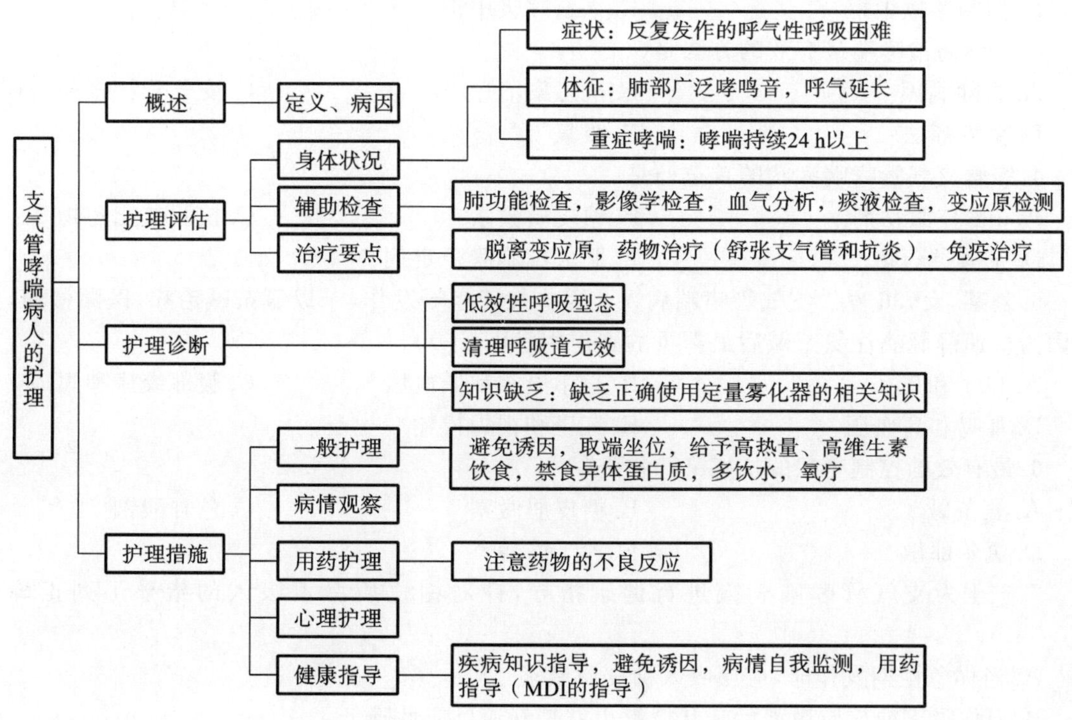

二、同步练习题

(一)填空题

1.哮喘治疗药物分为________药物和________药物两种。

2.支气管哮喘的治疗原则是________、________、________,尽可能保持肺功能正常。

3.支气管哮喘急性发作常见的诱因是________。

4.哮喘持续状态是指严重哮喘持续时间达________。

5.若支气管哮喘长期反复发作,易使气道重建,导致气道增厚与狭窄,从而发展成为________。

6.在________及________发作或加重是支气管哮喘的特征之一。

7.在支气管哮喘发作期应鼓励病人每日饮水量为________。

8.重度哮喘病人往往伴有高碳酸血症,持续吸氧流量为________。

(二)单项选择题

1. 哮喘发生的本质是(　　)。

A. 交感神经兴奋　B. 迷走神经兴奋　C. 气道反应性降低
D. 免疫介导气道慢性炎症　E. 肾上腺素受体功能低下

2. 糖皮质激素用于治疗哮喘的主要作用是(　　)。

A. 降低痰液黏稠度　B. 抑制气道炎症反应　C. 舒张支气管平滑肌
D. 抑制咳嗽中枢　E. 兴奋呼吸中枢

3. 下列防治哮喘最有效的方法是(　　)。

A. 去除病因　B. 抗感染治疗　C. 支气管扩张药治疗
D. 免疫疗法　E. 吸氧

4. 缓解支气管哮喘症状的首选药是(　　)。

A. β受体激动剂　B. 糖皮质激素　C. 抗胆碱能药物
D. 茶碱类药物　E. 肥大细胞膜稳定剂

5. 刘某,女,36 岁。支气管哮喘病人。因支气管哮喘发作,予以氨茶碱治疗,医嘱慢滴,这是因为快速静脉滴注氨茶碱后最严重的副作用是(　　)。

A. 口干和皮疹　B. 心律失常和低血压　C. 腹部绞痛和腹泻
D. 耳鸣和高血压　E. 红斑和视力模糊

6. 最有效的控制哮喘的抗感染药物是(　　)。

A. 氨茶碱　B. 糖皮质激素　C. 色甘酸钠
D. 氯苯那敏　E. 沙丁胺醇

7. 护士为支气管哮喘病人进行健康指导,针对糖皮质激素吸入的指导下列正确的是(　　)。

A. 当你急性期发作时,应当吸入糖皮质激素
B. 当你吸入糖皮质激素后症状缓解也就是气道反应性降低了
C. 吸入糖皮质激素和口服糖皮质激素的剂量是一样的
D. 当你接触过敏原前,可提前预防性吸入糖皮质激素
E. 吸入糖皮质激素后要漱口

8. 张某,男,25 岁。春游去植物园时,出现咳嗽、咳痰伴喘息 1 d 入院。喘息貌,口唇发绀,肺部可闻及广泛哮鸣音。诊断为支气管哮喘。对支气管哮喘病人,下列护理措施正确的是(　　)。

A. 平卧位　B. 给予面罩吸氧,氧流量 6～10 L/min
C. 限制水分摄入　D. 痰黏者雾化吸入
E. 食用鱼、虾等高蛋白质食物

9. 支气管哮喘病人情绪波动后突然出现一侧剧烈胸痛、气急、呼吸困难、大汗、不安,应考虑(　　)。

A. 自发性气胸　B. 支气管哮喘急性发作　C. 左心衰竭
D. 肺炎　E. 胸膜炎

10. 护理重度哮喘病人时,下列哪项措施不妥?(　　)

A. 守护在床边,加强心理护理　B. 安排舒适的半卧位或坐位

C. 给予低流量鼻导管吸氧　　D. 勿勉强进食，限制水的摄入
E. 痰多黏稠者可作药物雾化

11. 以下哪类药物支气管哮喘病人禁忌使用？（　　）
A. β_1 肾上腺素能受体兴奋剂　　B. β_2 肾上腺素能受体兴奋剂
C. β 肾上腺素能受体阻滞剂　　D. α 肾上腺素能受体兴奋剂
E. α 肾上腺素能受体阻滞剂

12. 支气管哮喘的临床表现，下列哪项是错误的？（　　）
A. 呼气性呼吸困难　　B. 两肺满布哮鸣音　　C. 心浊音界缩小
D. 三凹症　　E. 发绀

13. 对支气管哮喘病人进行健康指导，下列错误的是（　　）。
A. 居室应美化，适当放置花、草、地毯
B. 避免进食可能致敏的食物（如鱼、虾、蛋）
C. 避免刺激性气体吸入
D. 避免过度劳累或情绪激动等诱发因素
E. 气候变化时注意保暖，避免呼吸道感染

14. 对哮喘持续状态病人的护理下列不正确的是（　　）。
A. 保持有效吸氧
B. 保持呼吸道通畅
C. 加快输液速度，以纠正脱水，防止痰液阻塞
D. 专人护理，消除病人紧张、恐惧心理
E. 严密观察血压、脉搏、呼吸及神志的变化

15. 李某，男，25 岁。诊断为支气管哮喘，近来咳嗽、痰液黏稠且不易咳出，表明需要以下哪项护理措施？（　　）
A. 呼吸锻炼　　B. 吸氧　　C. 补充液体
D. 加强口腔护理　　E. 高蛋白质饮食

16. 孙某，女，45 岁。自小患支气管哮喘。哮喘反复发作最易发生的慢性并发症是（　　）。
A. 慢性支气管炎　　B. 肺不张　　C. 肺纤维化
D. 气胸　　E. 阻塞性肺气肿

17. 李某，男，哮喘病人，突然出现呼气性呼吸困难，并两肺满布哮鸣音。此时其最佳的体位是（　　）。
A. 平卧位　　B. 半卧位　　C. 端坐位　　D. 侧卧位　　E. 俯卧位

18. 病人，男，6 岁。因吸入花粉而致哮喘发作，此时其禁忌使用的药物是（　　）。
A. 异丙肾上腺素　　B. 阿托品　　C. 氨茶碱
D. 沙丁胺醇　　E. 吗啡

19. 病人，男，11 岁。因哮喘发作来院治疗，此时护士应告知其预防哮喘发作最关键的措施是（　　）。
A. 监测病情　　B. 避免接触过敏原　　C. 避免感染
D. 应用支气管扩张药　　E. 坚持服药

20. 柳某，女，53 岁。支气管哮喘病史 20 余年，此次因吸入花粉诱发支气管哮喘发作入

院。现咳痰，痰黏不易咳出。以下护理措施不妥的是（　　）。

A. 取半卧位　B. 帮助其翻身、拍背　C. 超声雾化吸入

D. 鼓励多饮水　E. 低流量鼻导管吸氧

（三）共用题干选择题

崔某，女，54 岁。支气管哮喘 10 余年，因受凉后憋喘加重，呼吸困难，夜间不能平卧，自行吸 β_2 肾上腺素能受体兴奋剂，效果不佳，病人紧张不已。辅助检查：血气分析 PaO_2 50 mmHg，$PaCO_2$ 65 mmHg。

1. 病人可能出现了（　　）。

A. 吸气性呼吸困难　B. 呼气性呼吸困难

C. 混合性呼吸困难　D. 心源性呼吸困难

E. 神经精神性呼吸困难

2. 病人目前哮喘程度为（　　）。

A. 轻度　B. 中度　C. 重度　D. 危重　E. 极危重

3. 经治疗后病人状况好转，应注意避免各种诱发因素，其中不包括（　　）。

A. 避免摄入易引起过敏的食物　B. 避免吸入刺激性气体

C. 避免接触外界人员　D. 避免呼吸道感染

E. 避免剧烈运动

张某，女，38 岁。哮喘病史 12 年。近日感冒后病情加重，夜间咳嗽频繁，痰量多。查体：神志清，口唇轻度发绀；桶状胸；双肺叩诊呈过清音，呼吸音低，可闻及干、湿啰音。经定量雾化吸入治疗后病情缓解，但 PaO_2 仍低（55 mmHg）。

4. 为防止病情进一步加重，最有效的措施是（　　）。

A. 做腹式呼吸加强膈肌运动　B. 保持情绪稳定　C. 进行家庭氧疗

D. 坚持步行或慢跑等全身运动　E. 每日坚持用药

5. 对该病人进行健康教育旨在提高（　　）。

A. 健康意识　B. 疾病的处理方法　C. 自我管理技能

D. 生活的规律性　E. 工作节奏适应性

6. 护士鼓励病人记录哮喘日记，其监测内容不包括（　　）。

A. 吸氧时间及次数　B. 症状发作程度　C. 所应用的药物

D. 每日症状发作次数　E. 上次住院时间

（四）简答题

1. 简述支气管哮喘的病因。

2. 简述糖皮质激素在支气管哮喘病人治疗中的应用。

3. 简述支气管哮喘病人的饮食护理。

参考答案

（余晓娟）

第四节　慢性支气管炎和慢性阻塞性肺疾病病人的护理

一、慢性支气管炎和慢性阻塞性肺疾病(COPD)病人的护理学习框架

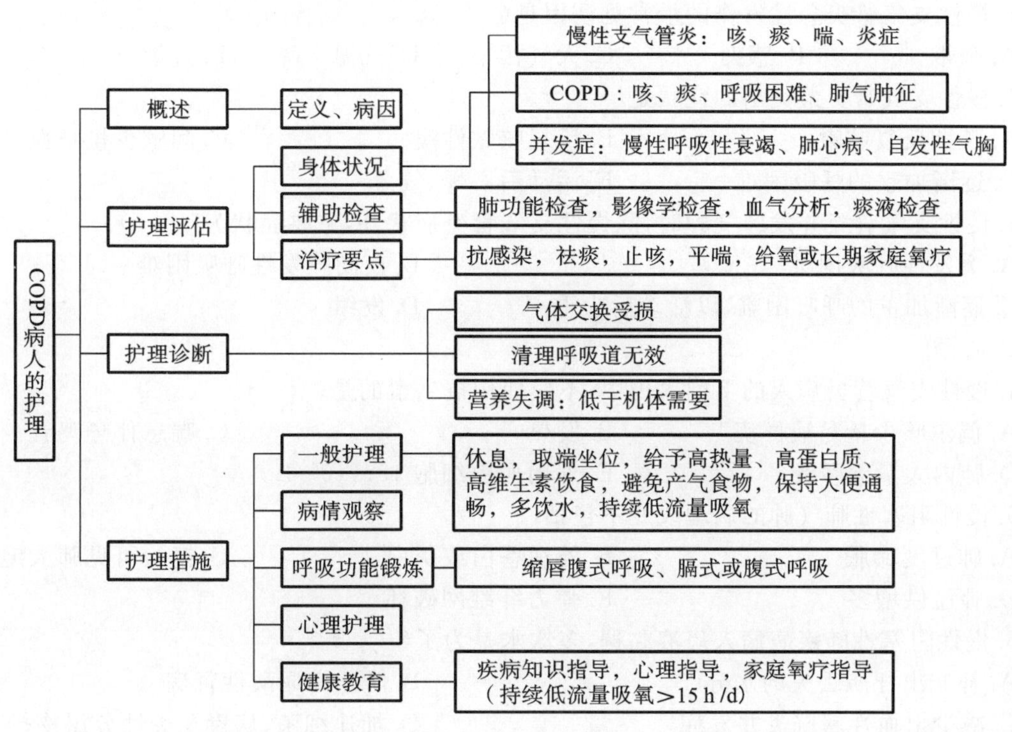

二、同步练习题

(一)填空题

1. COPD 主要与________及________密切相关。

2. 当慢性支气管炎和肺气肿病人肺功能检查出现________且不能完全可逆时才可诊断为COPD。

3. 慢性支气管炎临床上以________、________或伴有________及反复发作的慢性过程为特征。

4. ________是导致慢性支气管炎发生的最重要危险因素。

5. 肺气肿主要由________发展而来。

6. ________检查对 COPD 诊断、严重程度评价、疾病进展、预后及监测治疗反应等有重要意义。

7. COPD 病人低浓度吸氧的原因是________。

8. 孙某，男，75 岁。为改善肺功能进行缩唇呼吸训练时，要求蜡烛火焰距离口唇的距离为________。

9. 慢性阻塞性肺疾病(COPD)病变的主要部位是________。

10. 慢性阻塞性肺疾病(COPD)缓解期改善肺功能的最佳方法是________。

(二)单项选择题

1. 慢性支气管炎急性发作的最常见诱因是(　　)。
A. 吸烟　B. 感染　C. 大气污染　D. 气温下降　E. 过敏

2. 慢性支气管炎最突出的症状是(　　)。
A. 长期反复咳嗽　B. 反复咳脓性痰　C. 间歇少量咯血
D. 逐渐加重的呼吸困难　E. 活动后心悸、气急

3. 慢性支气管炎并发肺气肿时，除慢性支气管炎症状外，主要症状为(　　)。
A. 突发性呼吸困难　B. 夜间阵发性呼吸困难
C. 逐渐加重的呼吸困难，以活动后为重　D. 发绀
E. 心悸

4. 慢性支气管炎病人的下列表现中，不应使用抗生素的是(　　)。
A. 偶尔咳少量黏液样痰　B. 发热　C. 喘息伴哮鸣音
D. 肺内大量湿啰音　E. 外周血白细胞 $15\times10^9/L$

5. 慢性阻塞性肺气肿的病理改变不包括(　　)。
A. 肺过度膨胀　B. 外观苍白或灰白　C. 镜检可见肺大泡
D. 肺血供增多　E. 弹力纤维网破坏

6. 慢性阻塞性肺疾病病人痰液黏稠，多饮水是为了(　　)。
A. 补充出汗所丢失的水分　B. 防止高尿酸性肾病
C. 减少出血性膀胱炎并发症　D. 加速细菌、病毒及炎性分泌物排出
E. 促进痰液稀释而易于排出

7. COPD 病人发生肺心病、呼吸衰竭等并发症的主要诱因是(　　)。
A. 精神应激　B. 过度劳累　C. 呼吸道感染
D. 输液过快　E. 营养不良

8. 符合慢性阻塞性肺气肿的体征是(　　)。
A. 叩诊呈鼓音　B. 单侧语颤减弱　C. 单侧呼吸运动减弱
D. 气管偏移　E. 呼气时间延长

9. 给予 COPD 病人持续低浓度吸氧，吸氧浓度一般为(　　)。
A. 5%～10%　B. 15%～20%　C. 25%～30%
D. 35%～40%　E. 45%～50%

10. 病人，许某，女，62 岁。慢性咳嗽、咳痰 10 年，气促 2 年，逐渐加重。查体：桶状胸，叩诊呈过清音，两肺底部散在湿啰音。X 片示：两肺透亮度增加，肋间隙增宽，两下肺纹理增多、紊乱。提示该病人最可能发生了(　　)。
A. 支气管哮喘　B. 慢支、肺气肿　C. 支气管扩张
D. 肺心病　E. 肺栓塞

11. 病人，李某，男，65 岁。吸烟 20 余年，慢性咳嗽、咳痰伴喘息反复发作 10 余年，入院诊断为慢性支气管炎，其诊断标准是在排除其他心肺疾病后(　　)。

A. 咳嗽、咳痰持续半年以上

B. 咳嗽、咳痰伴喘息持续半年以上

C. 咳嗽、咳痰伴喘息反复发作每年 2 个月，连续 2 年或 2 年以上

D. 咳嗽、咳痰伴喘息反复发作每年至少 3 个月，连续 2 年或 2 年以上

E. 咳嗽、咳痰伴喘息反复发作连续 2 年或 2 年以上

12. COPD 病人，进行呼吸功能锻炼的方法是(　　)。

A. 加强胸式呼吸，用鼻吸气，经口用力快速呼气

B. 加强腹式呼吸，用鼻深吸，经口缓呼，呼气时口唇收拢

C. 加强腹式呼吸，用鼻吸气，经口用力快速呼气

D. 加强胸式呼吸，经鼻用力呼气

E. 同时加强胸式和腹式呼吸

13. 某慢性阻塞性肺气肿病人，剧烈咳嗽后突然出现右侧剧烈胸痛、呼吸困难加重，右胸叩诊呈鼓音。应考虑的并发症为(　　)。

A. 慢性肺心病　　B. 肺炎　　C. 自发性气胸

D. 肺不张　　E. 胸膜炎

14. 慢性支气管炎、阻塞性肺气肿病人，3 d 来咳嗽、气促加重，皮肤潮红，多汗，球结膜水肿，根据病情应给予(　　)。

A. 高流量持续给氧　　B. 高流量间歇给氧　　C. 低流量持续给氧

D. 低流量间歇给氧　　E. 面罩加压给氧

15. 病人，张某，男，70 岁。慢性咳嗽、咳痰 20 余年。2 周前因发热，痰多，气急加剧，嗜睡，$PaCO_2$ 70 mmHg，PaO_2 48 mmHg，诊断为Ⅱ型呼吸衰竭入院，经治疗好转，以下对病人的出院健康教育，不正确的是(　　)。

A. 家庭氧疗时给予 4～6 L/min 氧气吸入

B. 心肺功能失代偿期应卧床休息

C. 睡眠不好时慎用镇静剂

D. 少食多餐

E. 预防上呼吸道感染

16. 病人，刘某，男，75 岁，COPD 急性发作期。痰多黏稠，翻身时突然出现面色发绀，烦躁不安，护士首先应采取的措施是(　　)。

A. 给病人吸氧　　B. 给病人吸痰　　C. 协助病人取坐位

D. 指导病人有效咳嗽　　E. 湿化气道

17. 病人，张某，男，64 岁。诊断为 COPD，在发病的过程中，出现持续体重下降，呼吸或进食时出现无力，针对此症状，主要的护理问题是(　　)。

A. 活动无耐力　　B. 疲乏　　C. 舒适度的改变

D. 营养失调：低于机体需要量　　E. 潜在并发症：电解质紊乱

18. 病人，罗某，男，86 岁。有 COPD 病史 30 年。平素体弱，3 d 前受凉后再次出现咳嗽、咳痰，痰白、质黏、量多，伴有气急，此时病人应避免使用(　　)。

A. 溴己新　　B. 氨茶碱　　C. 可待因

D. 盐酸氨溴索　　E. 沙丁胺醇气雾剂

19. 病人，陈某，男，72 岁。患 COPD 10 余年，护士给予出院宣教，建议进行长期家庭氧疗，每日吸氧的时间不少于(　　)。

A. 5 h　　B. 8 h　　C. 10 h　　D. 12 h　　E. 15 h

20. 病人，李某，男，66 岁。因 COPD、肺部感染住院治疗，经吸氧抗感染平喘治疗后，病人拟近日出院，护士对其进行腹式呼吸指导，以下正确的是(　　)。

A. 呼与吸时间比为(2～3)∶1　　B. 呼与吸时间比为(2～1)∶1

C. 呼与吸时间比为 1∶(3～2)　　D. 呼与吸时间比为(3～1)∶1

E. 呼与吸时间比为 1∶(2～1)

(三)共用题干选择题

病人，刘某，男，68 岁。近日因咳嗽、咳黄脓痰且不易咳出而就诊，既往有慢性支气管炎病史 10 年。查体：体温 36.7 ℃，肺部可闻及湿啰音，X 片示右侧肺部有絮状阴影。

1. 目前该病人最主要的护理诊断是(　　)。

A. 气体交换受损　　B. 有感染的危险　　C. 清理呼吸道无效

D. 体温过高　　E. 体液过多

2. 护士对该病人采取的护理措施以下不恰当的是(　　)。

A. 指导病人有效咳嗽　　B. 咳嗽时可配合进行胸部叩击

C. 用超声雾化吸入湿化气道　　D. 予以机械排痰

E. 督促病人每日饮水 1500 mL 以上

3. 病人咳嗽时，护士应予以纠正的动作是(　　)。

A. 病人取坐位，两腿上垫一枕顶住腹部　　B. 咳嗽前先深呼吸数次

C. 连续咳嗽数次使痰到咽部附近，再用力咳出　　D. 病人为省力每次连续轻咳数次

E. 排痰后用清水漱口

病人，孙某，男，74 岁。反复咳嗽、咳痰伴喘息 30 余年，5 年前出现逐渐加重的呼吸困难，诊断为 COPD。给予氨茶碱等治疗。

4. 当病人血气分析结果为 PaO_2 55 mmHg，SaO_2<85%，氧疗护理措施正确的是(　　)。

A. 高浓度、高流量持续吸氧　　B. 高浓度、高流量间歇吸氧

C. 低浓度、低流量持续吸氧　　D. 低浓度、低流量间歇吸氧

E. 高压氧舱

5. 该病人可能出现的胸部阳性体征为(　　)。

A. 扁平胸　　B. 语颤减弱　　C. 语颤增强

D. 心浊音界扩大　　E. 胸部呼吸运动增强

6. 应用氨茶碱治疗的目的是(　　)。

A. 控制细菌感染　　B. 减少支气管分泌物　　C. 稀释痰液

D. 松弛支气管平滑肌　　E. 降低体温

7. 预防呼吸衰竭最有效的措施是(　　)。

A. 低盐饮食　　B. 避免肺部感染　　C. 低脂饮食

D. 戒酒　　E. 卧床休息

8. 在指导其如何进行家庭氧疗时，下列不正确的是(　　)。

A. 每天吸氧时间超过 15 h　　B. 夜间不间断吸氧

C. 鼻导管给氧　　D. 氧疗目标为 SaO_2 达 90%以上

E. 氧疗中可随意调节氧流量

(四)简答题

1. 简述慢性支气管炎的临床分型和分期。
2. 简述 COPD 病人的氧疗护理。
3. 简述 COPD 病人的治疗要点。

参考答案

(余晓娟)

第五节　慢性肺源性心脏病病人的护理

一、慢性肺源性心脏病(慢性肺心病)病人的护理学习框架

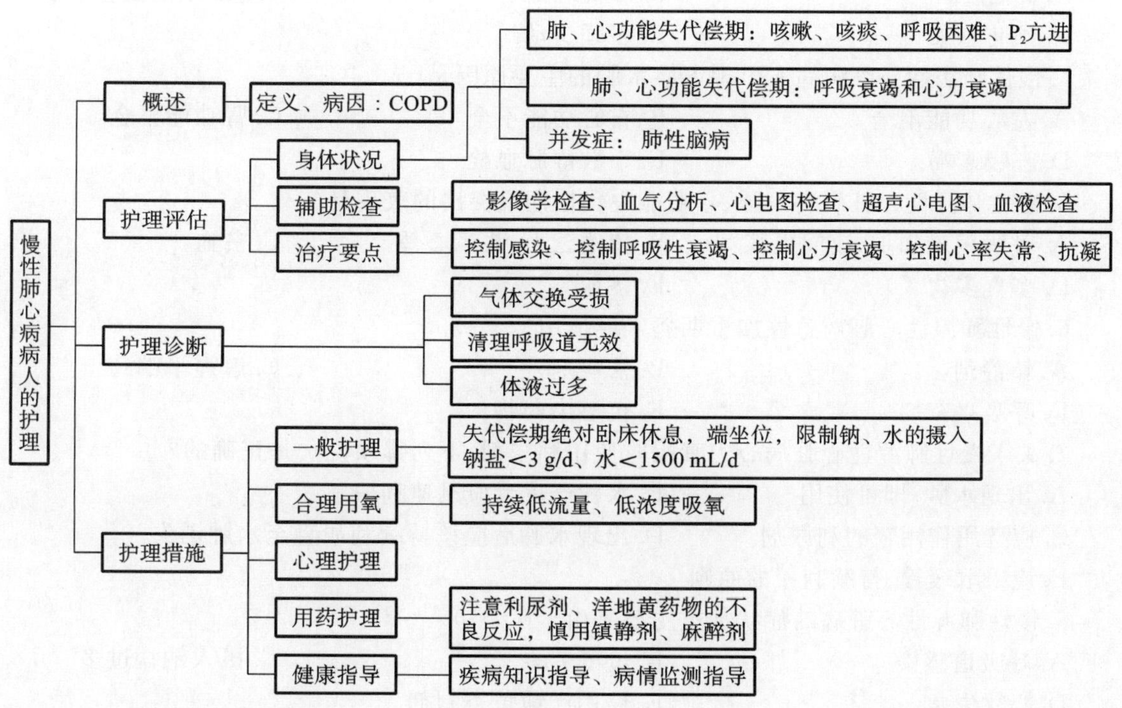

二、同步练习题

(一)填空题

1. 肺源性心脏病发生的先决条件是________。
2. 慢性肺心病最常见的酸碱失衡类型是________。

3.慢性肺心病并发心律失常最多表现为________。

4.慢性肺心病最常见的并发症是________。

5.早期肺心病的诊断依据是________。

6.降低肺心病肺动脉高压的首选治疗是________。

7.慢性肺心病呼吸性酸中毒最有效的治疗措施是________。

8.慢性肺心病急性加重期关键性的治疗是________。

(二)单项选择题

1.导致肺源性心脏病肺动脉高压形成的最重要因素是(　　)。

A.缺氧　　B.血容量增加　　C.血液黏稠度增加

D.继发性红细胞增多　　E.肺部毛细血管微小栓子形成

2.慢性肺源性心脏病的发病机制主要是(　　)。

A.右心前负荷加重　　B.右心后负荷加重　　C.左心前负荷加重

D.左心后负荷加重　　E.左心前后负荷都加重

3.肺源性心脏病的预防不包括(　　)。

A.提倡戒烟　　B.增强免疫力　　C.减少有害物质的吸入

D.预防感染　　E.多睡少动

4.慢性肺源性心脏病病人出现下肢水肿的主要原因是(　　)。

A.左心功能不全　　B.右心功能不全　　C.肾功能不全

D.呼吸衰竭　　E.下肢静脉血栓

5.慢性肺源性心脏病病人肺、心功能失代偿期最突出的表现是(　　)。

A.呼吸困难加重,夜间更甚　　B.疲倦乏力,头晕心悸　　C.贫血

D.多食多饮　　E.多尿

6.慢性肺源性心脏病急性加重期病人应慎用(　　)。

A.镇静剂　　B.祛痰剂　　C.解痉平喘药

D.呼吸兴奋剂　　E.抗感染药物

7.关于慢性肺源性心脏病心力衰竭时使用利尿剂,下列哪项说法是正确的?(　　)

A.出现水肿,即可使用　　B.水肿严重者应迅速利尿

C.应选用作用轻的利尿剂　　D.出现水肿后应该持续利尿直至水肿消失

E.应采取缓慢、持续利尿的原则

8.慢性肺源性心脏病的症状加重主要是由于(　　)。

A.呼吸道感染　　B.过度劳累　　C.摄入钠盐过多

D.心律失常　　E.停用洋地黄类制剂

9.目前认为,肺源性心脏病的首要死亡原因是(　　)。

A.酸碱失衡及电解质紊乱　　B.肺性脑病　　C.休克

D.DIC　　E.心律失常

10.慢性肺源性心脏病急性加重期控制感染时选择抗生素的原则,下列哪项不恰当?(　　)

A.参考痰细菌培养及药敏试验

B.在无培养结果前,根据感染环境及痰涂片革兰染色选用抗生素

C. 院外感染多选用抗革兰阳性菌的药物
D. 院内感染多选用抗革兰阴性菌的药物
E. 原则上选用广谱抗生素，尽快控制感染

11. 慢性肺源性心脏病最常见的并发症是（　　）。
A. 休克　　B. 肺性脑病　　C. 上消化道出血
D. 心律失常　　E. DIC

12. 肺、心功能不全的慢性肺源性心脏病病人，下列治疗措施哪项是不正确的？（　　）
A. 持续低流量吸氧　　B. 积极控制呼吸道感染　　C. 常规应用强心剂
D. 合理选用呼吸兴奋剂　　E. 保持呼吸道通畅

13. 病人，李某，男，65 岁。以“肺源性心脏病”收入院治疗。护士对病人进行身体评估时发现下列症状，其中提示其右心功能不全的是（　　）。
A. 口唇发绀　　B. 呼吸急促　　C. 表情痛苦
D. 肝颈回流征阳性　　E. 双肺底可闻及散在湿啰音

14. 病人，张某，女，60 岁。因反复咳嗽、呼吸困难 10 年，加重 3 d 入院。查体：口唇发绀，颈静脉怒张。心率 120 次/分，律齐。肝肋下 3 cm，双下肢出现凹陷性水肿。应考虑为（　　）。
A. 呼吸衰竭　　B. 右心衰竭　　C. 慢性阻塞性肺疾病
D. 肺源性心脏病　　E. 支气管哮喘

15. 病人，刘某，男，80 岁。慢性肺源性心脏病，病人发生右心衰竭时，首选的治疗措施为（　　）。
A. 用利尿剂降低心脏前负荷
B. 用洋地黄药物增加心脏泵功能
C. 用血管扩张剂降低右心前后负荷
D. 控制呼吸道感染，改善呼吸功能，纠正缺氧和二氧化碳潴留
E. 气管插管机械通气

16. 病人，孙某，男，70 岁。肺源性心脏病，下肢水肿，哮喘严重并呈端坐呼吸，目前该病人最主要的治疗措施是（　　）。
A. 抗生素控制感染　　B. 应用镇咳药　　C. 使用利尿剂
D. 给予镇静剂　　E. 使用支气管扩张剂

17. 病人，男，52 岁。诊断为肺源性心脏病，动脉血气分析结果显示：PaO_2 50 mmHg，$PaCO_2$ 65 mmHg。其氧疗要求是（　　）。
A. 持续低流量给氧　　B. 低流量间断给氧　　C. 高流量间断给氧
D. 高流量持续给氧　　E. 无特殊要求

18. 病人，罗某，女，69 岁。患肺源性心脏病 10 余年，2 周前咳嗽、咳痰加重入院，今晨呼吸困难加重，口唇发绀，烦躁不安，神志恍惚。动脉血气分析结果显示：PaO_2 52 mmHg，$PaCO_2$ 63 mmHg。此病人产生二氧化碳潴留的最主要的机制是（　　）。
A. 弥散障碍　　B. 通气与血流比例失调　　C. 肺动-静脉分流
D. 通气不足　　E. 氧耗量增加

(三)共用题干选择题

病人，孙某，男，70 岁。肺源性心脏病病史 10 余年，下肢水肿，哮喘严重并呈端坐呼吸。

1. 护理人员应重点观察(　　)。

A. 体温　B. 尿量
C. 呼吸、血压、脉搏的变化　D. 输液点滴情况
E. 病人的饮食状况

2. 为警惕病人肺性脑病的发生，还应注意观察(　　)。

A. 体温　B. 饮食状况　C. 姿势和步态
D. 意识状态　E. 皮肤、黏膜

3. 该病人目前最主要的治疗措施是(　　)。

A. 抗生素控制感染　B. 应用镇咳药　C. 使用利尿剂
D. 给予镇静剂　E. 使用支气管扩张剂

病人，李某，女，67 岁。肺源性心脏病病史 20 年，此次患肺炎，10 d 来咳嗽、咳痰，今晨呼吸困难加重，烦躁不安，神志恍惚。查体：体温 37.4 ℃，脉搏 110 次/分，呼吸 36 次/分，心律不齐，口唇发绀，两肺底未闻及细湿啰音，腹部未见异常，血压正常。

4. 此时对病人的治疗以下哪项不恰当？(　　)

A. 静脉滴注氯化钾　B. 给予镇静剂　C. 低流量吸氧
D. 给予呼吸兴奋剂　E. 使用人工呼吸器

5. 病人最可能出现了下列哪个并发症？(　　)

A. 呼吸衰竭　B. 上消化道出血　C. 急性脑出血
D. 肾衰竭　E. 急性心力衰竭

6. 以下哪种卧位可减轻病人的呼吸困难？(　　)

A. 平卧位　B. 右侧卧位　C. 左侧卧位
D. 半卧位　E. 头低脚高位

7. 若经过相关治疗，病人的病情好转。为预防肺源性心脏病的加重，以下指导不正确的是(　　)。

A. 提倡戒烟　B. 增强免疫力
C. 减少有害物质的吸入　D. 预防感染
E. 多睡少动

(四)简答题

1. 简述慢性肺源性心脏病急性加重期治疗要点。
2. 简述慢性肺源性心脏病病人的主要护理诊断。
3. 简述肺源性心脏病病人护理过程中需重点观察哪些病情变化情况。

参考答案

(余晓娟)

第六节　支气管扩张症病人的护理

一、支气管扩张症病人的护理学习框架

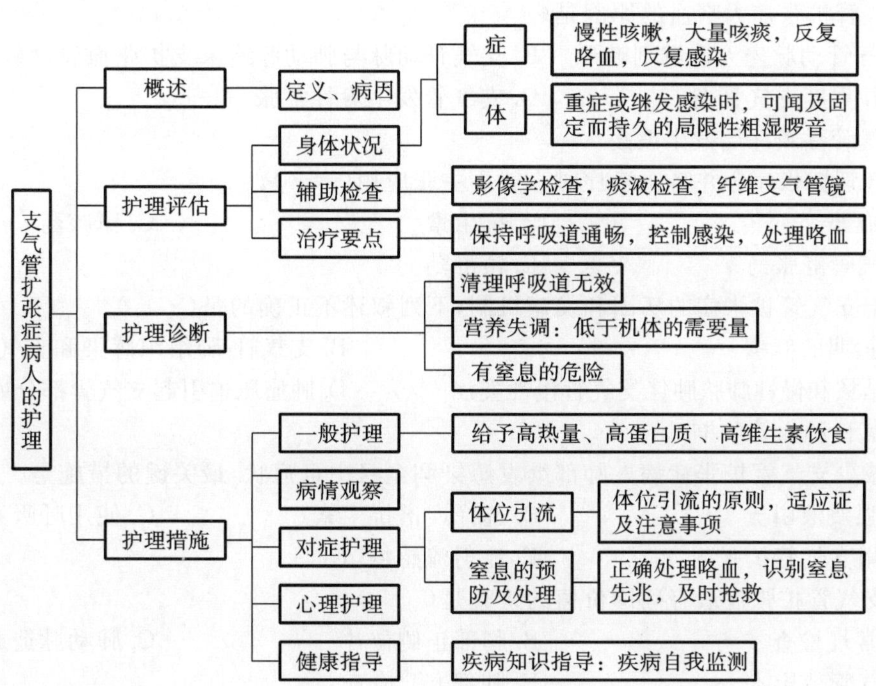

二、同步练习题

(一)填空题

1. 支气管扩张症的主要症状有________、咳大量脓痰和(或)________。
2. 支气管扩张症的主要诊断方法是________。
3. 结核性支气管扩张症的好发部位是________。
4. 支气管扩张症病人1 d的饮水量应保持在________。
5. 支气管扩张症的早期病理改变是________。
6. 支气管扩张症病人特征性痰液的特点是________。
7. 支气管扩张症病人一天中咳嗽、咳痰最重的时间为________。
8. 支气管扩张症急性感染期的主要治疗措施是________。

(二)单项选择题

1. 支气管扩张症最常见的病因是(　　)。

A. 婴幼儿时期支气管阻塞
B. 遗传因素
C. 婴幼儿时期支气管、肺组织感染
D. 全身疾病
E. 支气管先天性发育障碍

2. 干性支气管扩张症是指(　　)。
A. 干咳为主
B. 仅有早晨咳嗽、咳痰
C. 纤支镜示支气管黏膜干燥萎缩
D. 仅有反复咯血，一般无咳嗽、咳痰
E. 病变局限于上叶

3. 支气管扩张症大咯血的原因是(　　)。
A. 支气管动脉先天性解剖畸形
B. 支气管动脉与肺动脉终末支扩张血管瘤破裂
C. 合并重度支气管炎
D. 支气管发生囊性扩张
E. 支气管黏膜深层发生溃疡

4. 支气管扩张症合并咯血治疗时一般不主张应用(　　)。
A. 止血药
B. 抗生素
C. 镇咳药
D. 支气管舒张药
E. 镇静药

5. 关于支气管扩张症的病因和发病机制，下列叙述不正确的是(　　)。
A. 儿童期的麻疹
B. 支气管-肺组织感染和支气管阻塞
C. 肺结核和慢性肺脓肿伴支气管慢性炎症
D. 肿瘤压迫引起支气管部分或完全阻塞
E. 缺氧性肺血管收缩

6. 为减少支气管扩张症病人肺部继发感染和全身中毒症状，最关键的措施是(　　)。
A. 加强痰液引流
B. 选择广谱抗生素
C. 使用呼吸兴奋剂
D. 使用支气管扩张剂
E. 注射流感疫苗

7. 对支气管扩张症最有确诊价值的检查是(　　)。
A. 血常规检查
B. 胸部正侧位片
C. 肺动脉造影术
D. 支气管造影术
E. 肺部 CT 检查

8. 护理支气管扩张症病人最基本的护理措施是(　　)。
A. 增进营养
B. 增强体质
C. 促进排痰
D. 保持口腔清洁
E. 预防窒息

9. 支气管扩张症大咯血病人最危险且最常见的并发症是(　　)。
A. 严重贫血　B. 休克　C. 窒息　D. 继发感染　E. 发热

10. 支气管扩张症病人出现反复咯血，有窒息的危险。病人最可能出现的心理反应是(　　)。
A. 抑郁　B. 悲伤　C. 恐惧　D. 愤怒　E. 震惊

11. 某支气管扩张症病人，胸片提示病变位于左肺下叶外底段，体位引流选择的合适体位是(　　)。
A. 取坐位或健侧卧位
B. 左侧卧位
C. 平卧位
D. 半卧位
E. 右侧卧位，床沿高 30～50 cm

12. 病人，张某，男，21 岁。咳嗽、咳脓痰 10 年，间歇咯血，查体：左下肺背部闻及湿啰音，有杵状指，首先考虑诊断为(　　)。
A. 肺结核
B. 支气管扩张症
C. 支气管哮喘
D. 慢性支气管炎
E. 肺癌

13. 病人，刘某，男，40 岁。支气管扩张症病史 8 年。近期出现咳嗽、咳大量脓痰，痰液静止分三层，并伴少量鲜血，治疗支气管扩张症促进排痰的措施不包括（　　）。

A. 进行体位引流　　B. 使用抗生素　　C. 纤维支气管镜吸痰
D. 使用祛痰剂　　E. 使用支气管舒张剂

14. 病人，李某，男，60 岁。支气管扩张症 20 年。近年来手指末端增生、肥厚，指甲从根部到末端拱形隆起呈杵状。该病人出现这种变化的主要原因是（　　）。

A. 慢性缺氧　　B. 营养不良　　C. 反复感染　　D. 睡眠不足　　E. 运动过量

15. 病人，孙某，男，34 岁。常常在晨起及晚间躺下时咳大量脓痰，伴少量咯血。临床确诊为支气管扩张症，对此病人的治疗不包括（　　）。

A. 利尿治疗　　B. 体位引流排痰　　C. 积极控制感染
D. 大咯血时给予垂体后叶素止血　　E. 痰黏稠不易咳出时可超声雾化吸入

16. 病人，李某，男，52 岁。支气管扩张症病史 20 余年，反复小量咯血，咳嗽，咳大量脓痰。针对该病人的治疗主要是（　　）。

A. 手术治疗　　B. 气功锻炼
C. 保持呼吸道通畅和控制感染　　D. 治疗鼻窦炎和上呼吸道感染
E. 吸氧

17. 病人，刘某，女，35 岁。常常在晨起及晚间躺下时咳大量脓痰，痰液分三层。为排出痰液，医生建议体位引流，以下支气管扩张症病人做体位引流的建议，不正确的是（　　）。

A. 引流多在饭前进行　　B. 依病变部位而采取合适的体位
C. 引流时鼓励病人适当咳嗽　　D. 引流时间每次 15～20 min
E. 每次引流必须坚持至痰液大量咳出后才能终止

18. 病人，罗某，女，41 岁。支气管扩张症。查体：体温 39.1 ℃，心率 98 次/分，呼吸 30 次/分。咳嗽，痰多黏稠、不易咳出，颜面潮红。其中一项护理诊断为清理呼吸道无效。该护理诊断的依据是（　　）。

A. 皮肤发红，触之有热感　　B. 痰多黏稠，不易咳出　　C. 呼吸、心跳均加快
D. 痰液不能排出　　E. 不能出汗

（三）共用题干选择题

病人，李某，男，23 岁。患支气管扩张症，间断咯血，近日来因受凉咳大量黄色脓痰，入院治疗。

1. 导致病人支气管扩张症的可能因素是幼年时患过（　　）。

A. 百日咳　　B. 猩红热　　C. 水痘　　D. 腮腺炎　　E. 风疹

2. 根据病情病人目前最主要的护理诊断是（　　）。

A. 气体交换受损　　B. 低效性呼吸型态　　C. 清理呼吸道无效
D. 营养失调：低于机体需要量　　E. 潜在并发症：窒息

3. 护士指导病人做体位引流时应避免（　　）。

A. 在饭后 1 h 进行　　B. 引流前做生理盐水超声雾化
C. 引流同时进行胸部叩击　　D. 引流后可予以治疗性雾化吸入
E. 每次引流 15～20 min

病人，张某，男，48 岁。因低热、咳嗽、咯血入院，入院后诊断为支气管扩张症。今晨在病

房突然剧烈咳嗽，咯血 80 mL，随即烦躁不安，呼吸困难，口唇发绀，大汗淋漓，双手乱抓，两眼上翻。

4. 该病人可能发生了（　　）。

A. 肺栓塞　　B. 呼吸衰竭　　C. 肺性脑病　　D. 窒息　　E. 自发性气胸

5. 护士首先应采取的抢救措施是（　　）。

A. 立即输血、输液　　B. 胸腔穿刺抽气

C. 迅速清除口鼻清除血凝块　　D. 立即人工呼吸

E. 立即吸氧，注射呼吸兴奋剂

6. 此时病人应采取的体位是（　　）。

A. 头低足高位，头偏向一侧　　B. 去枕平卧位　　C. 平卧位，头偏向一侧

D. 端坐位　　E. 半卧位

（四）简答题

1. 简述支气管扩张症病人体格检查可能出现的体征。

2. 简述支气管扩张症病人如何促进排痰，保持呼吸道通畅。

3. 简述窒息的抢救配合措施。

参考答案

（余晓娟）

第七节　肺炎病人的护理

一、肺炎病人的护理学习框架

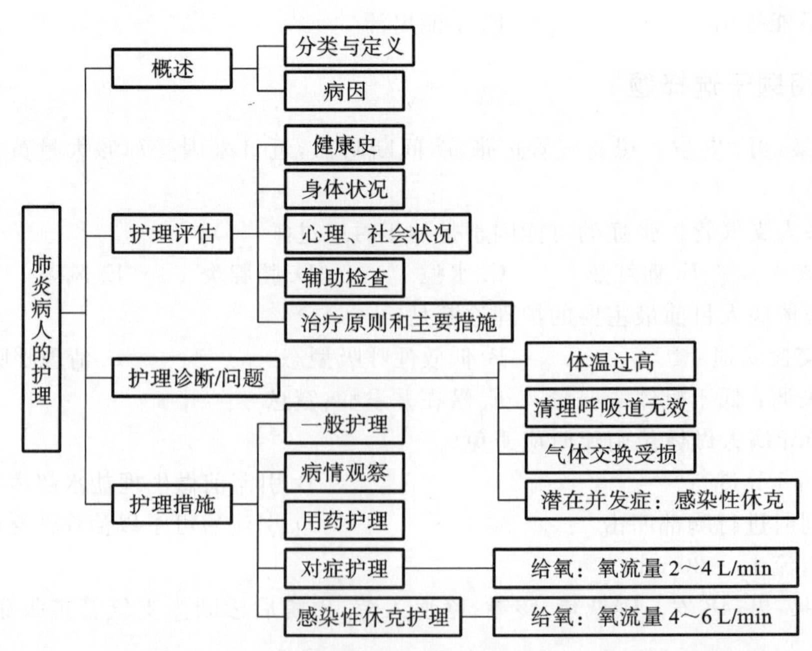

二、同步练习题

(一)填空题

1. 按解剖学分类,肺炎可分为________、________、________。

2. 肺炎可由多种病原微生物引起,其中以________感染最多见。

3. 细菌性肺炎最常见的病原体是________。

4. 肺炎链球菌的主要致病物质是________。

5. 治疗肺炎链球菌肺炎常首选________。

6. 医院获得性肺炎是指在住院________ h后发生的感染,也包括出院________ h内发生的肺炎。

7. 院内感染所致的肺炎中,主要病原体是________;社区获得性肺炎,主要病原菌是________。

8. 肺炎合并感染性休克最常见的致病微生物是________。

(二)单项选择题

1. 不属于肺炎链球菌肺炎的病理分期是(　　)。

A. 充血期　　B. 红色肝变期　　C. 溃疡期
D. 灰色肝变期　　E. 消散期

2. 肺炎链球菌肺炎病人的典型临床症状不包括(　　)。

A. 寒战、高热　　B. 咳嗽　　C. 咳铁锈色痰
D. 胸痛　　E. 腹胀

3. 以下不属于肺炎病因学分类的是(　　)。

A. 细菌性肺炎　　B. 间质性肺炎　　C. 病毒性肺炎
D. 非典型病原体肺炎　　E. 真菌性肺炎

4. 异常支气管呼吸音常见于(　　)。

A. 肺炎　　B. 胸腔积液　　C. 肺气肿
D. 自发性气胸　　E. 支气管哮喘

5. 观察中毒性肺炎病人的病情变化,最重要的是(　　)。

A. 意识状态　　B. 体温、热型　　C. 脉搏、血压
D. 呼吸频率及深度　　E. 痰的性状

6. 休克型肺炎病人应用抗生素和补液治疗。提示病人病情好转、血容量已补足的体征不包括(　　)。

A. 口唇红润　　B. 肢端温暖　　C. 尿量＞30 mL/h
D. 收缩压＞90 mmHg　　E. 心率120次/分

7. 在冬季天气变化剧烈的时候,预防肺炎发生的重点关注人群是(　　)。

A. 有哮喘病史的病人　　B. 有冠心病病史的病人
C. 有慢性阻塞性肺疾病的病人　　D. 有高血压病史的病人
E. 有糖尿病病史的病人

8. 肺炎链球菌肺炎病人出现下列哪种表现提示有并发症发生？（　　）

A. 咳铁锈色痰　　B. 胸痛　　C. 寒战、高热

D. 体温退后复升　　E. 口唇疱疹

9. 肺炎链球菌肺炎产生铁锈色痰最主要的原因是（　　）。

A. 痰内有大量红细胞　　B. 痰内含大量脓细胞

C. 白细胞破坏时所产生的溶蛋白酶　　D. 红细胞破坏释放出含铁血黄素

E. 红细胞碎屑被巨噬细胞吞噬

10. 肺炎链球菌肺炎病人的热型常呈（　　）。

A. 稽留热　　B. 弛张热　　C. 间歇热　　D. 波状热　　E. 不规则热

11. 中毒性肺炎抗休克治疗的首要措施是（　　）。

A. 应用强心剂　　B. 补充血容量　　C. 纠正酸碱平衡失调

D. 应用血管活性药　　E. 应用糖皮质激素

12. 病人，李某，男，36 岁。平素体健。淋雨后发热、咳嗽 2 d，气急、恶心 1 d。为明确诊断，应进行的检查是（　　）。

A. 血常规检查　　B. 血细胞涂片　　C. 血气分析

D. 痰涂片或培养　　E. 肝功能测定

13. 病人，张某，男，40 岁。因"寒战、高热、咳嗽、胸痛"来院急诊。胸片显示右上肺有云絮状阴影。查痰肺炎球菌(＋)，那么该病人血常规如何？（　　）

A. 嗜酸性粒细胞增加　　B. 淋巴细胞增加　　C. 中性粒细胞增加

D. 大单核细胞增加　　E. 嗜碱性粒细胞增加

14. 病人，刘某，男，22 岁。患肺炎链球菌肺炎，入院时一直无家属探视，近 2 d 来咳嗽、胸痛加重，病人情绪激动，入睡困难，坐立不安，对待医生、护士态度不耐烦，目前病人最主要的心理问题是（　　）。

A. 紧张　　B. 恐惧　　C. 依赖　　D. 焦虑　　E. 悲观

15. 病人，孙某，男，20 岁。淋雨后出现高热、咳痰、胸痛、咳铁锈色痰收住院治疗。考虑为肺炎链球菌肺炎，为明确诊断，最简便、有效的检查是（　　）。

A. 痰细菌培养　　B. 胸部 X 片检查　　C. 胸部 CT 检查

D. 血常规检查　　E. 血清抗体检查

16. 病人，罗某，男，25 岁。因淋雨后出现畏寒，高热伴右胸疼痛 1 d 入院。胸部 X 片检查示右中肺有大片浅淡的阴影。入院后诊断为肺炎链球菌肺炎，予以抗生素治疗，疗程一般为（　　）。

A. 体温降至正常后 1 周　　B. 体温降至正常后 3 d　　C. 体温降至正常后 2 周

D. X 片显示炎症阴影完全消失　　E. 症状、体征完全消失

17. 病人，李某，男，30 岁。因受凉后突然畏寒、高热伴右胸部疼痛 1 d 入院。入院完善相关检查，诊断为肺炎链球菌肺炎，经抗感染治疗，现体温接近正常，病人尚有轻度咳嗽、咳痰，稍感憋气。目前主要的护理措施是（　　）。

A. 遵医嘱应用解热镇痛药

B. 卧床休息为主，适当下床活动，必要时给予氧气吸入

C. 绝对卧床休息

D. 体位引流

E. 遵医嘱应用止疼药

18. 病人，刘某，男，62 岁。因肺炎使用抗生素连续治疗，近日发现口腔黏膜有白色附着物，用棉签拭去附着物可见出血。考虑口腔病变是(　　)。

A. 维生素缺乏　　B. 凝血功能障碍　　C. 铜绿假单胞菌感染

D. 病毒感染　　E. 真菌感染

19. 病人，李某，女，65 岁。慢性阻塞性肺疾病。近年来多次在冬季发生肺炎，为减少发病概率，可以嘱病人易发病季节(　　)。

A. 注射免疫球蛋白　　B. 接种卡介苗　　C. 接种流感疫苗

D. 服用抗生素　　E. 在家中不要外出

20. 病人，张某，男，38 岁。因肺部感染来院，遵医嘱行青霉素皮试，皮试 3 min 后病人突然出现呼吸困难、脉搏细弱、面色苍白、意识丧失。护士应立即采取的措施是(　　)。

A. 通知家属　　B. 报告医生　　C. 行心肺复苏术

D. 将病人送入抢救室　　E. 皮下注射盐酸肾上腺素

(三)共用题干选择题

病人，刘某，男，28 岁。打篮球后淋雨，晚上突起寒战、高热，自觉全身肌肉酸，右胸疼痛，深呼吸时加重，咳少量铁锈色痰，病人呈急性面容，口角有疱疹。查体：体温 39.6 ℃，心率 88 次/分，右下肺叩诊呈浊音，可闻及支气管呼吸音。实验室检查：白细胞计数 18×10^9/L，中性粒细胞比例 0.90，核左移。

1. 该病人最有可能的诊断是(　　)。

A. 肺炎链球菌肺炎　　B. 肺脓肿　　C. 肺结核

D. 克雷白杆菌肺炎　　E. 支原体肺炎

2. 最具有特征性的体征是(　　)。

A. 急性面容　　B. 口角疱疹　　C. 肺实变体征

D. 体温升高　　E. 心率 88 次/分

3. 针对该病人，最重要的治疗措施是(　　)。

A. 抗感染治疗　　B. 卧床休息　　C. 吸氧

D. 加强营养　　E. 吸痰

病人，刘某，男，28 岁。外出活动时遇暴雨，淋湿全身，当晚出现全身乏力，全身肌肉酸痛，测体温 39.8 ℃，自服“抗病毒冲剂”后效果不佳，凌晨开始感胸痛并咳嗽，咳铁锈色痰。

4. 目前该病人最主要的护理问题是(　　)。

A. 疼痛　　B. 清理呼吸道无效　　C. 自理能力下降

D. 体温过高　　E. 知识缺乏

5. 护士应首先采取的护理措施是(　　)。

A. 药物止痛　　B. 物理降温　　C. 协助生活护理

D. 雾化吸入促进排痰　　E. 鼓励多饮水

6. 给该病人降温时，不宜采用(　　)。

A. 温水擦浴　　B. 乙醇擦浴　　C. 退热药

D. 大血管区放置冰袋　　E. 多饮水

(四)简答题

1. 简述抗生素药物在治疗肺炎链球菌肺炎时的使用原则。
2. 简述肺炎链球菌肺炎病人的饮食护理措施。
3. 简述感染性休克的护理措施。

参考答案

(余晓娟)

第八节　原发性支气管肺癌病人的护理

一、原发性支气管肺癌(肺癌)病人的护理学习框架

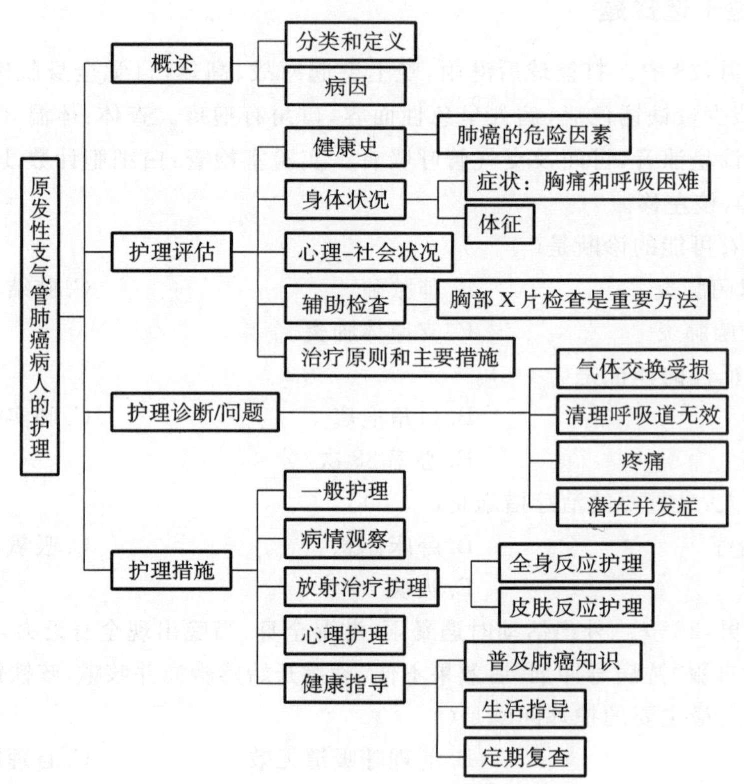

二、同步练习题

(一)填空题

1. 已经被公认的肺癌的重要危险因素是________。

2. 原发性支气管肺癌最常见的早期症状是________。

3. 肺癌因肿瘤直接压迫或转移致纵隔淋巴结压迫喉返神经可引起________，肿瘤压迫大气道时，可引起________。

4. 原发性支气管肺癌按组织病理学分类，可分为非小细胞肺癌(NSCLC)和________。其中 NSCLC 包括鳞状上皮细胞癌、________和大细胞癌等。

5. ________是发现和诊断肺癌最重要的方法，简便易行，费用少，常用于肺癌普查。

6. 目前，肺癌的治疗以________为主，辅以________、________、中医中药治疗及免疫治疗等。

(二)单项选择题

1. 病人，女，45 岁。小学文化。刚刚知晓自己被诊断为原发性支气管肺癌，询问护士："我是不是活不了多久了?"针对该病人的心理护理，下列错误的是(　　)。

A. 耐心倾听病人的诉说　　B. 指导病人立遗嘱安排后事
C. 安排家庭成员和朋友定期看望病人　　D. 讲解有关疾病知识及治疗措施
E. 安慰病人，保持积极情绪

2. 病人，男，62 岁。原发性支气管肺癌手术切除病灶后准备出院。在进行出院健康指导时，应该告诉病人出现哪种情况时必须尽快返院就诊?(　　)

A. 鼻塞流涕　B. 夜间咳嗽　C. 伤口瘙痒　D. 痰中带血　E. 食欲下降

3. 病人，周某，男，63 岁。因头痛头晕伴步行不稳 3 d 入院。既往有肺癌病史，MRI 示颅内多发转移灶，针对该病人颅内压升高所致的头痛病情，最佳的护理措施是(　　)。

A. 心理疏导　　B. 给病人服用麦角胺制剂
C. 分散注意力　　D. 按摩头部
E. 协助取头高卧位，遵医嘱快速静脉滴注 20%的甘露醇

4. 病人，男，50 岁。18 年前曾患肺结核，近 2 个月来出现刺激性咳嗽，痰中带血丝，伴左胸痛，发热，X 片示右上肺 4 cm×3 cm 大小的阴影，边缘模糊，周围毛刺，痰液找癌细胞 3 次均为阴性。应考虑的诊断为(　　)。

A. 肺结核　　B. 肺囊肿　　C. 非良性肿瘤
D. 肺脓肿　　E. 肺癌

5. 下列选项中，哪项肺癌恶性程度最高，生长快，侵袭力强，转移早，但对化疗最敏感?(　　)

A. 小细胞未分化癌　　B. 鳞状上皮癌　　C. 腺癌
D. 大细胞未分化癌　　E. 支气管肺泡癌

6. 病人，男，68 岁。支气管肺癌手术后 4 d。目前一般情况尚可，胸部有不适感，且有痰不易咳出。最适宜采取的排痰措施是(　　)。

A. 指导深呼吸咳嗽　　B. 给予叩背　　C. 给予机械震荡
D. 给予体位引流　　E. 给予吸痰

7. 病人，钱某，男，53 岁，咳嗽时有刺激性呛咳，偶尔带金属音，应首先考虑(　　)。

A. 上呼吸道感染　　B. 肺部病变早期　　C. 支气管肺癌
D. 支气管扩张症　　E. 左心功能不全

8. 小量咯血，尤其是持续的痰中带血，常是下列哪种疾病的早期症状?(　　)

A. 支气管炎　　B. 肺炎　　C. 肺气肿　　D. 肺癌　　E. 心脏病

9. 下列各选项中，针对小细胞肺癌治疗的首选方法是（　　）。

A. 化学药物疗法　　B. 放射疗法　　C. 手术疗法
D. 中医中药疗法　　E. 免疫疗法

10. 诊断早期肺癌最重要的检查方法是（　　）。

A. 肺活组织检查　　B. 纤维支气管镜检查　　C. 放射性核素扫描
D. 淋巴结活组织检查　　E. 胸部 X 片检查

11. 早期诊断肺癌最简便、有效的方法是（　　）。

A. 支气管肺泡灌洗术　　B. 胸部 X 片检查
C. 纤维支气管镜和超纤维支气管镜检查　　D. 影像诊断学检查
E. 抗人肺癌单克隆抗体测试

12. 下列各选项中，关于肺癌的护理措施错误的是（　　）。

A. 丰富的蛋白质、维生素饮食
B. 吞咽困难者取半坐位，进食要慢，以防窒息
C. 化疗中如白细胞低于 $3\times10^9/L$，应暂停化疗
D. 声音嘶哑者应多说话，以锻炼声带功能
E. 疼痛者可肌内注射杜冷丁

13. 下列各因素中，哪项与肺癌的发生无关？（　　）

A. 吸烟　　B. 病毒感染　　C. 大气污染　　D. 职业因素　　E. 过敏因素

14. 病人，男，45 岁。确诊为原发性支气管肺癌后，病人表现为沉默，食欲下降，夜间入睡困难，易怒。若你作为他的责任护士，最应重视的是（　　）。

A. 继续加强与病人的沟通交流
B. 鼓励病人自我表达，宣泄情绪
C. 可利用治疗效果好的病人现身说法，正面宣教
D. 防自杀，防出走
E. 家属加强支持与安慰

15. 下列各选项中，表示肺癌已有全身转移的表现是（　　）。

A. 痰中带血　　B. 持续性肺部疼痛　　C. 股骨局部破坏
D. 间歇性高热　　E. 持续性胸腔积液

16. 病人，男，69 岁。诊断为原发性支气管肺癌，给予环磷酰胺化疗。护士需要密切观察该病人可能出现的哪项不良反应？（　　）

A. 心脏损害　　B. 过敏　　C. 末梢神经炎
D. 出血性膀胱炎　　E. 口腔溃疡

17. 下列各选项中，属于原发性支气管肺癌常见的呼吸系统良性症状是（　　）。

A. 声音嘶哑　　B. 胸痛　　C. 气促　　D. 刺激性呛咳　　E. 发热

18. 病人，男，55 岁。有 35 年吸烟史，诊断为原发性支气管肺癌。病理组织报告为“鳞状细胞癌”。化学治疗过程中，白细胞低于多少时应停止化疗或减量？（　　）

A. $6.5\times10^9/L$　　B. $5.5\times10^9/L$　　C. $4.5\times10^9/L$
D. $3.0\times10^9/L$　　E. $2.5\times10^9/L$

(三)共用题干选择题

孙某,男,75 岁。近数月来出现刺激性呛咳,咳白色黏痰,偶尔痰中有血丝。诊断为原发性支气管肺癌,拟议择期手术治疗入院。

1. 护士对病人进行健康评估时,发现下面因素与患肺癌关系最密切的是(　　)。

A. 体重超重　　B. 母亲有高血压　　C. 吸烟 30 年

D. 有糖尿病病史　　E. 退休前是司机

2. 护士采集病人的痰液标本做细胞学检查,目的是为了确定痰中是否有(　　)。

A. 红细胞　　B. 黏液管型　　C. 癌细胞

D. 致病菌　　E. 白细胞

3. 下列各项护理措施中,不正确的是(　　)。

A. 指导病人应摄入高蛋白质、高热量、高维生素、易消化饮食

B. 提供安静、舒适的休养环境

C. 密切观察病人的生命体征、咳嗽、疼痛等情况

D. 做好术前宣教,提供相关手术及治疗信息,缓解病人焦虑

E. 如病人出现胸痛时,协助病人采取健侧卧位

病人,男,59 岁。有 40 年吸烟史,诊断为支气管肺癌。病理组织报告为"鳞状细胞癌"。

4. 按解剖学部位分类,该癌肿最常见的类型是(　　)。

A. 周围型　　B. 混合型　　C. 边缘型

D. 中央型　　E. 巨块型

5. 病人进行肿瘤切除术后,需要进行化疗,若你作为他的管床护士,在为他输注化疗药前与病人沟通,最重要的注意事项是(　　)。

A. 健康教育　　B. 评估血管　　C. 血液检验指标正常

D. 保护血管　　E. 告知病人,并要求签署化疗同意书

6. 病人在输注化疗药物的过程中,突然感觉静脉穿刺处疼痛,下列紧急处理措施中,恰当的是(　　)。

A. 立即停止输液,做进一步处理

B. 安慰病人

C. 通知医师

D. 检查有无回血,如无回血且局部有轻微肿胀及刺痛,应重新穿刺输液

E. 立即拔掉输液管

(四)简答题

1. 简述原发性支气管肺癌的常见护理诊断。

2. 简述原发性支气管肺癌的一般护理措施。

参考答案

(刘柳静)

第九节　自发性气胸病人的护理

一、自发性气胸病人的护理学习框架

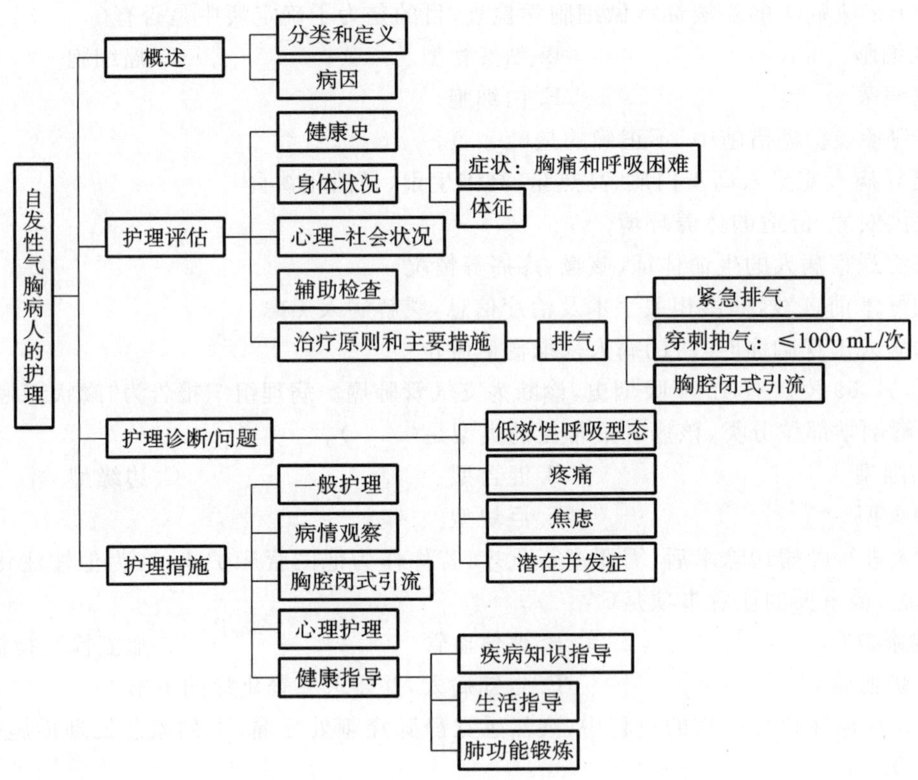

二、同步练习题

(一)填空题

1. 气体进入胸膜腔内造成积气，称为气胸，气胸可分为________、________和医源性三类。

2. 自发性气胸根据有无原发疾病分为________、________和特殊类型气胸如月经性气胸、妊娠合并气胸。

3. 根据脏层胸膜破口情况和气胸发生后对胸膜腔内压力影响分为闭合性(单纯性)气胸、________和________。

4. 对于少量气胸，呼吸困难较轻者，予以胸膜腔穿刺抽气法，在患侧锁骨中线外侧________，刺入胸膜腔，每次抽气不宜超过________，每日或隔日抽气一次。

(二)单项选择题

1.病人,女,68岁。慢性病面容,因自发性气胸入院,为了解发病原因,若你作为一名护士,应着重收集的信息是( )。

A.是否长期卧床　　B.是否长期吸烟
C.是否有上呼吸道感染　　D.是否有慢性阻塞性肺病
E.是否长期接触粉尘

2.病人,孙某,男,58岁。诊断为慢性阻塞性肺病合并自发性气胸,经过治疗,准备出院。为减少气胸复发,护士应告知病人须特别注意的是( )。

A.避免进食生冷食物　　B.不能喝牛奶　　C.不能快步行走
D.坚持低蛋白质饮食　　E.保持大便通畅

3.病人,女,35岁。车祸后并发血气胸,进行手术治疗后,遵医嘱常规予以沐舒坦(盐酸氨溴索)雾化吸入。用该药物的目的是( )。

A.解痉　　B.平喘　　C.稀释痰液,促进排出
D.镇痛　　E.抑制腺体分泌

4.下列选项中,哪项不是无创正压通气的绝对禁忌证?( )

A.严重低氧血症　　B.存在误吸高危因素　　C.上呼吸道梗阻
D.未经引流的气胸　　E.自主呼吸微弱

5.病人,王某,女,68岁。诊断为慢性阻塞性肺气肿,剧烈咳嗽后突然出现右侧剧烈胸痛,呼吸困难加重,右胸叩诊鼓音。应考虑的并发症为( )。

A.自发性气胸　　B.肺炎　　C.肺不张　　D.慢性肺心病　　E.胸膜炎

6.为张力性气胸病人做胸腔闭式引流排气,引流管插入部位应为( )。

A.患侧锁骨中线第2肋间　　B.患侧腋中线第6肋间
C.患侧锁骨中线第3肋间　　D.患侧肩胛下第7肋间
E.患侧腋前线第6肋间

7.肺炎病人容易并发脓胸,脓气胸的常见病原体是( )。

A.肺炎球菌　　B.溶血性链球菌　　C.金黄色葡萄球菌
D.铜绿假单胞菌　　E.白色念珠菌

8.自发性气胸应取下列哪一种体位最合适?( )

A.仰卧位　　B.半卧位　　C.俯卧位　　D.患侧卧位　　E.健侧卧位

9.病人,周某,男,66岁。重症哮喘,今日突然出现胸痛,极度呼吸困难,发绀,大汗,四肢厥冷。左侧肺部哮鸣音消失。应考虑的并发症是( )。

A.休克　　B.呼吸衰竭　　C.心力衰竭　　D.自发性气胸　　E.肺不张

10.支气管哮喘长期反复发作,最常见的并发症是( )。

A.上呼吸道感染　　B.肺结核　　C.阻塞性肺气肿
D.肺不张　　E.自发性气胸

11.病人,男,63岁。因"COPD并发自发性气胸"入院。住院期间发现体温38.5℃,考虑合并细菌感染。最常见的致病菌是( )。

A.葡萄球菌　　B.结核杆菌　　C.卡他莫拉菌
D.肺炎链球菌　　E.流感嗜血杆菌

12. 病人，男，43 岁。干咳、胸痛，拟以自发性气胸入院。经积极治疗后已痊愈准备出院。护士告诉病人为预防复发最重要的是（　　）。

A. 戒烟　　B. 清淡饮食　　C. 保持情绪稳定
D. 积极锻炼身体　　E. 避免屏气用力

13. 病人，余某，男，55 岁。有慢性支气管炎、慢性阻塞性肺气肿病史多年，于阵咳后突然出现呼吸困难，左胸刺痛，且逐渐加重。查体：左肺叩诊鼓音，呼吸音消失。该病人最可能的诊断为（　　）。

A. 急性心肌梗死　　B. 慢性支气管炎急性发作　　C. 自发性气胸
D. 支气管哮喘　　E. 肋骨骨折

14. 病人，男，78 岁。慢性阻塞性肺气肿病史 20 多年。今日傍晚进餐时一米粒呛入气管引起剧烈咳嗽，突然呼吸困难，右胸刺痛，逐渐加重。最可能发生了（　　）。

A. 自发性气胸　　B. 心肌梗死　　C. 胸腔积液
D. 支气管阻塞　　E. 肺栓塞

15. 下列选项中，除哪项外均是自发性气胸的诱发因素？（　　）

A. 用力排便　　B. 暴饮暴食　　C. 提重物　　D. 剧烈运动　　E. 上臂高举

16. 病人，男，33 岁。因重度哮喘来院治疗，当日傍晚咳嗽后突然出现左侧胸痛、极度呼吸困难、发绀、大汗淋漓、左侧肺部哮鸣音消失，考虑发生了（　　）。

A. 休克　　B. 呼吸衰竭　　C. 自发性气胸
D. 心力衰竭　　E. 肺不张

（三）共用题干选择题

病人，男，69 岁。有肺气肿病史多年。昨夜用力排便后出现右侧胸痛，出现进行性加重的呼吸困难，发绀，冒冷汗。查体：气管向左侧移位，右侧胸廓饱满，叩诊呈鼓音，呼吸音消失，胸部有皮下气肿。诊断为自发性气胸，立即采用胸腔闭式引流治疗。

1. 造成病人呼吸困难、发绀的主要原因是（　　）。

A. 静脉血回流受阻　　B. 左侧肺受压迫　　C. 纵隔向患侧移位
D. 广泛皮下气肿　　E. 侧胸腔压力不断升高导致肺不张

2. 结合病例，以下有关胸腔闭式引流的措施中错误的是（　　）。

A. 每 1～2 日更换伤口敷料一次
B. 在插管，伤口护理及更换引流瓶时，应严格无菌操作
C. 更换引流瓶时，双钳夹紧引流管，防止气体进入胸腔
D. 胸腔闭式引流应选择腋后线第 6～8 肋间插入引流管
E. 胸腔闭式引流应选择锁骨中线外侧第 2 肋间插入引流管

3. 下列各项护理措施中，不妥的是（　　）。

A. 胸痛时，协助病人取患侧卧位，以减轻压迫、牵拉所致的疼痛
B. 帮助病人做好皮肤护理，防止压疮
C. 给予高蛋白质、高维生素、高热量、低脂肪、易消化饮食
D. 协助病人采取平卧位，有利于呼吸和胸腔引流
E. 指导病人避免进食刺激性食物，保持大便通畅

(四)简答题

1. 简述胸腔闭式引流中的注意事项。
2. 简述胸腔闭式引流病人的拔管护理要点。
3. 简述胸腔闭式引流病人的主要症状和一般护理要点。

(刘柳静)

第十节　呼吸衰竭病人的护理

一、呼吸衰竭病人的护理学习框架

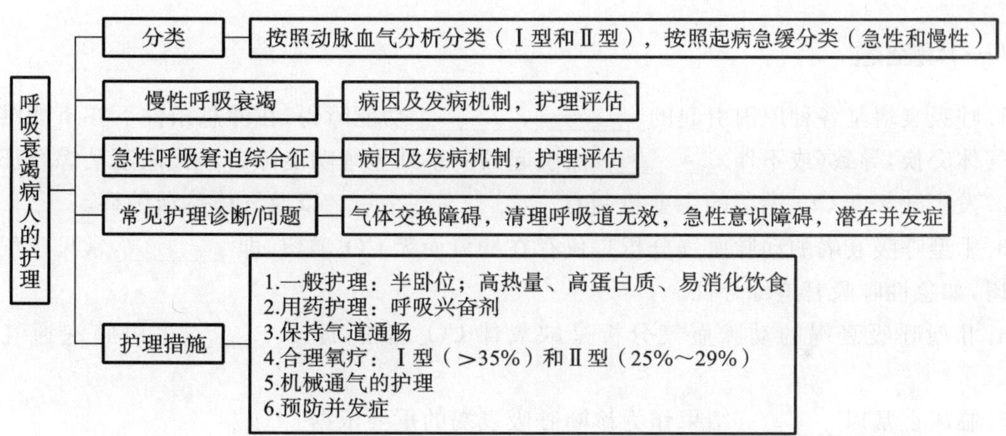

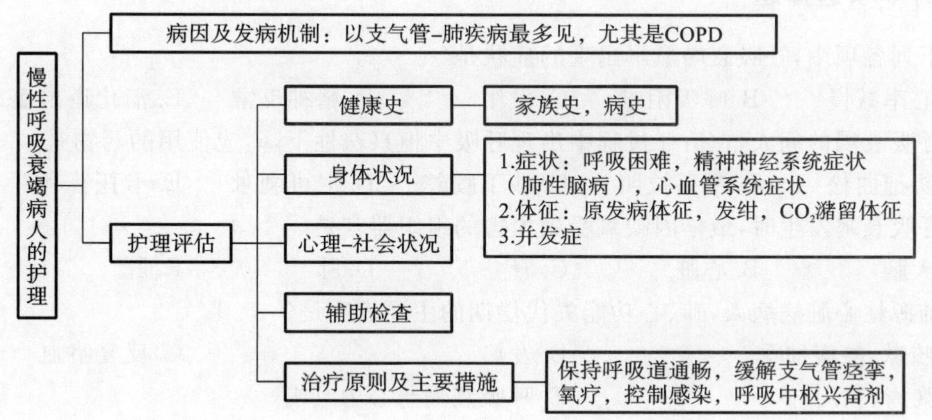

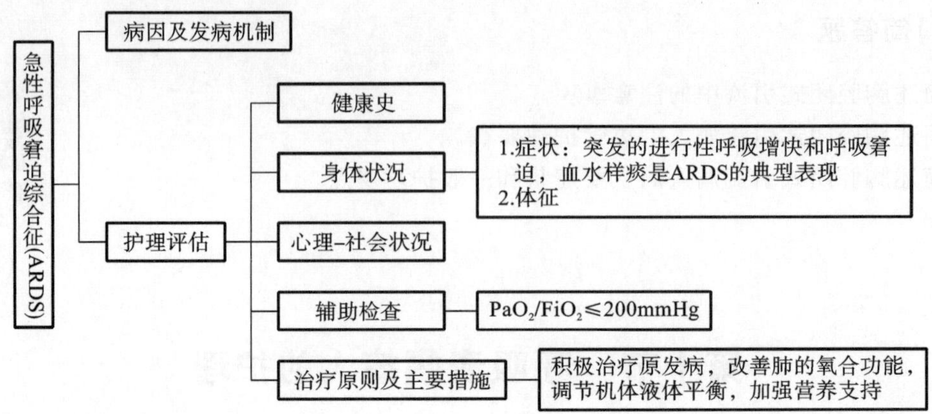

二、同步练习题

(一)填空题

1. 呼吸衰竭是各种原因引起的________，________功能障碍，在静息条件下亦不能维持有效的气体交换，导致(或不伴)________，而引起的一系列生理功能障碍和代谢紊乱综合征。

2. 发生缺氧和 CO_2 潴留的主要机制有________、________以及气体弥散障碍。

3. Ⅰ型呼吸衰竭的动脉血气分析是仅存在缺氧而无 CO_2 潴留，即________，常见于气体功能障碍，如急性呼吸窘迫综合征。

4. Ⅱ型呼吸衰竭的动脉血气分析是缺氧伴 CO_2 潴留，即________，多由肺泡通气不足引起。

5. 临床上常以________结果作为诊断呼吸衰竭的重要依据。

(二)单项选择题

1. 下列各项中，呼吸衰竭最早出现的症状是(　　)。

A. 心率减慢　B. 呼吸困难　C. 发绀　D. 精神反常　E. 消化道出血

2. 呼吸衰竭的病人，在治疗过程中出现呼吸中枢兴奋性下降，应使用的药物是(　　)。

A. 头孢曲松　B. 酚妥拉明　C. 沙丁胺醇　D. 尼可刹米　E. 卡托普利

3. 呼吸衰竭发生时，最早因缺氧受到损害的组织器官是(　　)。

A. 大脑　B. 心脏　C. 肾　D. 肺　E. 肝

4. 肺源性心脏病病人，肺、心功能失代偿期的主要表现是(　　)。

A. 咳嗽、咳痰加重　B. 发热　C. 反复咯血

D. 胸痛、胸闷　E. 呼吸衰竭与心力衰竭

5. 慢性呼吸衰竭病人缺氧时的典型表现是(　　)。

A. 呼吸频率变慢　B. 头痛　C. 发绀

D. 三凹征　E. 肺性脑病

6. 某呼吸衰竭病人，72 岁，在应用人工呼吸机和呼吸兴奋剂过程中出现恶心、呕吐、烦躁、

颜面潮红、肌肉颤动等现象，应考虑(　　)。

A. 继发感染　　B. 通气量不足　　C. 呼吸兴奋剂过量

D. 呼吸性碱中毒　　E. 呼吸性酸中毒

7. 某肺源性心脏病病人，男，80 岁，动脉血气分析结果：PaO_2 45 mmHg，$PaCO_2$ 75 mmHg，应给予哪种氧疗法？(　　)

A. 持续低流量，低浓度给氧　　B. 持续高流量，高浓度给氧

C. 间歇低流量，低浓度给氧　　D. 间歇高流量，高浓度给氧

E. 间歇高流量，酒精湿化给氧

8. 病人，男，78 岁。因近日咳嗽，咳痰，气促明显，神志不清而入院。既往有肺气肿病史。动脉血气分析结果：pH 7.13，PaO_2 52 mmHg，$PaCO_2$ 61 mmHg，应考虑为(　　)。

A. 肺源性心脏病　　B. 肺癌　　C. 左心衰竭

D. 呼吸衰竭　　E. 肺炎

9. 吸气性呼吸困难严重者可出现三凹征，下列选项中，关于三凹征的描述正确的是(　　)。

A. 胸骨上窝、锁骨上窝和肋间隙在呼气时明显下陷

B. 胸骨上窝、锁骨上窝和肋间隙在吸气时明显下陷

C. 胸骨上窝、锁骨下窝和肋间隙在吸气时明显下陷

D. 胸骨下窝、锁骨上窝和肋间隙在吸气时明显下陷

E. 胸骨上窝、锁骨下窝和肋间隙在呼气时明显下陷

10. 当呼吸增加至下列哪一项，应警惕 ARDS？(　　)

A. 18 次/分　　B. 20 次/分　　C. 30 次/分　　D. 40 次/分　　E. 50 次/分

11. 呼吸衰竭病人的治疗关键在于(　　)。

A. 纠正缺氧和 CO_2 潴留　　B. 积极治疗原发病　　C. 防治并发症

D. 应用呼吸兴奋剂　　E. 纠正酸碱平衡失调

12. 呼吸衰竭病人表现为头痛，日轻夜重，昼眠夜醒，神志恍惚，球结膜充血水肿，皮肤温暖潮湿等，应考虑并发了(　　)。

A. 抑郁　　B. 休克　　C. 脑疝　　D. 肝性脑病　　E. 肺性脑病

13. Ⅰ型呼吸衰竭主要见于下列哪项原因？(　　)

A. 肺泡血量不足　　B. 肺泡通气不足　　C. 氧耗量不足

D. 肺换气功能障碍　　E. 肺内动、静脉解剖分流增加

14. 呼吸衰竭病人的病情观察，下列哪一项变化应警惕肺性脑病的先兆表现？(　　)

A. 皮肤　　B. 血压　　C. 神志　　D. 瞳孔　　E. 心率

15. Ⅱ型呼吸衰竭的吸氧浓度应为(　　)。

A. 25%～35%　　B. 38%～42%　　C. 41%～45%

D. 46%～50%　　E. 51%～60%

16. 病人，男，76 岁。COPD 病史 10 年，发展为慢性肺源性心脏病，肺、心功能失代偿期最突出的表现是(　　)。

A. 休克　　B. 出血　　C. 昏迷　　D. 呼吸衰竭　　E. 心力衰竭

17. 呼吸系统疾病最常见的诱因是(　　)。

A. 感染　　B. 吸烟

C. 粉尘和有害气体吸入　　D. 其他肿瘤疾病
E. 冷空气刺激

18. 发生肺源性心脏病呼吸衰竭时应给予(　　)。
A. 高流量持续吸氧　　B. 高流量间歇吸氧　　C. 低流量间歇吸氧
D. 低流量持续吸氧　　E. 以上四个选项都不妥

19. 下列各项中，不是慢性呼吸衰竭临床表现的是(　　)。
A. 呼吸困难　　B. 发绀　　C. 脑出血
D. 神经、精神症状　　E. 心率加快

20. 下列各项中，不属于呼吸衰竭治疗措施的是(　　)。
A. 控制感染　　B. 纠正缺氧
C. 纠正酸碱平衡失调和电解质紊乱　　D. 改善通气
E. 止痛治疗

21. 慢性阻塞性肺气肿病人首优的护理问题是(　　)。
A. 体温升高　　B. 焦虑　　C. 气体交换受损
D. 自理能力缺陷　　E. 清理呼吸道无效

22. 慢性呼吸衰竭最常见的病因是(　　)。
A. 慢性阻塞性肺病　　B. 肺动脉高压　　C. 重症肺结核
D. 广泛性肺间质纤维化　　E. 肺炎

23. 病人，男，76 岁。诊断为 COPD，Ⅱ型呼吸衰竭，肺性脑病。护理人员应避免使用以下哪项处理措施？(　　)
A. 持续低流量给氧　　B. 静脉滴注抗生素
C. 口服解痉平喘类药物　　D. 烦躁时使用镇静剂
E. 肌内注射呋塞米

24. 慢性呼吸衰竭最重要的诊断依据是(　　)。
A. 发绀，呼吸困难，皮肤充血　　B. 出现神经、精神症状
C. 温暖多汗　　D. CO_2 结合力升高
E. $PaO_2 < 60$ mmHg，$PaCO_2 > 50$ mmHg

25. 慢性肺源性心脏病病人发生呼吸衰竭时，给予低浓度氧疗的依据是(　　)。
A. 便于应用呼吸兴奋剂
B. 缺 O_2 是维持病人呼吸的重要刺激因子
C. 慢性呼吸衰竭时，呼吸中枢对 CO_2 的刺激仍很敏感
D. 氧浓度大于 30% 易引起氧中毒
E. 高浓度氧疗容易使病人呼吸兴奋

(三)共用题干选择题

病人，男，75 岁。患慢性呼吸衰竭入院，近 3 d 病人烦躁不安，呼吸浅快，球结膜水肿，夜间失眠，心率加快。

1. 请问该病人出现了下列何种情况？(　　)
A. Ⅰ型呼吸衰竭　　B. CO_2 潴留　　C. 电解质紊乱
D. 呼吸兴奋剂过量　　E. 并发心力衰竭

2. 下列各项护理措施中，为改善肺泡通气，促进 CO_2 排出的是（　　）。

A. 抗生素治疗感染　　B. 应用支气管扩张剂

C. 适当补液，纠正电解质紊乱　　D. 多饮水，用力咳嗽

E. 适量呼吸兴奋剂

3. 下列各项中，为进一步诊断呼吸衰竭分型的重要依据是（　　）。

A. 动脉血气分析　　B. 血液生化检查　　C. 尿常规

D. 肺功能检查　　E. 痰涂片与细菌培养

病人，男，78 岁，既往有吸烟史 20 余年，伴有咳嗽、咳痰、喘息 8 余年，今日因受凉气急明显，现出现神志不清、发绀、多汗及皮肤湿润，血气分析 pH 7.3，PaO_2 45 mmHg，$PaCO_2$ 80 mmHg。

4. 病人最可能出现了下列哪项并发症？（　　）

A. 呼吸衰竭　　B. 上消化道出血　　C. 急性脑出血

D. 肾衰竭　　E. 急性心力衰竭

5. 选择何种卧位可减轻病人的呼吸困难？（　　）

A. 平卧位　　B. 右侧卧位　　C. 左侧卧位　　D. 半卧位　　E. 头低脚高位

病人，男，32 岁。因车祸入院，今晨起呼吸困难，鼻导管吸氧未见好转。查体：体温 39 ℃，脉搏 118 次/分，呼吸 30 次/分，血压 112/71 mmHg，双肺闻及湿啰音及管状呼吸音。动脉血气分析结果：PaO_2 50 mmHg，$PaCO_2$ 45 mmHg。氧合指数≤200。胸部 X 片：双肺可见浸润阴影。诊断为急性呼吸窘迫综合征（ARDS）。

6. 下列各项中，对 ARDS 的诊断和病情的判断有重要意义的检查是（　　）。

A. 呼吸功能监测　　B. 动脉血气分析　　C. 血流动力学监测

D. X 线检查　　E. 心电图检查

7. 病人目前最主要的护理问题是（　　）。

A. 气体交换受损　　B. 清理呼吸道无效　　C. 活动无耐力

D. 焦虑　　E. 知识缺乏

8. 下列关于病人护理措施的叙述中，错误的是（　　）。

A. 安置病人于重症监护室　　B. 维持体液的正平衡　　C. 维持酸碱平衡

D. 提倡全胃肠营养　　E. 主张早期、大剂量、短疗程使用糖皮质激素

病人，女，25 岁。发热 3 d，今晨起呼吸困难，鼻导管吸氧未见好转。查体：体温 39 ℃，脉搏 112 次/分，呼吸 28 次/分，血压 110/70 mmHg。双肺闻及细湿啰音及管状呼吸音。动脉血气分析为 PaO_2 50 mmHg，$PaCO_2$ 45 mmHg。胸部 X 片：双肺可见密度增高的大片状阴影。临床诊断为急性呼吸窘迫综合征。

9. 该病人最主要的护理诊断是（　　）。

A. 知识缺乏　　B. 清理呼吸道无效　　C. 焦虑

D. 活动无耐力　　E. 气体交换受损

10. 给病人氧疗时应采取（　　）。

A. 吸入高浓度、高流量持续给氧　　B. 低浓度、低流量间断给氧

C. 不需给氧　　D. 短期高压给氧

E. 低浓度、低流量持续给氧

11. 最有效的通气方式是（　　）。

A. 间歇正压通气　　B. 间歇性指令通气　　C. 压力支持通气
D. 持续气道正压通气　　E. 呼气末正压通气

林先生，67岁。慢性呼吸衰竭病人，进行氧疗过程中病人呼吸困难缓解，心率减慢，发绀减轻，神志清醒，皮肤转暖。

12. 该病人此时的表现提示(　　)。
A. 缺O_2不伴CO_2潴留　　B. 缺O_2伴CO_2潴留　　C. 氧疗有效
D. 可立即停止吸氧　　E. 需加用呼吸兴奋剂

13. 该病人经综合治疗，病情好转，考虑停止吸氧。停止吸氧的最主要指标是(　　)。
A. 神志　　B. 发绀　　C. 呼吸频率
D. 气急程度　　E. $PaO_2>60$ mmHg，$PaCO_2<50$ mmHg

(四)简答题

1. 简述呼吸衰竭给氧原则。
2. 简述氧疗有效指征。
3. 简述机械通气的护理。

参考答案

(刘柳静)

第二章 循环系统疾病病人的护理

第一节 循环系统疾病病人常见症状、体征的护理

一、循环系统疾病病人常见症状、体征的护理学习框架

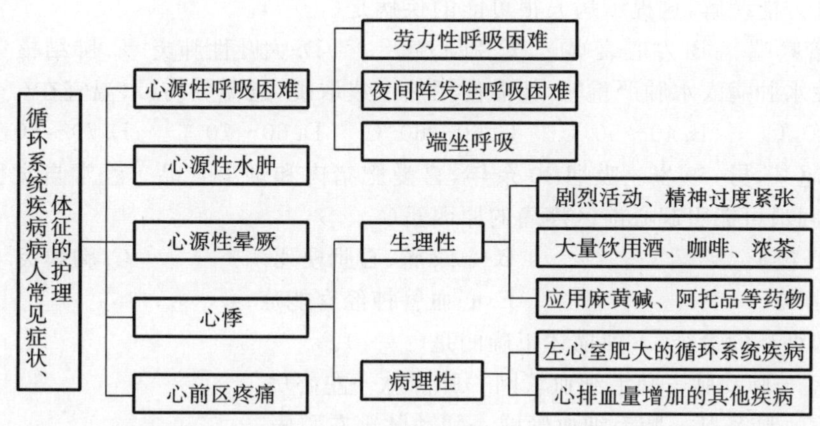

二、同步练习题

(一)填空题

1.心源性呼吸困难最常见的病因是__________。

2.心源性呼吸困难最早出现的症状是__________，典型表现是__________，最严重的表现是__________。

3.急性肺水肿摆放的体位是__________，氧疗方法是__________。

4.一般心脏疾病病人出现心源性呼吸困难要严格控制输液速度__________滴/分。老年人、心力衰竭者控制在__________滴/分，以防止加重心脏负担。

5.心源性水肿最常见的病因是__________。

6.右心衰竭病人水肿的特点是__________、__________、__________。

7. 急性肺水肿时痰的典型颜色是____________。

8. 一般心源性水肿病人食盐量____________ g/d。

9. 心源性水肿病人一般情况入液量为____________ mL/d，严重水肿者，每日入液量为前 1 d 尿量加____________ mL。

10. 引起心悸最常见的病因是____________。

(二)单项选择题

1. 病人，李某，男，38 岁。体重 80 kg，身高 165 cm。2 年前诊断为右心衰竭，出现肝大、颈静脉怒张、水肿的症状。针对病人出现的心源性水肿护理不正确的是(　　)。

A. 每天测量 1 次体重、腹围　B. 输液速度为 20～30 滴/分
C. 每日进液量为 500 mL 左右　D. 下肢水肿时抬高下肢
E. 给予低钠、高蛋白质、产气少食物

2. 病人，陈某，女，27 岁。晚上睡眠时经常自觉心慌不适。入院检查，询问医生自己这种情况最常见的原因是(　　)。

A. 高热　B. 甲亢　C. 严重贫血　D. 心律失常　E. 精神紧张

3. 病人，刘某，女，63 岁。在医院住院期间经常性出现阵发性呼吸困难，尤其是夜间，常常被迫坐起休息方能缓解，这提示病人很可能的疾病是(　　)。

A. 支气管哮喘　B. 左心衰竭　C. 肺心病　D. 大叶性肺炎　E. 肺结核

4. 心源性水肿病人水肿严重时，如需使用热水袋取暖，避免烫伤，水温宜在(　　)。

A. 30～40 ℃　B. 40～50 ℃　C. 50～60 ℃　D. 60～70 ℃　E. 70～80 ℃

5. 病人，赵某，男，59 岁。吸烟 30 余年，喜爱肥猪肉和烟熏食品。经常自觉胸闷、心前区疼痛不适，请问最可能引起心前区疼痛的原因是(　　)。

A. 急性心包炎　B. 心绞痛、心肌梗死　C. 胸膜炎
D. 心力衰竭　E. 心血管神经官能症

6. 关于肺循环的途径，下列描述正确的是(　　)。

A. 右心室—肺动脉—肺毛细血管网—肺静脉—左心房
B. 右心室—肺静脉—肺毛细血管网—肺动脉—左心房
C. 左心室—肺静脉—肺毛细血管网—肺动脉—右心房
D. 左心室—肺动脉—肺毛细血管网—肺静脉—右心房
E. 右心室—肺动脉—奇静脉—肺静脉—左心房

7. 病人，单某，女，51 岁。患有右心衰竭 2 年，1 个月前突发脑栓塞住院治疗，需长期卧床休息，护士检查病人水肿情况，水肿分布的特点是(　　)。

A. 以四肢明显　B. 以腰背部、骶尾部明显　C. 以胫前部明显
D. 以颜面部明显　E. 以踝内侧明显

8. 病人，陈某，男，65 岁。因晚上入睡出现呼吸困难被迫坐起，入院诊断左心功能不全。该病人出现呼吸困难的主要原因是(　　)。

A. 体循环淤血　B. 肺循环淤血　C. 细支气管受压迫
D. 胸腔积液使呼吸运动受限　E. 膈肌升高压迫肺组织

9. 关于心源性晕厥，下列描述错误的是(　　)。

A. 多在休息时发生

B. 心脏供血暂停 5 s 以上可出现晕厥

C. 心脏供血暂停超过 10 s 可出现抽搐

D. 常见病因是严重的心律失常和器质性心脏病

E. 出现晕厥常伴有肌张力丧失而跌倒

10. 病人，王某，女，75 岁。夜间睡眠喘息出现呼吸困难症状，护理该病人应采取的体位是(　　)。

A. 俯卧位　B. 仰卧位　C. 端坐卧位　D. 中凹卧位　E. 左侧卧位

11. 下列关于心悸正确的说法是(　　)。

A. 心悸时间越久说明病情越严重　B. 心悸一般都会伴有生命危险

C. 严重心律失常导致的心悸有猝死的危险　D. 心悸时病人心率一定增快

E. 心悸病人应取左侧卧位缓解

12. 病人，陈某，男，75 岁。半年来心前区间断出现压榨样疼痛，吸烟或体力活动时容易诱发，休息后可缓解。近 1 周，疼痛发作 2 次来医院治疗，该病人发作时的护理措施下列不妥的是(　　)。

A. 协助病人卧床休息　B. 减少探视　C. 高流量吸氧

D. 观察疼痛发作的持续时间　E. 疼痛剧烈时给予止痛药

13. 病人，廖某，女，45 岁。踝部出现凹陷性水肿，近 3 周出现呼吸困难入院，诊断为右心功能不全。护士嘱咐该病人饮食上可增加摄入(　　)。

A. 海鱼　B. 火腿肠　C. 芹菜　D. 咸蛋　E. 罐头

14. 病人，张某，女，33 岁。近 2 个星期，出现恶心、呕吐、心前区疼痛、右侧腹部胀痛、轻度下肢水肿等不适症状，经超声心动图等一系列检查，诊断为轻度右心衰竭。护士指导病人饮食中特别强调每日食盐量应不超过(　　)。

A. 3 g　B. 4 g　C. 5 g　D. 6 g　E. 7 g

15. 右心功能不全的病人出现呼吸困难的主要原因是(　　)。

A. 气道反应性增强　B. 支气管狭窄及阻塞　C. 肺循环淤血

D. 体循环淤血致肺内血液量减少　E. 红细胞数量生成下降

16. 病人，唐某，女，64 岁。夜间出现阵发性呼吸困难入院，护士为病人进行输液治疗时，输液速度宜控制在(　　)。

A. 20～40 滴/分　B. 20～30 滴/分　C. 30～40 滴/分

D. 40～50 滴/分　E. 50～60 滴/分

17. 对住院期间出现夜间阵发性呼吸困难的心脏病病人，以下哪项护理措施是不正确的？(　　)

A. 给予低钠饮食　B. 给予低枕平卧　C. 限制水入量

D. 限制活动量　E. 吸氧

18. 病人，王某，男，76 岁。因心前区不适来医院就诊。病人表示心悸症状非常明显，整晚不得入睡，害怕自己得了重病。以下不正确的护理措施是(　　)。

A. 转移注意力，缓解焦虑　B. 不能使用镇静剂　C. 避免浓茶

D. 避免剧烈运动　E. 清淡饮食

19. 关于心前区疼痛，下列描述有误的是(　　)。

A. 典型心绞痛易于进行体力活动或情绪激动时诱发

B. 心肌梗死多无明显诱因，休息或含服硝酸甘油不能缓解疼痛

C. 急性主动脉夹层动脉瘤呈撕裂样剧痛，可向背部放射

D. 急性心包炎疼痛可随呼吸或咳嗽加重，持续时间较长

E. 心前区疼痛最常见的原因是心包炎和胸膜炎

20. 下列关于体位的描述，错误的是（　　）。

A. 心源性哮喘的病人，取坐位缓解呼吸困难

B. 急性肺水肿者迅速给予双腿下垂坐位，减少回心血量

C. 心源性水肿病人抬高下肢，伴胸腔积液或腹腔积液者取半卧位

D. 心悸病人避免左侧卧位

E. 心源性晕厥病人一旦出现头晕、黑矇等先兆时，立即取半卧位，以缓解呼吸困难

（三）共用题干选择题

欧某，男，62 岁。患高血压 10 年，血压波动在 160～178 mmHg/90～108 mmHg 之间。昨夜受凉，在睡梦中突然憋醒，大汗淋漓，被迫坐起，喘息时出现哮鸣音，咳白色泡沫样痰。双肺闻及广泛哮鸣音。护士遵医嘱给予乙醇湿化吸氧。

1. 采用乙醇湿化吸氧的目的是（　　）。

A. 湿化气道　　B. 净化气道　　C. 降低气道内阻力

D. 降低肺泡表面张力　　E. 降低肺泡内泡沫的表面张力

2. 护士加入乙醇的浓度最适宜的是（　　）。

A. 20%～30%　　B. 30%～40%　　C. 40%～50%

D. 50%～60%　　E. 60%～80%

3. 护士遵医嘱给病人进行吸氧，可能看到的氧流量是（　　）。

A. 2～3 L/min　　B. 3～4 L/min　　C. 4～5 L/min

D. 5～6 L/min　　E. 6～8 L/min

4. 根据该病人临床症状，判断最可能并发的是（　　）。

A. 急性肺水肿　　B. 高血压急症　　C. 急性心包炎

D. 心血管神经症　　E. 右心衰竭

5. 若该病人便秘时，不宜采用的通便方法是（　　）。

A. 口服缓泻剂　　B. 盐水灌肠　　C. 应用开塞露

D. 腹部环形按摩　　E. 多食粗纤维食物

孙某，女，58 岁。3 周前出现双下肢水肿，休息后消失，未予以重视。近期吃了大量自家做的咸鱼，发现水肿加重，休息后仍明显，呈凹陷性，行走疼痛，较久恢复。

6. 该病人最主要的护理问题是（　　）。

A. 体液过多　　B. 有感染的危险　　C. 活动无耐力

D. 皮肤完整性受损　　E. 疼痛：腹痛

7. 对该病人的观察内容不包括（　　）。

A. 动脉血气分析　　B. 体重变化　　C. 水肿部位皮肤情况

D. 腹围　　E. 24 h 液体出入量

8. 下列护理该病人欠妥的措施是（　　）。

A. 补液滴速宜 20～30 滴/分　　B. 观察尿量变化

C. 保持会阴部皮肤清洁干燥　　D. 用热水袋保暖须避免烫伤
E. 应严格控制水分，每日入液量 500 mL

9. 该病人水肿加重，医生给予利尿剂缓解，请问利尿剂的作用机制是（　　）。
A. 排出体内潴留的体液，减轻心脏前负荷　　B. 扩张小静脉
C. 扩张小动脉　　D. 增强肾脏的重吸收功能
E. 增强心肌收缩力

10. 给病人做的饮食健康教育中，以下哪项是有问题的？（　　）
A. 低糖、低脂肪、低胆固醇饮食　　B. 少食多餐　　C. 多食粗纤维食物
D. 避免辛辣、刺激性食物　　E. 限制盐的摄入，每日不超过 6 g

（四）简答题

1. 简述劳力性呼吸困难、夜间阵发性呼吸困难、端坐呼吸、急性肺水肿的特点。

参考答案

2. 简述心源性呼吸困难的氧疗措施。

3. 简述心源性水肿的饮食护理。

（林清媚）

第二节　心力衰竭病人的护理

一、心力衰竭病人的护理学习框架

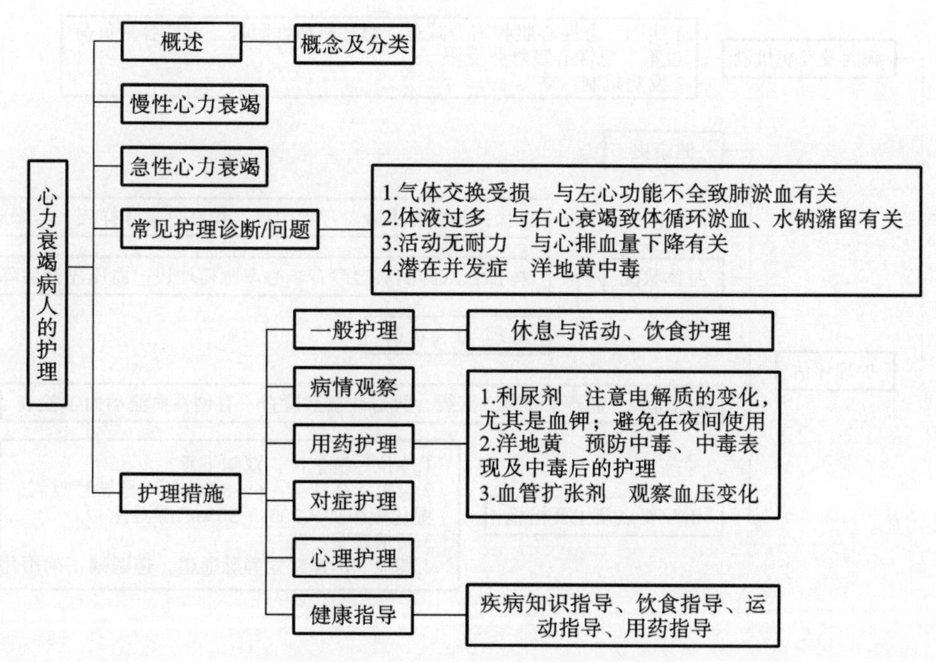

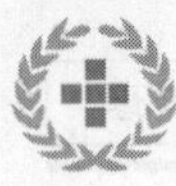

- 慢性心力衰竭病人的护理
  - 病因及发病机制
    - 1.病因　原发性心肌损害（缺血性心肌损伤、心肌炎和心肌病、心肌代谢障碍性疾病）、心脏负荷过重（前负荷和后负荷）
    - 2.诱因　感染（最主要）、心律失常、生理或心理压力过大；妊娠和分娩；血容量增加；其他
    - 3.发病机制　代偿机制、体液因子改变、心肌损害和心室重构
  - 护理评估
    - 健康史
    - 身体状况
      - 左心衰
        - 1.症状　心排血量降低（头晕、乏力；尿少、肾功能减退）；肺淤血（呼吸困难和咳嗽、咳痰（粉红色泡沫样痰）、咯血）
        - 2.体征　肺部（双肺底湿啰音）、心脏（交替脉等）
      - 右心衰
        - 1.症状　呼吸困难、胃肠道（恶心）、肾脏（少尿等）
        - 2.体征　水肿、颈静脉征、肝脏肿大压痛、发绀
      - 全心衰
        - 先有左心衰后有右心衰，呼吸困难反而减轻
      - 心功能评估
        - 1.Ⅰ级　病人患有心脏病，但日常活动量不受限制
        - 2.Ⅱ级　体力活动轻度受限
        - 3.Ⅲ级　体力活动明显受限
        - 4.Ⅳ级　不能从事任何体力活动
    - 辅助检查：超声心动图、X线、放射性核素检查、有创性血流动力学检查
    - 治疗要点及主要措施
      - 病因防治
      - 药物治疗：利尿剂、肾素–血管紧张素–醛固酮系统抑制剂、β受体阻滞剂、正性肌力药物

- 急性心力衰竭病人的护理
  - 病因及发病机制
    - 1.病因　急性心肌收缩力减退、急性机械性阻塞、急性容量负荷过重、急性心室舒张受限
    - 2.发病机制　略
  - 护理评估
    - 健康史
    - 身体状况
      - 症状：急性肺水肿（呼吸困难、粉红色泡沫样痰）、晕厥
      - 体征：双肺满布湿啰音、心率脉搏增快，血压先升后降
      - 心理–社会状态
    - 辅助检查：超声心动图、X线、放射性核素检查、有创性血流动力学检查
    - 治疗要点及主要措施
      - 1.体位　端坐位，双腿下垂
      - 2.吸氧　高流量（6～8 L/min）鼻导管吸氧，湿化瓶中加入20%～30%乙醇湿化
      - 3.病情观察　略
      - 4.其他　迅速建立静脉通道，遵医嘱正确用药

二、同步练习题

(一)填空题

1.引起慢性心力衰竭的基本病因是____________、____________。

2.慢性心力衰竭最常见、最重要的诱因是____________。

3.快速、大量输液容易导致的是________心衰竭。

4.左心衰竭主要表现为________循环淤血,右心衰竭主要表现为________循环淤血。

5.左心衰竭早期特征性体征为________。

6.右心衰竭主要体征是________,更具特征性的体征是________,重要体征是________。

7.心力衰竭病人的活动和休息原则是根据____________来决定的。

8.使用噻嗪类利尿剂容易导致________钾血症,诱发洋地黄中毒。

9.成人使用洋地黄类药物,用药前要评估脉搏,若脉搏________次/分,应暂停用药。

10.使用洋地黄类药物后引起的缓慢性心律失常者,可使用________治疗。

(二)单项选择题

1.病人,吕某,女,28岁。连续咳嗽3 d,来院检查前咳出血性泡沫样痰伴呼吸困难加重。医生初步查体:脉搏120次/分,并可闻及舒张期奔马律,两肺底出现广泛湿啰音。拟诊断为(　　)。

A.急性左心衰竭　　B.急性右心衰竭　　C.肺气肿

D.肺梗死　　E.急性心肌炎

2.下列关于洋地黄类药物的毒性反应,叙述错误的是(　　)。

A.恶心、呕吐　　B.以房性早搏最多见　　C.头痛、头晕

D.黄视、绿视　　E.食欲缺乏

3.一位患有充血性心力衰竭的病人,长期服用的药物有氢氯噻嗪、维生素D_3、卡托普利、二硝酸异山梨醇酯和地高辛,晨间护理时病人主诉头痛、头晕、视力模糊,看到周围的东西都带有黄色,请问该病人可能出现哪种药物的毒性反应?(　　)

A.氢氯噻嗪　　B.卡托普利　　C.二硝酸异山梨醇酯

D.地高辛　　E.维生素D_3

4.病人,陈某,女,74岁。患有心房颤动2年余。在医院治疗过程中,病人突然出现心悸、气促、胸闷,咳粉红色泡沫痰,情绪紧张不安。查体:血压185/90 mmHg,脉搏136次/分,体温37.2 ℃,呼吸25次/分。护士应首先备好的药物是(　　)。

A.毛花苷丙、硝酸甘油、肾上腺素　　B.硝普钠、毛花苷丙、呋塞米

C.利多卡因、酚妥拉明、毛花苷丙　　D.毒毛花苷K、硝普钠、普萘洛尔

E.硝酸甘油、毛花苷丙、多巴胺

5.病人,黄某,男,36岁。病人平时走路、上楼梯容易出现乏力、心悸、呼吸困难等症状,偶尔出现心前区疼痛。体力活动明显受限,说明此时病人心功能处于(　　)。

A.Ⅰ级　　B.Ⅱ级　　C.Ⅲ级　　D.Ⅳ级　　E.Ⅴ级

6.病人,钟某,女,75岁。因慢性心力衰竭、心功能Ⅳ级入院,经治疗心功能已逐渐恢复至

Ⅱ级，责任护士嘱病人可逐渐增加活动量，并说明长期卧床的危害，下列危害中哪项不妥？（　　）

A. 活动减少使消化功能减退　　B. 长期卧床可致肌肉萎缩

C. 易形成下肢静脉血栓　　D. 易发生肥厚型心肌病

E. 易导致压疮、皮肤感染

7. 对某急性肺水肿病人的处理中，下列哪项是错误的？（　　）

A. 端坐位，两腿下垂　　B. 高流量、30%乙醇湿化给氧

C. 口服地高辛　　D. 静脉注射呋塞米

E. 静脉滴注硝普钠

8. 病人，蔡某，女，50 岁。因慢性心力衰竭入院，诊断为心功能Ⅰ级。病人的临床表现为（　　）。

A. 不能从事任何体力活动

B. 日常活动后出现呼吸困难，休息后缓解

C. 轻微活动后出现呼吸困难，休息后不易缓解

D. 一般活动不引起疲乏、呼吸困难

E. 休息时仍有呼吸困难症状

9. 以下可引起左心室容量负荷加重的疾病是（　　）。

A. 二尖瓣狭窄　　B. 高血压　　C. 主动脉瓣狭窄

D. 主动脉瓣关闭不全　　E. 甲状腺功能亢进症

10. 下列哪种疾病可导致右心室后负荷增加？（　　）

A. 肺动脉瓣狭窄　　B. 慢性贫血　　C. 主动脉瓣狭窄

D. 主动脉瓣关闭不全　　E. 甲状腺功能减退症

11. 病人，海某，男，63 岁。6 年前确诊为右心衰竭。护士查体时可有（　　）。

A. 交替脉　　B. 阵发性夜间呼吸困难　　C. 颈静脉怒张

D. 肺部湿啰音　　E. 心尖区舒张期奔马律

12. 减轻心力衰竭病人心脏负担的主要措施是（　　）。

A. 营养、休息　　B. 预防风湿病复发　　C. 预防心力衰竭

D. 防止栓塞发生　　E. 防寒保暖

13. 病人，崔某，男，62 岁。右心衰竭入心内科治疗，现已卧床 1 个月，出现有骶尾部皮肤破溃，双下肢水肿，病人体质虚弱、消瘦。护士应对病人进行的饮食指导是（　　）。

A. 低脂肪、高蛋白质、高维生素　　B. 低盐、高蛋白质、高维生素

C. 高热量、低蛋白质、低盐　　D. 高脂肪、低蛋白质、高维生素

E. 高热量、高蛋白质、高维生素

14. 慢性心功能不全病人经保守治疗，病情好转出院。病人做出下列哪项陈述，表明其还没有充分了解出院指导？（　　）

A. 如果我睡不好觉，只能坐起来才能睡着，我应当来复诊

B. 如果我呼吸越来越短或越来越急，我应当来复诊

C. 如果我饮食没有变化，体重越来越重，我应当来复诊

D. 如果我把开的药吃完了，病情没什么变化，就来复诊继续吃药

E. 如果我咳嗽、发烧，应当先把剩下的抗生素吃掉，然后来复诊

15. 病人，李某，女，75 岁。因心力衰竭使用地高辛进行治疗。治疗期间下列医嘱中，护士应对哪项提出质疑和核对？（　　）

A. 氯化钾溶液静脉滴注　　B. 生理盐水静脉滴注
C. 5%葡萄糖溶液静脉滴注　　D. 葡萄糖酸钙溶液静脉滴注
E. 乳酸钠溶液静脉滴注

16. 下列哪项不是引起急性心功能不全的诱发因素？（　　）

A. 输液过多过快　　B. 重度贫血　　C. 严重脱水
D. 缺乏运动　　E. 摄入钠盐过多

17. 下列哪一项对鉴别右心衰竭与肝硬化最有意义？（　　）

A. 肝功能异常　　B. 腹腔积液　　C. 双下肢水肿
D. 肝脏肿大　　E. 肝颈静脉回流征阳性

18. 洋地黄类药物禁用于下列哪种情况下的急性左心衰竭？（　　）

A. 室上性心动过速
B. 重度二尖瓣狭窄伴快速心室率的房颤
C. 三度房室传导阻滞
D. 急性广泛性心肌梗死 48 h 后
E. 心房扑动

19. 以下哪项最有助于确定病人的呼吸困难是由于左心衰竭引起的？（　　）

A. 不合并发绀　　B. 每分钟呼吸不超过 24 次
C. 无咯血　　D. 伴有较多的咳嗽
E. 平卧时呼吸困难明显加重

20. 病人，孙某，女，68 岁。患有慢性心力衰竭 5 年，出现全身中度水肿伴肝脏肿大，颈静脉怒张明显。遵医嘱给病人使用安体舒通，其最易发生的不良反应是（　　）。

A. 低钙血症　　B. 低钾血症　　C. 低镁血症
D. 高钾血症　　E. 低血糖

（三）共用题干选择题

何某，女，35 岁。入院诊断为风湿性心脏瓣膜病伴中度心力衰竭，应用地高辛和双氢克尿噻片后，病人出现恶心、呕吐、头晕、头痛、心慌的症状，心电图检查示室性期前收缩，呈二联律或三联律。

1. 应首先采取以下哪项护理措施？（　　）

A. 卧床休息、给氧　　B. 立即停用双氢克尿噻片
C. 加用血管扩张剂　　D. 立即停用地高辛
E. 静脉注射高渗葡萄糖液

2. 上述治疗后，再次给药应注意补充（　　）。

A. 硫酸镁　　B. 钾盐及苯妥英钠　　C. 氯化钙
D. 碘剂　　E. 氯化钠

3. 根据病情，以下药物能有效降低病人死亡率，提高其运动耐量的是（　　）。

A. 美托洛尔　　B. 卡马西平　　C. 地西泮
D. 毛花苷 C　　E. 硝酸甘油

4. 护士如何指导病人的活动量？(　　)

A. 活动量不受限制，但应避免剧烈活动和重体力活动

B. 体力活动轻度受限，强调下午多休息

C. 体力活动明显受限，严格限制一般体力活动

D. 不能从事任何体力活动，须绝对卧床休息

E. 任何活动不受限制，可做剧烈运动

5. 经住院治疗，病人心力衰竭症状明显好转，拟今日出院回家休养，护士向病人和家属进行健康教育中下列不妥的是(　　)。

A. 定期门诊复查　　B. 避免重体力活动　　C. 预防感冒

D. 按时用药　　E. 增加饮食，食谱选择随自己喜欢

徐某，男，67 岁。2 年前被诊断患有心房颤动和充血性心力衰竭，每年冬季易加重，平日坚持服用地高辛、氢氯噻嗪和卡托普利。2 d 前出现咳嗽、咳黄痰、发热等症状，今日心悸、气短加重入院。查体：体温 38.4 ℃，呼吸 28 次/分，血压 145/70 mmHg，脉搏 110 次/分，第一心音减弱，出现交替脉，口唇、甲床发绀，可见颈静脉怒张，心界扩大，两肺满布干湿啰音，肝肋下 3 指，双下肢呈凹陷性水肿。心电图显示：ST 段出现鱼钩样改变。

6. 该病人很可能发生的情况是(　　)。

A. 低钾低氯性碱中毒　　B. 心脏破裂　　C. 低血压危象

D. 洋地黄中毒　　E. 失血性休克

7. 护士发放地高辛给病人服用前，应特别注意观察(　　)。

A. 呼吸　　B. 体温　　C. 心率　　D. 尿量　　E. 血压

8. 地高辛用于治疗充血性心力衰竭的主要药理作用是(　　)。

A. 扩张冠状动脉　　B. 增强心肌收缩力　　C. 减轻心脏前负荷

D. 减少心律失常发生　　E. 增加心脏的传导性

9. 治疗 3 d 后，医生查房发现病人出现面色潮红、心动过速、血压下降的症状，很可能是(　　)。

A. 卡托普利不良反应　　B. 心力衰竭加重　　C. 高血压危象

D. 低钾血症　　E. 低镁血症

10. 病人今日出现四肢麻木感，继而乏力，发作性软瘫。查血钾 2.2 mmol/L，护士为其静脉补钾，液体中含钾浓度不能超过(　　)。

A. 0.1%　　B. 0.7%　　C. 0.3%　　D. 0.6%　　E. 0.5%

(四) 简答题

1. 简述洋地黄的使用注意事项。

2. 简述心功能分级。

3. 简述心力衰竭病人对利尿剂的使用注意事项。

参考答案

(林清媚)

第三节 心律失常病人的护理

一、心律失常病人的护理学习框架

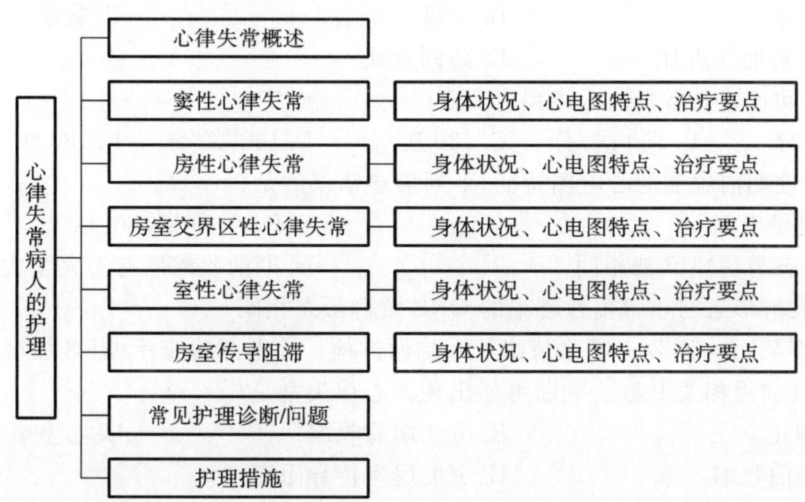

二、同步练习题

(一)填空题

1.心律失常最常见的类型是________。

2.心室颤动最常见的病因是________,治疗心室颤动引起心搏骤停最有效的方法是________。

3.频发性早搏指频率超过________次/分。

4.心房颤动最常见的病因是________,心房颤动急性期治疗首选________。

5.________是诊断心律失常最重要的无创性检查技术。

6.正常心脏起搏点是________。

7.随时有猝死危险的心律失常是________、________、________、________。

8.窦性心动过缓是指成人窦性心律频率________。

9.治疗阵发性室上性心动过速的首选方法是____________。

10.治疗阵发性室上性心动过速的首选用药是____________。

(二)单项选择题

1.病人,张某,女,55岁。因“二度房室传导阻滞”入院,护士嘱其上厕所时应避免屏气用力动作。其目的是(　　)。

A. 防止血压升高　B. 防止血压降低　C. 防止诱发心动过速
D. 防止加重心动过缓　E. 节省体力

2. 病人，陈某，男，28 岁。自述突然自觉心慌、胸闷。听诊心率 150 次/分，心律齐，心音均等，血压尚正常，应考虑病人最可能是(　　)。

A. 窦性心动过速　B. 室性心动过速　C. 心房颤动
D. 心室颤动　E. 心房扑动

3. 下列因素中，可能引起窦性心动过缓的是(　　)。

A. 低钾血症　B. 发热　C. 贫血
D. 甲状腺功能亢进症　E. 高钾血症

4. 窦性心动过速是指窦性心律频率大于(　　)。

A. 80 次/分　B. 100 次/分　C. 120 次/分　D. 160 次/分　E. 180 次/分

5. 关于房性期前收缩的心电图特征，下列描述错误的是(　　)。

A. P′波提早出现　B. P—R 间期≥0.12 s
C. P 波形态与窦性 P 波相同　D. 期前收缩后有不完全代偿间歇
E. QRS 波群形态与正常窦性心率的 QRS 波群形态相同

6. 病人，李某，女，39 岁。紧张情绪下入院做体检。心电图检查示 QRS 波群提前出现，形态宽大畸形，其前无相关 P 波。判断可能出现的心律失常是(　　)。

A. 窦性静止　B. 房性期前收缩　C. 心室颤动
D. 室性期前收缩　E. 三度房室传导阻滞

7. 下列可诱发心律失常的食物是(　　)。

A. 芹菜　B. 瘦肉　C. 柑橘　D. 牛奶　E. 咖啡

8. 下列多见于健康年轻人心律失常的是(　　)。

A. 心房颤动　B. 心房扑动　C. 窦性心律不齐
D. 心室扑动　E. 一度房室传导阻滞

9. 可通过按压眼球或颈动脉窦的方法来缓解心律失常的是(　　)。

A. 频发性室性期前收缩　B. 心室颤动　C. 心房颤动
D. 阵发性室上性心动过速　E. 阵发性室性心动过速

10. 病人，吴某，女，32 岁。因“反复心慌、气短”入院观察治疗，心电图显示阵发性室上性心动过速，护士应嘱病人避免采取(　　)。

A. 中凹卧位　B. 右侧卧位　C. 左侧卧位　D. 端坐卧位　E. 半坐卧位

11. 病人，卢某，男，29 岁。突感心悸、胸闷，心率 150 次/分，心律不齐，第一心音强弱不等，脉搏快慢不一致，情绪激动。护士考虑病人最可能的心律失常是(　　)。

A. 阵发性室性心动过速　B. 心房颤动　C. 窦性心动过速
D. 阵发性室上性心动过速　E. 心室颤动

12. 病人，石某，男，26 岁。平日喜好运动健身，无不良嗜好，自我感觉身体良好。年终单位体检，心电图显示窦性心动过缓，心律齐，心率 50 次/分。询问医生该如何治疗？(　　)

A. 尽快安装心脏起搏器　B. 长期服用美西律　C. 使用除颤器
D. 无症状不需要治疗　E. 遵医嘱坚持使用阿托品

13. 病人，李某，男，65 岁。诊断“心律失常”入院，住院期间病情不稳定，进行心电监护，护士需做好抢救准备的情况是(　　)。

A. 阵发性室上性心动过速　B. 心室扑动　C. 预激综合征
D. 二度Ⅰ型房室传导阻滞　E. 心房颤动

14. 病人，高某，男，56 岁。因“急性心肌梗死”入院诊治。入院第 4 天，心电监护显示连续出现 10 次的 QRS 波群提前出现，形态宽大畸形，时限＞0.12 s，T 波方向与 QRS 波群主波方向相反，心率 160 次/分，心律略不规则，该病人最可能的是（　　）。
A. 窦性心动过速　B. 房性期前收缩　C. 心房颤动
D. 阵发性室性心动过速　E. 心室颤动

15. 病人，余某，男，65 岁。因心房颤动住院治疗，护士须每日记录生命体征，其中病人的脉搏测量方法是（　　）。
A. 常规测 30 s，然后乘以 2
B. 测 1 min 后记录
C. 两名护士分别测脉率和心率，同时起止
D. 两名护士分别测脉率和心率后求平均值
E. 一名护士测心率，然后另一名护士测脉率

16. 病人，张某，男，60 岁。入院后突然意识丧失，心电图显示 QRS 波群与 T 波消失，呈完全不规则的波浪曲线，脉搏触不到，血压测不到，该病人是属于（　　）。
A. 窦性心动过缓　B. 房性期前收缩　C. 室性期前收缩
D. 心室颤动　E. 心房颤动

17. 病人，林某，男，70 岁。常规到医院进行心脏检查，心电图显示室性期前收缩，护士为其解释预防室性心律失常的最佳方法是（　　）。
A. 适宜的锻炼　B. 保持情绪稳定　C. 良好饮食习惯
D. 经常进行健康体检　E. 控制器质性心脏病病情

18. 持久性心房颤动最常见的并发症是（　　）。
A. 室性期前收缩　B. 动脉栓塞　C. 肺部感染
D. 感染性心内膜炎　E. 房室传导阻滞

19. 病人，蓝某，男，50 岁。1 个月前入院诊断为肺癌晚期。病人在住院期间突然出现意识丧失，血压测不清，颈动脉搏动消失。心电图显示为心室颤动，护士此时应首选的治疗措施是（　　）。
A. 静脉推注利多卡因　B. 同步直流电复律　C. 非同步直流电除颤
D. 安装起搏器　E. 应用洋地黄类药物

20. 病人，吴某，男，57 岁。因反复 3 d 出现气短、心悸、乏力、头晕，自觉心率增快来医院检查，下列检查最有助于诊断的是（　　）。
A. 心电图检查　B. 磁共振　C. 胸部 X 片检查
D. 超声心动图　E. 动脉血气分析

（三）共用题干选择题

李某，男，39 岁。因“头晕、乏力、心跳停顿感”入院诊治，心电图显示 P—R 间期进行性延长，相邻的 R—R 间期进行性缩短，P 波后出现部分 QRS 波群脱漏。

1. 护士在给病人做心电图时，V_2 导联正确的放置位置是（　　）。
A. 胸骨左缘第 4 肋间　B. 左腋窝前线第 5 肋间　C. 左锁骨中线第 5 肋间

D. 左腋前线第 4 肋间　　E. 左锁骨中线第 4 肋间

2. 该病人最可能的心律失常是(　　)。

A. 窦性心律失常　　B. 房性期前收缩　　C. 室性期前收缩

D. 心室颤动　　E. 房室传导阻滞

3. 治疗该病人出现心律失常的主要方法是(　　)。

A. 安装心脏起搏器　　B. 阿托品治疗　　C. 同步直流电复律

D. 非同步直流电复律　　E. 利多卡因治疗

4. 护士认为存在的下列问题中属于病人的首优护理问题的是(　　)。

A. 有受伤的危险　　B. 活动无耐力　　C. 焦虑

D. 气体交换受损　　E. 潜在并发症:猝死

5. 病人近日病情好转,拟出院,责任护士对其进行健康指导时下列欠妥的是(　　)。

A. 注意休息,不宜过度劳累　　B. 少量多餐,禁烟酒

C. 坚持服用抗心律失常的药物　　D. 每日测量并记录心率

E. 选择高脂、高热量食物,加强营养

病人,梁某,女,75 岁。心前区压榨性疼痛 2 h 急诊入院。入院后出现呼吸困难加重、心悸、头晕、乏力症状。查体:血压 85/50 mmHg,脉搏 160 次/分,心电图显示 QRS 波群宽大畸形,QRS 时限>0.12 s,R－R 间期不绝对相等,刺激迷走神经时心率无变化。

6. 该护士首先考虑病人出现的心律失常是(　　)。

A. 室上性心动过速　　B. 室性心动过速　　C. 心房颤动

D. 窦性心动过速　　E. 心室颤动

7. 护士若为病人行心脏电复律,则电极板的位置是(　　)。

A. 胸骨左缘第 2、3 肋间和心尖部　　B. 胸骨右缘第 2、3 肋间和心尖部

C. 胸骨右缘第 4、5 肋间和心尖部　　D. 胸骨两侧第 2、3 肋间

E. 剑突下和心尖部

8. 关于心脏电复律,以下护理措施不妥的是(　　)。

A. 病人仰卧于绝缘床上　　B. 放电过程中,护士避免接触病人

C. 电复律后复测生命体征　　D. 直接用纱布包裹电极板

E. 电复律前松解衣服

9. 以下最常用于治疗该病人的药物是(　　)。

A. 苯妥英钠　　B. 毛花苷丙　　C. 利多卡因　　D. 多巴胺　　E. 胺碘酮

10. 该病人做以下哪项检查可以评估其病情严重程度?(　　)

A. 心室晚电位　　B. 24 h 动态心电图　　C. 普通心电图

D. 食管心房调搏　　E. 直立倾斜试验

(四)简答题

1. 简述心脏起搏器安置术后护理。

2. 简述如何做好心脏电复律处理配合。

3. 简述心房颤动的临床表现。

参考答案

(林清媚)

第四节　原发性高血压病人的护理

一、原发性高血压病人的护理学习框架

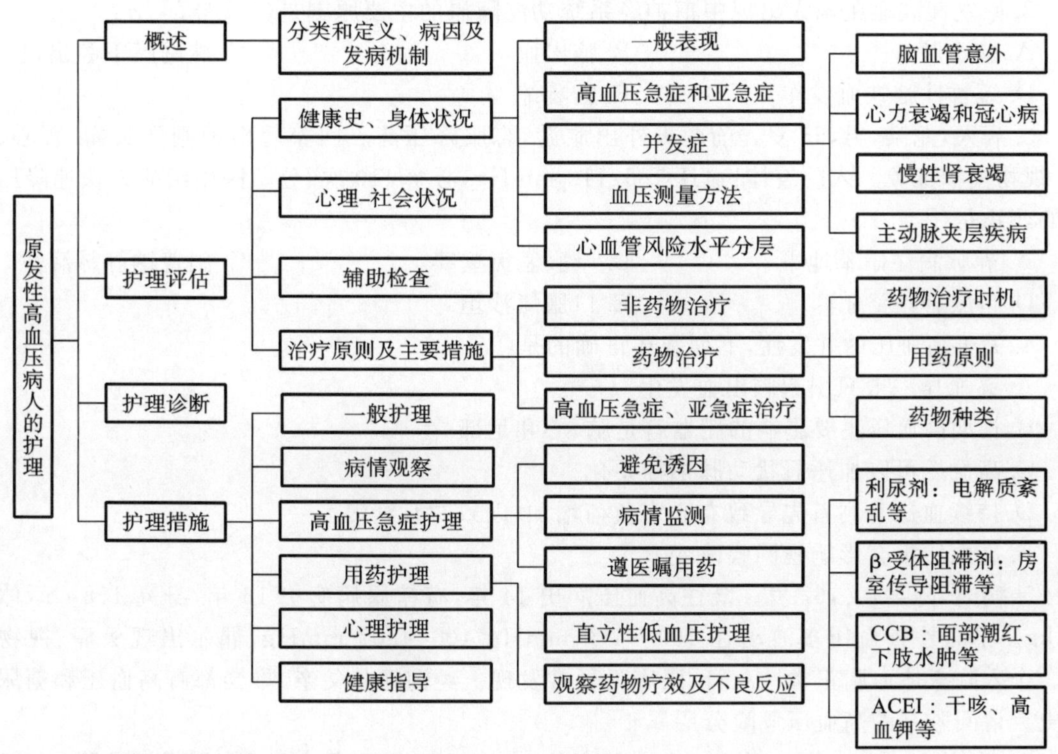

二、同步练习题

(一)填空题

1.高血压诊断标准是指在未服用抗高血压药的情况下，动脉收缩压________ mmHg 和(或)舒张压________ mmHg。

2.高血压病人应合理饮食，摄入食盐应________ g/d。

3.高血压急症治疗首选用药为________，该药输注时注意________，否则容易导致硫氰酸中毒。

4.哮喘病人患有高血压禁用的降压药物种类是________。

5.原发性高血压最严重的并发症是________。

6.使用降压药后常见的不良反应是________，可安置________的体位以减轻症状。

(二)单项选择题

1.病人,陈某,女,39 岁。近 3 个月来血压升高较快,伴心悸、多汗、头痛、烦躁不安等,上周出现视物模糊征象,来院就诊。查体:血压 262/127 mmHg,心率 120 次/分。该病人可能是(　　)。

A.1 级高血压　　B.2 级高血压　　C.3 级高血压
D.正常血压高值　　E.理想血压

2.原发性高血压病人出现中枢神经系统功能障碍的主要原因是(　　)。

A.脑水肿　　B.脑出血　　C.蛛网膜下腔出血
D.短暂性脑缺血发作　　E.脑萎缩

3.病人,龙某,男,55 岁。前两天外出旅游,忘服降压药。回家后出现剧烈头痛、恶心、呕吐、视物模糊征象。入院查体:血压 185/110 mmHg,心率 110 次/分。医生给病人快速降压常用的药物是(　　)。

A.静脉滴注硝苯地平　　B.口服氢氯噻嗪　　C.硝普钠静脉滴注
D.口服普萘洛尔　　E.口服氯沙坦

4.关于高血压的并发症,下列叙述正确的是(　　)。

A.高血压一般只引起脑出血发生
B.长期高血压主要影响的靶器官是脑、心和足部
C.高血压可以加速冠状动脉粥样硬化
D.持续血压升高首先导致右心室负荷增加,以致右心衰竭
E.高血压不会影响视网膜改变

5.病人,陈某,女,67 岁。既往高血压病史 14 年,有糖尿病病史 16 年,身高 158 cm,体重 65 kg。平时检查血压多波动在 160～170 mmHg/100～107 mmHg,偶尔出现头痛、视物不清。今入院查体血脂正常,心、肾、眼底无异常发现。经询问其父亲、母亲都有高血压和糖尿病病史。请问陈某的高血压危险分层属于(　　)。

A.低危　　B.中危　　C.高危　　D.极高危　　E.无任何危险

6.高血压病人睡眠时突感极度胸闷、气急、大汗淋漓,咳嗽、咳出大量粉红色泡沫痰,端坐呼吸,血压 200/110 mmHg,脉搏 125 次/分。下列护理措施中错误的是(　　)。

A.安慰病人,稳定情绪　　B.置病人于两腿下垂坐位
C.酒精湿化吸氧 6～8 L/min　　D.建立静脉通路
E.静脉滴注给药宜快速

7.关于高血压病人全身小动脉的病理生理改变,下列叙述正确的是(　　)。

A.管腔扩张　　B.侧支循环闭塞　　C.血管床减少
D.管腔内径缩小　　E.壁腔比值减少

8.病人,吕某,女,45 岁。患高血压 3 年。住院期间,护士为病人讲解原发性高血压的发病因素,下列与发病因素无关的是(　　)。

A.精神过度紧张　　B.钠盐摄入过多　　C.体重超重
D.免疫系统缺陷　　E.近亲家族遗传

9.根据血压水平的定义和分类,中度高血压是指血压的范围为(　　)。

A.收缩压 160～179 mmHg 和(或)舒张压 90～99 mmHg

B. 收缩压 160～179 mmHg 和(或)舒张压 100～109 mmHg
C. 收缩压≥180 mmHg 和(或)舒张压 90～100 mmHg
D. 收缩压≥180 mmHg 和(或)舒张压 100～110 mmHg
E. 收缩压≥180 mmHg 和(或)舒张压≥110 mmHg

10. 原发性高血压主要造成下列哪些靶器官的损伤？(　　)
A. 心、肺、肾、足　　B. 心、肝、肾　　C. 肝、肺、肾、心
D. 心、脑、肾、眼底　　E. 肺、心、肾、眼底

11. 病人，邓某，女，66 岁。原发性高血压 10 年。遵医嘱服用降压药，近期出现颜面潮红、头痛，最可能是以下哪类降压药的不良反应？(　　)
A. 血管紧张素Ⅱ受体阻滞剂　　B. 钙通道阻滞剂　　C. 利尿剂
D. 血管紧张素转化酶抑制剂　　E. β受体阻滞剂

12. 治疗原发性高血压药物中卡托普利最常见的副作用是(　　)。
A. 头痛　　B. 乏力　　C. 心率增快　　D. 心率减慢　　E. 刺激性干咳

13. 病人，吴某，女，52 岁。2 h 前与邻居吵架后出现剧烈头痛、烦躁不安、眩晕、视物模糊、恶心、呕吐、心悸的症状。急诊入院，查体：血压 210 mmHg/120 mmHg。诊断为高血压急症，医嘱给予速尿 20 mg，静脉注射。执行后病人出现乏力、腹胀、肠鸣音减弱的症状。该病人可能发生了(　　)。
A. 高钾血症　　B. 低钾血症　　C. 高钠血症　　D. 低钠血症　　E. 低氯血症

14. 病人，王某，男，66 岁。患原发性高血压 3 年，吸烟 19 年，肥胖，目前血压维持在 160～170 mmHg/95～105 mmHg 之间，下列健康教育措施错误的是(　　)。
A. 保持情绪稳定　　B. 适量运动　　C. 戒烟
D. 高热量、高维生素饮食　　E. 不用过热的水洗澡

15. 病人，李某，女，44 岁。近 1 个月来常感头痛、头昏、心悸，失眠严重。3 d 前上述症状加重，休息后也不见缓解即入院诊治。入院后测血压 160/100 mmHg，心、肺听诊未见异常，查尿常规、心电图及眼底也无特殊发现，医嘱口服降压药治疗。下列有关病人服用降压药的说法正确的是(　　)。
A. 宜联合用药以增加疗效　　B. 应长期服用，不可随意停药
C. 症状消失后立即停药　　D. 漏服药后须补服一次
E. 应每天根据血压水平随时调节剂量

16. 病人，方某，女，58 岁。有哮喘病史，6 年前被诊断为原发性高血压。下列药物中病人最可能使用的是(　　)。
A. 卡维地洛　　B. 美托洛尔　　C. 硝苯地平　　D. 卡托普利　　E. 维拉帕米

17. 病人，汤某，男，52 岁。患高血压 16 年，平时间断服用降压药，今日下田干活后突然出现头痛、面色苍白、烦躁不安、大汗、视力模糊、血尿等症状，来医院后测得的血压为 200/120 mmHg，体温 36.2 ℃，呼吸 25 次/分，脉搏 105 次/分。护士评估该病人目前很可能发生的是(　　)。
A. 休克　　B. 脑梗死　　C. 心律失常　　D. 心力衰竭　　E. 高血压急症

18. 病人，张某，女，48 岁。诊断为原发性高血压，遵医嘱口服卡托普利 25 mg，每日 2 次。今晨病人照常服药后感到眩晕、恶心，此时应协助病人(　　)。
A. 平卧、抬高下肢　　B. 半卧位休息　　C. 坐位并吸氧

D. 饮少量温开水　　E. 饮少量糖水

19. 病人，陈某，男，50 岁。初诊为原发性高血压，目前血压维持在 145/85 mmHg。护士在评估中发现病人喜好下列食物，当中应劝说限制的是（　　）。

A. 香菜　　B. 胡萝卜　　C. 瘦肉　　D. 河虾　　E. 竹笋

20. 病人，戴某，男，67 岁。患原发性高血压 10 年，体型肥胖，平常测量血压维持在 165～177 mmHg/100～110 mmHg。护士对病人进行运动指导时，适宜的项目是（　　）。

A. 快跑　　B. 散步　　C. 打篮球　　D. 登山　　E. 踢足球

（三）共用题干选择题

余某，男，45 岁。患原发性高血压 2 年，昨夜气温骤降，病人在睡眠中突感极度胸闷，气急，冒冷汗，咳嗽，咳白色泡沫样痰，呼吸困难，不能平卧休息。急诊入院检查，自述头晕、头重严重，情绪紧张。查体：血压 200/110 mmHg，心率 110 次/分。

1. 该病人很可能发生了（　　）。

A. 高血压肾病　　B. 肺结核　　C. 高血压脑病

D. 急性左心衰竭　　E. 呼吸衰竭

2. 针对该病人情况，护士可立即采取的有效措施是（　　）。

A. 用镇静剂，稳定病人情绪　　B. 观察血压变化　　C. 高流量吸氧

D. 安置病人取双腿下垂坐位　　E. 绝对卧床休息

3. 病人目前主要的护理问题是（　　）。

A. 有受伤的危险　　B. 气体交换受损　　C. 活动无耐力

D. 知识缺乏　　E. 疼痛：头痛

4. 遵医嘱给病人使用硝普钠降压，以下关于硝普钠使用要点错误的是（　　）。

A. 使用棕色玻璃瓶保存　　B. 吞咽硝普钠易中毒，一般静脉给药

C. 连续输注时间不超过 48 h　　D. 避免长期、大量使用

E. 现配现用

5. 硝普钠主要作用机制是（　　）。

A. 扩张小动脉和小静脉　　B. 具有正性肌力作用及减慢心率

C. 阻碍钠、钾、氯化物的重吸收　　D. 减慢心率，减少心肌耗氧量

E. 抑制血管紧张素Ⅱ的生成，扩张小动脉

病人，石某，男，50 岁。体重 85 kg，身高 165 cm。患原发性高血压 5 年。最近因邻居装修房子，休息受影响，出现头晕、剧烈头痛、恶心、呕吐、视物模糊来医院就诊。查体：血压 200/130 mmHg，心率 106 次/分。

6. 目前最主要的护理措施是（　　）。

A. 吸氧　　B. 肌内注射止吐剂　　C. 心电监护

D. 静脉给降压药物　　E. 安置头低足高位

7. 医生给病人治疗，目前最可能看到的药物是（　　）。

A. 硝普钠　　B. 螺内酯　　C. 硝酸甘油　　D. 吗啡　　E. 普萘洛尔

8. 上述药物使用正确的是（　　）。

A. 提前配制　　B. 肌内注射　　C. 静脉推注　　D. 快速滴注　　E. 避光滴注

9. 病人在服用降压药时应注意（　　）。

A. 1 周测量血压 1 次　　B. 最好睡前服用　　C. 从小剂量开始
D. 血压正常后及时停药　　E. 短期内将血压降至正常

10. 护士对病人做健康宣教，下列错误的是(　　)。
A. 坚持适当体育运动　　B. 低盐饮食
C. 自行服用减肥药，控制体重　　D. 不得随意增减和中断药物
E. 监测血压的波动和服药关系

(四)简答题

1. 简述高血压急症的治疗。
2. 简述高血压病人如何改善生活和行为方式。
3. 简述高血压病人需要避免的诱因。

参考答案

(林清媚)

第五节　冠状动脉粥样硬化性心脏病病人的护理

一、冠状动脉粥样硬化性心脏病病人的护理学习框架

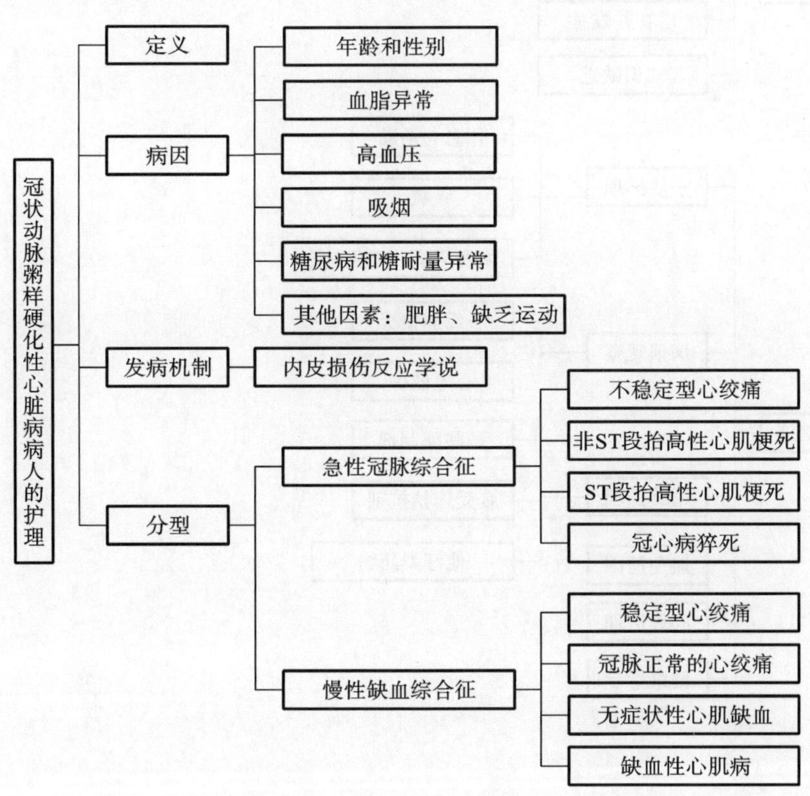

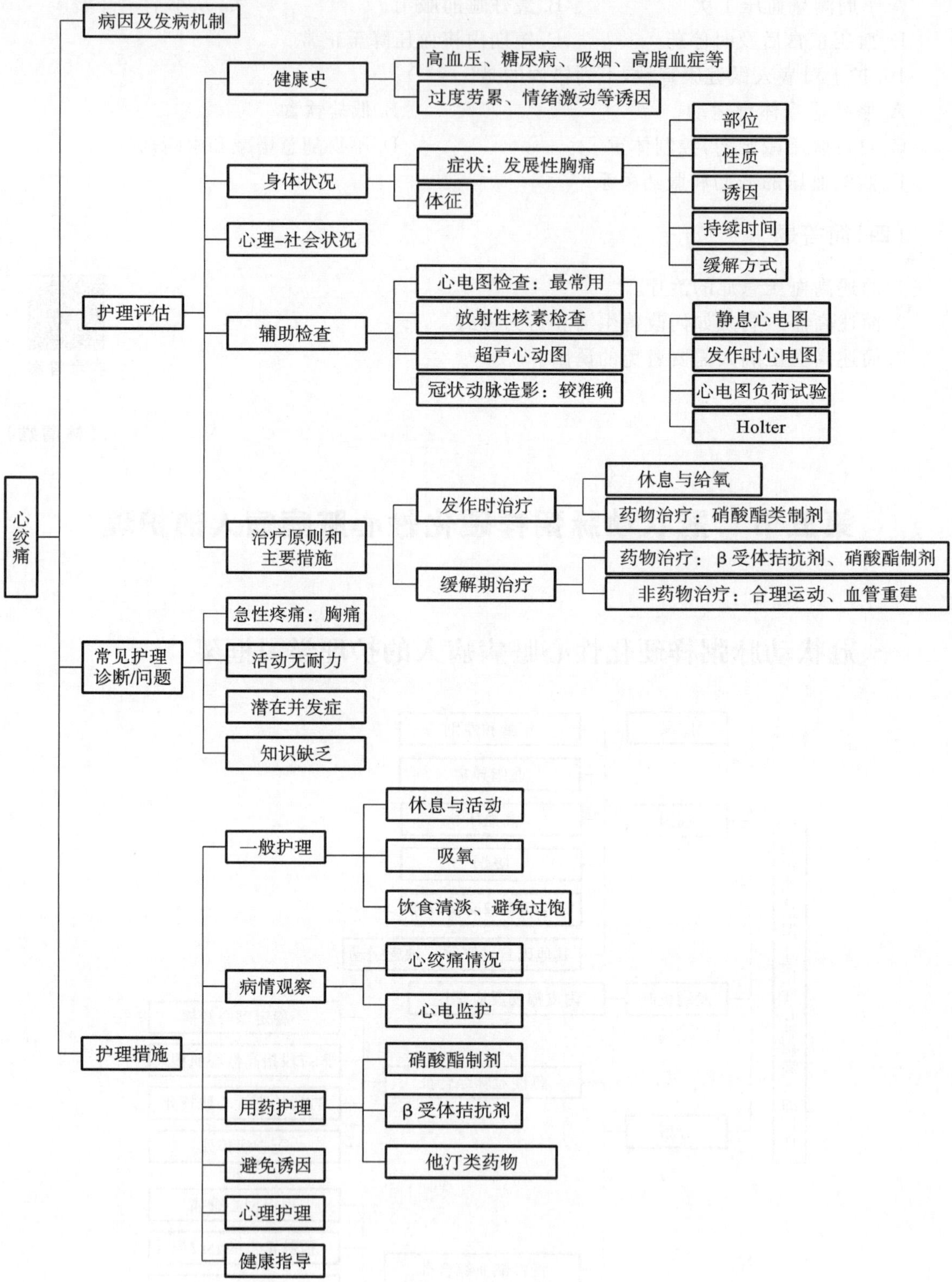

- 心绞痛
  - 病因及发病机制
  - 护理评估
    - 健康史
      - 高血压、糖尿病、吸烟、高脂血症等
      - 过度劳累、情绪激动等诱因
    - 身体状况
      - 症状：发展性胸痛
        - 部位
        - 性质
        - 诱因
        - 持续时间
        - 缓解方式
      - 体征
    - 心理-社会状况
    - 辅助检查
      - 心电图检查：最常用
        - 静息心电图
        - 发作时心电图
        - 心电图负荷试验
        - Holter
      - 放射性核素检查
      - 超声心动图
      - 冠状动脉造影：较准确
    - 治疗原则和主要措施
      - 发作时治疗
        - 休息与给氧
        - 药物治疗：硝酸酯类制剂
      - 缓解期治疗
        - 药物治疗：β受体拮抗剂、硝酸酯制剂
        - 非药物治疗：合理运动、血管重建
  - 常见护理诊断/问题
    - 急性疼痛：胸痛
    - 活动无耐力
    - 潜在并发症
    - 知识缺乏
  - 护理措施
    - 一般护理
      - 休息与活动
      - 吸氧
      - 饮食清淡、避免过饱
    - 病情观察
      - 心绞痛情况
      - 心电监护
    - 用药护理
      - 硝酸酯制剂
      - β受体拮抗剂
      - 他汀类药物
    - 避免诱因
    - 心理护理
    - 健康指导

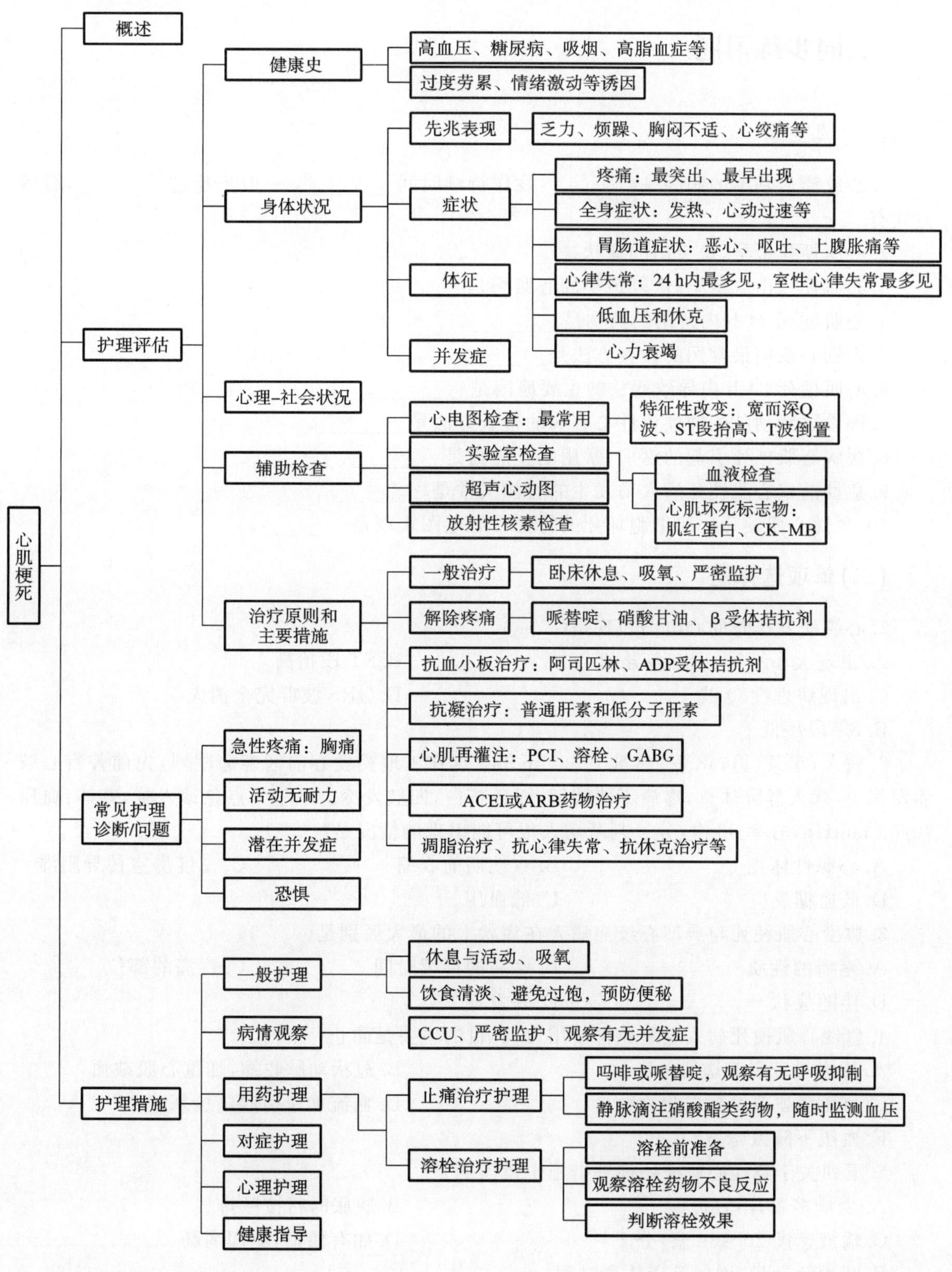
心肌梗死
概述
护理评估
健康史
高血压、糖尿病、吸烟、高脂血症等
过度劳累、情绪激动等诱因
身体状况
先兆表现
乏力、烦躁、胸闷不适、心绞痛等
症状
疼痛：最突出、最早出现
全身症状：发热、心动过速等
胃肠道症状：恶心、呕吐、上腹胀痛等
体征
心律失常：24 h内最多见，室性心律失常最多见
低血压和休克
并发症
心力衰竭
心理–社会状况
辅助检查
心电图检查：最常用
特征性改变：宽而深Q波、ST段抬高、T波倒置
实验室检查
血液检查
心肌坏死标志物：肌红蛋白、CK–MB
超声心动图
放射性核素检查
治疗原则和主要措施
一般治疗
卧床休息、吸氧、严密监护
解除疼痛
哌替啶、硝酸甘油、β受体拮抗剂
抗血小板治疗：阿司匹林、ADP受体拮抗剂
抗凝治疗：普通肝素和低分子肝素
心肌再灌注：PCI、溶栓、GABG
ACEI或ARB药物治疗
调脂治疗、抗心律失常、抗休克治疗等
常见护理诊断/问题
急性疼痛：胸痛
活动无耐力
潜在并发症
恐惧
护理措施
一般护理
休息与活动、吸氧
饮食清淡、避免过饱，预防便秘
病情观察
CCU、严密监护、观察有无并发症
用药护理
止痛治疗护理
吗啡或哌替啶，观察有无呼吸抑制
静脉滴注硝酸酯类药物，随时监测血压
溶栓治疗护理
溶栓前准备
观察溶栓药物不良反应
判断溶栓效果
对症护理
心理护理
健康指导

二、同步练习题

(一)填空题

1. 心绞痛最基本的病因是________，发作持续时间________，一般不超过________，缓解方式有________、________。

2. 心肌梗死最早、最突出的症状是________。

3. 心肌梗死出现最早、恢复最早的心肌酶是________。

4. 心肌梗死 24 h 内禁用的药物是________。

5. 识别心绞痛最常用的检查方法是________。

6. 心肌梗死 24 h 内导致死亡的主要原因是________。

7. 确诊冠状动脉粥样硬化性心脏病的检查方法是________。

8. 缓解心肌梗死引起的疼痛，常用的止痛药是________、________。

9. 急性前壁心肌梗死病人易发生的心律失常是________。

10. 急性心肌梗死心肌细胞坏死的特征性心电图表现是________。

(二)单项选择题

1. 心绞痛发作时的心电图表现是(　　)。

A. 出现大小不等、形态各异的 f 波　　B. ST 段抬高
C. 出现病理性 Q 波　　D. QRS 波群完全消失
E. ST 段压低

2. 病人，李某，男，48 岁，建筑工人。下午 2 点在工地突发心前区疼痛剧烈，先前曾有心绞痛发作史，病人静卧休息，疼痛不能缓解，面色苍白，四肢发冷。下午 5 点急诊入院，查体：血压 70/50 mmHg，心率 50 次/分。判断病人很可能出现的情况是(　　)。

A. 心源性休克　　B. 室性期前收缩　　C. 三度房室传导阻滞
D. 低血糖反应　　E. 低血压

3. 典型心肌梗死与典型心绞痛病人在症状上的最大区别是(　　)。

A. 疼痛的性质　　B. 疼痛的持续时间　　C. 疼痛的部位
D. 伴随症状　　E. 并发症

4. 急性心肌梗死病人应避免排便用力，其目的主要是防止(　　)。

A. 用力过度引起虚脱　　B. 冠状动脉收缩，加重心肌缺血
C. 血压急剧升高致脑出血　　D. 血流加速引起脑栓塞
E. 血压下降致晕厥

5. 下列关于急性心肌梗死护理措施中错误的是(　　)。

A. 少量多餐，不宜过饱　　B. 腹胀时行按摩排气
C. 输液速度 20～30 滴/分　　D. 如有便秘，立即灌肠
E. 减少活动量，增加卧床休息时间

6. 病人，肖某，男，50 岁，工人。入院诊断为稳定型心绞痛。病人吸烟 20 年，平日进食不规律，喜饮浓茶，入院后发现甘油三酯升高。责任护士向该病人进行健康教育的内容不包

括(　　)。

A. 戒烟,限酒,不饮浓茶

B. 低盐,低脂饮食,不宜过饱

C. 不可过度劳累

D. 疼痛发作时舌下含服硝酸甘油一片不缓解,可间隔半小时后再含服一片

E. 作息规律,控制情绪

7. 急性心肌梗死发病后发热,多在 1 周内恢复正常,发热主要原因是(　　)。

A. 肺部感染　　B. 体温调节中枢紊乱　　C. 胃肠道脱水

D. 心肌坏死组织吸收　　E. 止痛药的不良反应

8. 病人,章某,男,75 岁。吸烟 40 年。偶尔有心脏压迫感,检查心电图 ST 段压低,初步诊断心绞痛。下列哪项不是心绞痛的诱发因素?(　　)

A. 体力劳动　　B. 饱餐　　C. 睡眠　　D. 吸烟　　E. 情绪激动

9. 心绞痛发作的典型部位是(　　)。

A. 胸骨体中、上段之后及心前区　　B. 心底部

C. 心前区向颈咽部放射　　D. 胸骨体中、下段之后及心前区

E. 剑突下

10. 病人,刘某,女,87 岁。患心绞痛 3 年,昨日在搬东西时突然感到心前区压榨样疼痛,立即含服硝酸甘油 0.5 mg 后疼痛缓解,2 min 后出现眼前发黑,头晕,心悸,手心冰凉。应马上采取的措施是(　　)。

A. 吸氧　　B. 病人平卧,抬高下肢　　C. 肌内注射哌替啶

D. 服用葡萄糖水　　E. 再次含服硝酸甘油 0.5 mg

11. 病人,巫某,男,65 岁。因急性前壁心肌梗死入院。治疗期间,心电监护显示室性期前收缩,8 次/分,呈二联律。应迅速给予(　　)。

A. 利多卡因静脉推注　　B. 普罗帕酮静脉推注　　C. 普鲁卡因胺口服

D. 美西律口服　　E. 维拉帕米口服

12. 病人,游某,男,50 岁。因中六合彩二等奖情绪激动后出现发作性胸痛就诊,持续时间约 10 min。经心电图检查,诊断为心绞痛。请问心绞痛发病的主要病因是(　　)。

A. 血脂过高　　B. 情绪激动

C. 冠脉管腔狭窄或痉挛　　D. 胆固醇浓度过高

E. 年龄增长

13. 病人,宋某,男,55 岁。3 年前诊断为心绞痛,昨日与朋友登山中途突发心前区疼痛剧烈,有濒临死亡感,口服随身携带的硝酸甘油不缓解。紧急入院,做心电图检查,诊断为心肌梗死。发生心肌梗死最常见的部位是(　　)。

A. 右心房　　B. 左心室前壁　　C. 左心房

D. 左心室正后壁　　E. 右心室侧壁

14. 病人,柳某,女,70 岁。冠心病病史 15 年,病人今日去老年人活动中心后出现心前区压榨样疼痛 2 min。以下药物中很可能从棕色盒子拿出来缓解症状的是(　　)。

A. 安体舒通　　B. 达喜　　C. 哌替啶　　D. 硝酸甘油　　E. 氯苯那敏

15. 病人,叶某,女,56 岁。主诉活动后心前区疼痛 1 个月余,病人平时活动后出现心前区压迫样疼痛持续 3～5 min 后,休息可以缓解。指导病人适宜的饮食是(　　)。

A. 高热量、高蛋白质、高维生素饮食　　B. 高热量、低脂肪、高蛋白质饮食
C. 低热量、高蛋白质、高维生素饮食　　D. 低热量、适量蛋白质、低脂肪饮食
E. 低热量、适量蛋白质、高脂肪饮食

16. 病人，成某，男，78 岁。急性下壁心肌梗死，收入 CCU 病房。病人出现最危险的心律失常是(　　)。

A. 窦性心动过速　　B. 偶发房性期前收缩　　C. 窦性心律不齐
D. 三度房室传导阻滞　　E. 偶发室性期前收缩

17. 病人，王某，男，77 岁。2 年前诊断为不稳定型心绞痛，今日吃饭时突感心前区憋闷，疼痛剧烈，有严重窒息感，出现恶心、呕吐、皮肤湿冷症状，病人含服硝酸甘油 3 次均不能缓解。应考虑并发了(　　)。

A. 急性胰腺炎　　B. 急性心力衰竭　　C. 心脏破裂
D. 急性心肌梗死　　E. 心肌炎

18. 病人，杜某，女，66 岁。患心绞痛 3 年，今日中午与家人吵架后突感心前区压榨样疼痛，放射至左肩。自行服用硝酸甘油。请问硝酸甘油的正确服用方法是(　　)。

A. 药片用温开水送服　　B. 药片放置口中后立即咽下
C. 服药后即可活动　　D. 观察头昏、血压偏高表现
E. 舌下保留一些唾液，嚼碎后放在舌下含服

19. 病人，潘某，男，53 岁。上班时突发心前区压榨样疼痛，放射至左肩，疼痛持续 1 h 不缓解，继而呕吐，腹痛。急诊入院。心电图检查 ST 段抬高，呈弓背向上型，宽而深的异常 Q 波，T 波倒置。住院期间病人病情极为不稳定，烦躁不安，15 h 后瞳孔散大，颈动脉搏动消失，自主呼吸消失，判断为脑死亡。其死亡的原因最有可能是(　　)。

A. 心源性休克　　B. 心力衰竭　　C. 肠穿孔
D. 脑出血　　E. 心律失常

20. 病人，付某，男，59 岁。患原发性高血压 10 年，心绞痛 5 年。2 h 前与朋友吃了海鲜大餐后心前区剧烈疼痛，自行服用硝酸甘油 3 片未缓解。急诊入院。心电图检查发现病理性 Q 波，测血压 85/55 mmHg，脉搏 58 次/分，心律不齐。此时最主要的治疗是(　　)。

A. 嚼服肠溶性阿司匹林　　B. 尿激酶溶栓治疗　　C. 华法林口服
D. 静脉滴注硝酸甘油　　E. 中高流量吸氧

(三)共用题干选择题

病人，雷某，女，70 岁。既往有心绞痛发作史。3 h 前无明显诱因出现持续心前区剧烈疼痛，有濒死感。全身乏力，休息不能缓解，含服硝酸甘油不缓解。急诊入院。

1. 病人入院应首先做下列哪项检查？(　　)

A. 心脏 X 线检查　　B. 心电图
C. 心肌坏死标志物检测　　D. 心脏造影
E. 超声心动图

2. 病人家属拿检查报告单，其中最早出现的实验室检查结果是(　　)。

A. 肌酸磷酸激酶同工酶　　B. 肌钙蛋白　　C. 谷草转氨酶

D. 乳酸脱氢酶　　E. 肌红蛋白

3. 病人治疗 2 个月后，反复出现发热、胸痛等症状，考虑该病人发生了（　　）。

A. 室壁瘤　　B. 栓塞　　C. 心绞痛

D. 心肌梗死后综合征　　E. 心肌功能失调

4. 该病人目前最主要的护理问题是（　　）。

A. 营养失调：低于机体需要量　　B. 有受伤的危险　　C. 恐惧

D. 疼痛：心前区疼痛　　E. 活动无耐力

5. 为减轻病人主要症状，首选的药物是（　　）。

A. 地西泮　　B. 阿司匹林　　C. 吗啡

D. 布洛芬　　E. 硝苯地平

周某，男，43 岁。踢足球时突感左臂及心前区剧痛，有濒死感，就地休息 30 min 未缓解，伴烦躁不安、恶心、出冷汗，送至急诊科。心电监护提示多导联 ST 段弓背向上抬高，T 波倒置，可见异常深而宽的 Q 波。

6. 病人最可能发生的情况是（　　）。

A. 稳定型心绞痛　　B. 急性心包炎　　C. 急性心肌梗死

D. 心脏神经症　　E. 急性主动脉夹层动脉瘤

7. 医嘱要求给病人应用尿激酶治疗，该药的作用主要是（　　）。

A. 疏通心肌微循环　　B. 增强心肌收缩力　　C. 溶解冠脉内血栓

D. 促进心肌能量代谢　　E. 减轻心脏前负荷

8. 治疗该病人考虑 24 h 内应禁用的药物是（　　）。

A. 链激酶　　B. 地高辛　　C. 呋塞米

D. 利多卡因　　E. 吗啡

9. 针对该病人情况，急诊护士所采取的下列护理措施错误的是（　　）。

A. 立即通知医师　　B. 及时更换湿衣服　　C. 安置病人静心休息

D. 氧气吸入　　E. 心电图监护

10. 该病人 12 h 内可以做的是（　　）。

A. 可在床上活动　　B. 可上下楼梯　　C. 可坐起在床边活动

D. 可如厕进行大小便　　E. 绝对卧床，限制探视

(四)简答题

1. 简述心绞痛发作期的治疗措施。

2. 简述心肌梗死的一般护理措施。

3. 简述心肌梗死病人经皮腔内冠脉成形术术后护理措施。

参考答案

（林清媚）

第六节 心脏瓣膜病病人的护理

一、心脏瓣膜病病人的护理学习框架

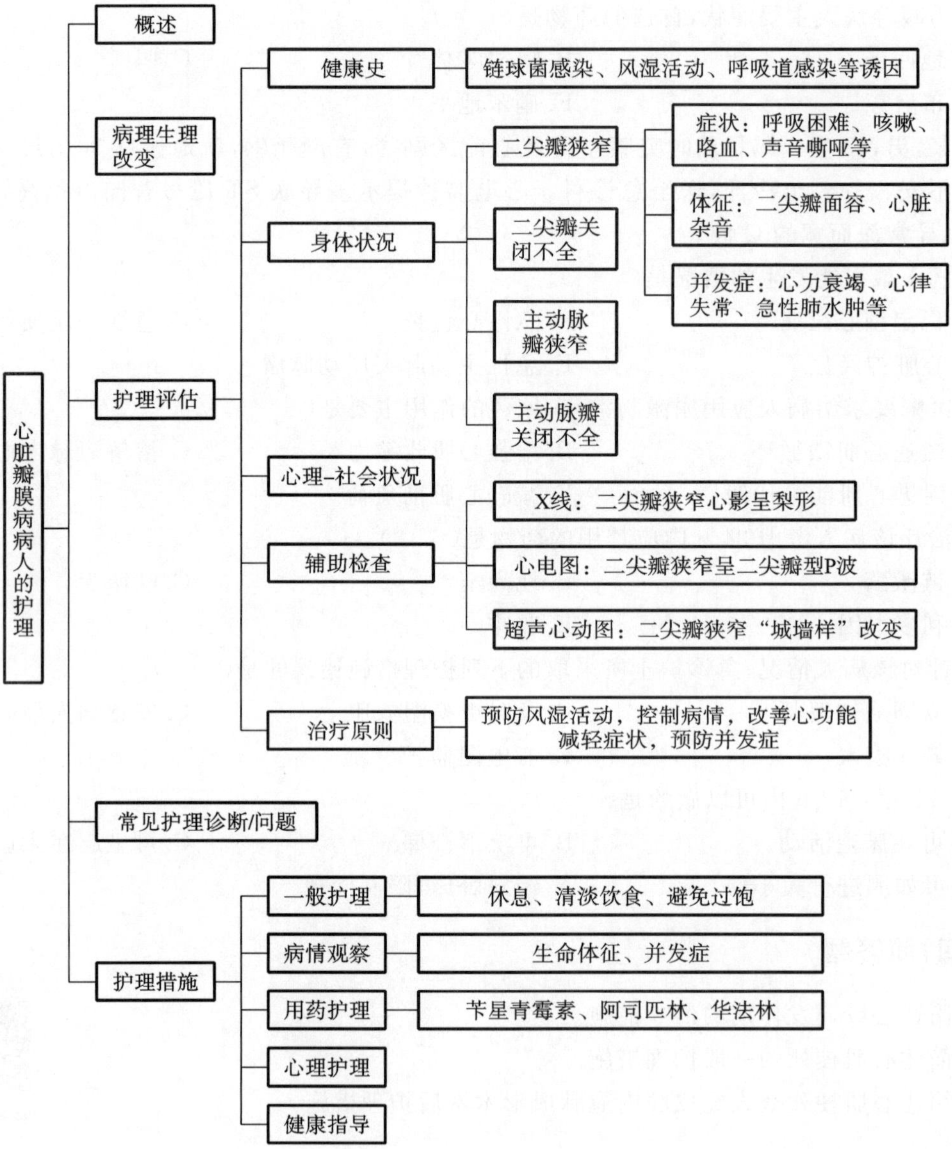

- 心脏瓣膜病病人的护理
  - 概述
  - 病理生理改变
  - 护理评估
    - 健康史 — 链球菌感染、风湿活动、呼吸道感染等诱因
    - 身体状况
      - 二尖瓣狭窄
        - 症状：呼吸困难、咳嗽、咯血、声音嘶哑等
        - 体征：二尖瓣面容、心脏杂音
        - 并发症：心力衰竭、心律失常、急性肺水肿等
      - 二尖瓣关闭不全
      - 主动脉瓣狭窄
      - 主动脉瓣关闭不全
    - 心理–社会状况
    - 辅助检查
      - X线：二尖瓣狭窄心影呈梨形
      - 心电图：二尖瓣狭窄呈二尖瓣型P波
      - 超声心动图：二尖瓣狭窄“城墙样”改变
    - 治疗原则 — 预防风湿活动，控制病情，改善心功能减轻症状，预防并发症
  - 常见护理诊断/问题
  - 护理措施
    - 一般护理 — 休息、清淡饮食、避免过饱
    - 病情观察 — 生命体征、并发症
    - 用药护理 — 苄星青霉素、阿司匹林、华法林
    - 心理护理
    - 健康指导

二、同步练习题

(一)填空题

1. 引起风湿性心脏瓣膜病主要的致病菌是________。
2. 明确诊断二尖瓣狭窄的可靠方法是________。
3. 典型的主动脉瓣狭窄三联征是________、________、________。
4. 风湿性心脏瓣膜病晚期主要的死亡原因是____________。
5. 二尖瓣狭窄伴有心房颤动最常引起的栓塞是____________。
6. 二尖瓣狭窄 X 线检查结果中,心影呈________。
7. 风湿性心脏瓣膜病最常累及的瓣膜是________,其次是________。
8. 二尖瓣狭窄最常见的早期症状是________。
9. 风湿性心脏瓣膜病引起的心律失常以________最多见。
10. 心脏瓣膜病引起的亚急性感染性心内膜炎最常见的致病菌是________。

(二)单项选择题

1. 引起心脏瓣膜损害最常见的疾病是(　　)。
A. 高血压　　B. 冠心病　　C. 病毒性心肌炎
D. 风湿性心脏病　　E. 心肌病
2. 心脏听诊若闻及心尖部舒张期隆隆样杂音提示的是(　　)。
A. 二尖瓣狭窄　　B. 二尖瓣关闭不全　　C. 主动脉瓣狭窄
D. 主动脉瓣关闭不全　　E. 三尖瓣狭窄
3. 风湿性心脏病病人最常并发的心律失常是(　　)。
A. 心房颤动　　B. 房性早搏　　C. 预激综合征
D. 房室传导阻滞　　E. 室性早搏
4. 预防风湿热的关键是(　　)。
A. 防寒避湿　　B. 防治链球菌感染　　C. 使用广谱抗生素
D. 长期口服阿司匹林　　E. 增加营养摄入
5. 风湿性心瓣膜病持续心房颤动的病人,若发生栓塞,最多见的部位是(　　)。
A. 肺动脉　　B. 肺静脉　　C. 脑动脉　　D. 下肢动脉　　E. 肾动脉
6. 符某,女,45 岁。因“二尖瓣狭窄”入院进行常规检查,评估病人最早出现的临床症状是(　　)。
A. 咯血　　B. 水肿　　C. 劳力性呼吸困难
D. 端坐呼吸　　E. 咳嗽
7. 临床上多瓣膜病最常见的为(　　)。
A. 二尖瓣狭窄合并三尖瓣狭窄　　B. 肺动脉瓣狭窄合并主动脉瓣狭窄
C. 二尖瓣狭窄合并主动脉瓣狭窄　　D. 二尖瓣狭窄合并主动脉瓣关闭不全
E. 二尖瓣关闭不全合并主动脉瓣狭窄
8. 病人,蒋某,男,62 岁。既往有咽炎反复发作数十年,近来感疲乏无力,活动后心慌、气促。遂入院治疗。体检发现病人心尖搏动呈抬举样，向左下移位，心尖部第一心音减弱，并闻及全收缩期粗糙高调的吹风样杂音。该病人可能患有(　　)。

A. 二尖瓣狭窄　　B. 主动脉瓣狭窄　　C. 二尖瓣关闭不全

D. 主动脉瓣关闭不全　　E. 肺动脉瓣关闭不全

9. 病人，刘某，男，52 岁。近半年来活动后常有憋气感，心前区压榨样疼痛不适，今日突然出现晕厥，意识丧失，急诊入院。查体发现心尖搏动呈抬举样，主动脉瓣第一听诊区可触及收缩期震颤，并可闻及粗糙而响亮的喷射状全收缩期杂音，脉搏平而弱，收缩压和脉压均下降。该病人可能患有(　　)。

A. 二尖瓣狭窄　　B. 主动脉瓣狭窄　　C. 主动脉瓣关闭不全

D. 二尖瓣关闭不全　　E. 肺动脉瓣关闭不全

10. 病人，谭某，女，63 岁。风湿性心脏瓣膜病病史 12 年，2 周前感冒后出现呼吸困难、咳嗽、少量咯血现象。自服阿莫西林后好转，3 d 前突然出现左侧肢体偏瘫伴感觉障碍，失语，急诊入院。护士判断该病人可能并发了(　　)。

A. 失血性休克　　B. 脑栓塞　　C. 心律失常

D. 充血性心力衰竭　　E. 感染性心内膜炎

11. 病人，王某，男，69 岁。患风湿性心脏瓣膜病二尖瓣狭窄病史 20 余年，2 d 前因受凉感冒，今日突然出现左侧下肢剧痛，足背动脉搏动消失，局部皮肤苍白，发凉，发绀，不能下地行走。护士判断该病人可能出现了(　　)。

A. 下肢静脉炎　　B. 脑栓塞　　C. 下肢动脉栓塞

D. 肺栓塞　　E. 肾栓塞

12. 病儿，男，10 岁。患风湿热 2 年，医生考虑该病儿病变已侵犯到心脏，最有可能受累的瓣膜是(　　)。

A. 二尖瓣　　B. 三尖瓣　　C. 肺动脉瓣　　D. 主动脉瓣　　E. 肺静脉瓣

13. 病人，孙某，女，54 岁。患二尖瓣关闭不全合并主动脉瓣狭窄 2 年。与此病发病有密切关系的病原体是(　　)。

A. 乙型溶血性链球菌　　B. 金黄色葡萄球菌

C. 表皮葡萄球菌　　D. 草绿色链球菌

E. 大肠埃希菌

14. 病儿，女，14 岁。因感冒不适来院就诊，经检查医生诊断为二尖瓣狭窄。观察病儿的“二尖瓣面容”表现是(　　)。

A. 面颊潮红，呼吸急促　　B. 面容憔悴，面色苍白

C. 两颊部发红，口唇轻度发绀　　D. 面色灰白，表情淡漠

E. 面容惊愕，眼球突出

15. 病人，曾某，男，72 岁。5 年前诊断为风湿热。今日常规来院检查，其胸部 X 线检查示心影呈梨形，提示病人最可能出现(　　)。

A. 心包积液　　B. 三尖瓣关闭不全　　C. 二尖瓣关闭不全

D. 二尖瓣狭窄　　E. 主动脉瓣狭窄

16. 病人，郑某，女，29 岁。心慌、气短 8 年，偶尔出现咯血，近 2 d 咯血不止。查体：双颊紫红，口唇发绀，心率 123 次/分，心尖区有舒张期杂音伴震颤，下肢轻度水肿，肝脾不大，皮下无结节，关节肿痛。该病人出现心尖区舒张期杂音最可能的原因是(　　)。

A. 二尖瓣关闭不全　　B. 肺动脉瓣狭窄　　C. 心包炎
D. 主动脉瓣狭窄　　E. 二尖瓣狭窄

17. 二尖瓣关闭不全听诊可有(　　)。
A. 心尖部舒张期隆隆样杂音
B. 心尖区全收缩期粗糙吹风样杂音
C. 胸骨右缘第 2 肋间响亮、粗糙的收缩期吹风样杂音
D. 胸骨左缘第 3、4 肋间舒张早期叹气样杂音
E. 胸骨左缘第 2 肋间连续性机器样杂音

18. 病人，段某，男，49 岁。风湿性心脏瓣膜病，平时一般活动无明显症状。近 2 d 感冒后，出现明显心力衰竭的临床表现，入院治疗。护士在评估时，提示病人心衰严重的表现是(　　)。
A. 端坐体位　　B. 听力减弱　　C. 心率 95 次/分
D. 血压 95/65 mmHg　　E. 体温 37.4 ℃

19. 病人，庄某，女，27 岁。患风湿性心脏瓣膜病 5 年。该病人须经常性晚上加班，昨夜回家路上发生晕厥。该病人晕厥的病变基础可能是(　　)。
A. 二尖瓣狭窄　　B. 二尖瓣关闭不全　　C. 主动脉瓣狭窄
D. 主动脉瓣关闭不全　　E. 三尖瓣关闭不全

20. 病人，孙某，男，居住环境潮湿、阴暗，反复出现扁桃体发炎，去医院检查发现收缩压升高，舒张压降低，颈动脉搏动明显，出现水冲脉。最可能是(　　)。
A. 二尖瓣狭窄　　B. 二尖瓣关闭不全　　C. 主动脉瓣狭窄
D. 主动脉瓣关闭不全　　E. 三尖瓣关闭不全

(三)共用题干选择题

病人，吕某，女，74 岁。患风湿性心脏瓣膜病 6 年余，近日上呼吸道感染后出现乏力，发热，稍事活动就心悸、胸闷、气急，伴有乏力、食欲减退、肝区胀痛、双下肢中度水肿、尿少症状。心律不规则，心率快慢不一，心音强弱不等，心率 106 次/分，脉率 76 次/分。

1. 该病人出现了(　　)。
A. 洪脉　　B. 奇脉　　C. 间歇脉　　D. 交替脉　　E. 脉搏短绌

2. 在 2 d 前病人下床上厕所时突然出现意识障碍，呼之不应。最可能的原因是(　　)。
A. 发生心室颤动　　B. 心排出量减少，脑供血不足
C. 心房血栓脱落，脑栓塞　　D. 高凝状态，脑血栓形成
E. 发生心房颤动

3. 经抢救后，病人病情好转。护士告诉病人应低盐饮食，其原因是(　　)。
A. 提高心肌收缩力　　B. 减轻呼吸困难　　C. 减轻肺水肿
D. 减少水、钠潴留　　E. 避免肝脏受损

4. 病人住院期间，护士对其进行健康教育，下列护理措施不正确的是(　　)。
A. 空腹服用阿司匹林　　B. 定时测体温，注意热型
C. 卧床休息，减少活动　　D. 高热量、高蛋白质、清淡易消化饮食
E. 减轻心理压力，增强康复信心

5. 1 个月后，病人因情绪压抑，病情不稳定，症状加重而死亡。病人最主要的致死原因

是(　　)。

A. 心律失常　　B. 亚急性感染性心内膜炎　　C. 栓塞

D. 肺部感染　　E. 充血性心力衰竭

病人，何某，男，59 岁。经常出现双膝关节肿痛，劳力性呼吸困难，曾有晕厥症状。入院查体示主动脉瓣第一听诊区可闻及粗糙响亮喷射状的收缩期杂音。

6. 为明确诊断，最有价值的辅助检查是(　　)。

A. 心电图　　B. 胸部 X 片　　C. 超声心动图

D. 心导管检查　　E. 体温

7. 病人做心脏 X 线检查，可能出现的结果是(　　)。

A. 梨形心　　B. 靴形心　　C. 主动脉瓣钙化影

D. 右心室增大影　　E. 肺动脉瓣钙化影

8. 医生建议病人每月注射苄星青霉素，其作用是为了防止(　　)。

A. 风湿活动　　B. 心力衰竭　　C. 动脉栓塞　　D. 心律失常　　E. 心绞痛

9. 目前该病人主诉心前区疼痛不适，最主要的相关因素是(　　)。

A. 肺淤血致呼吸困难　　B. 体循环淤血致机体水肿

C. 心排血量减少致脑组织缺血　　D. 冠状动脉灌注不足致心肌收缩无力

E. 胃肠道缺血致营养不良

10. 病人病情有所好转，拟于近日出院，护士在指导中强调有误的是(　　)。

A. 病变关节制动，保暖避免受压　　B. 每餐不宜过饱，保持大便通畅

C. 高热量、高蛋白质、低胆固醇、易消化饮食　　D. 避免剧烈运动和突然改变体位

E. 可以长时间盘腿或蹲坐，保持肢体功能位

(四)简答题

1. 分别简述风湿性心脏瓣膜病常受累的心脏瓣膜 X 线检查特点。

2. 简述对心脏瓣膜病病人的健康指导要点。

3. 分别简述风湿性心脏瓣膜病常受累的心脏瓣膜心脏杂音特点。

参考答案

(林清媚)

第七节　感染性心内膜炎病人的护理

一、感染性心内膜炎病人的护理学习框架

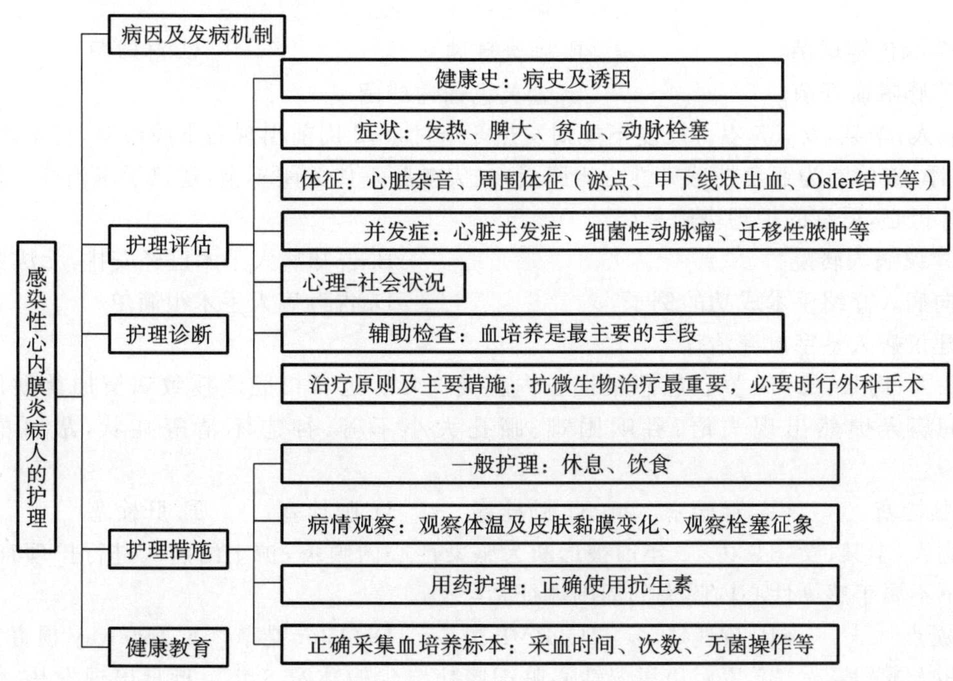

二、同步练习题

(一)填空题

1.急性感染性心内膜炎主要的病原体是________。

2.感染性心内膜炎最常见的症状是________。

3.诊断感染性心内膜炎最有价值的方法是________。

4.对未开始治疗的亚急性感染性心内膜炎病人在第 1 日每隔________h 采血 1 次，共________次。

5.引起亚急性感染性心内膜炎的病原体常见的是________，治疗时每次取静脉血________mL。

6.亚急性感染性心内膜炎最常见的死亡原因是________。

7.治疗感染性心内膜炎最重要的措施是________。

8.当病原微生物不明时，治疗感染性心内膜炎首选的药物是________。

9.感染性心内膜炎后期最常引起的动脉栓塞是________。

10.亚急性感染性心内膜炎病人的视网膜出现中心呈白色的卵圆形出血斑，称为________。

(二)单项选择题

1.病人，宋某，男，38岁。发热、消瘦1个月余。护理查体示体温38.7℃，心率95次/分，心前区闻及收缩期杂音，超声心动图检查发现心内膜有赘生物，高度怀疑可能引起的致病菌是(　　)。

A.草绿色链球菌　　B.肺炎球菌　　C.淋球菌

D.流感嗜血杆菌　　E.金黄色葡萄球菌

2.病人，李某，女，55岁。反复不规则发热5个月余，2周前出现右下肢酸痛，行走困难，伴胸闷、心悸，被诊断为亚急性感染性心内膜炎，二尖瓣脱垂伴关闭不全，建议手术治疗。病人对手术非常担心，适宜的护理措施是(　　)。

A.建议病人转院　　B.告知病人手术已经安排，无法更改

C.向病人介绍手术成功的例子　　D.告诉病人手术很简单

E.建议病人签字放弃治疗

3.病人，周某，男，48岁。患感染性心内膜炎2年。近日口腔溃疡致病情加重须住院治疗。期间病人突然出现失语、吞咽困难、瞳孔大小不等、神志不清等症状，最可能出现了(　　)。

A.脑栓塞　　B.肾栓塞　　C.肺栓塞　　D.脾栓塞　　E.肝栓塞

4.病人，李某，女，34岁。3年前被诊断为感染性心内膜炎，护士给病人进行护理查体时，发现以下不属于感染性心内膜炎的周围体征是(　　)。

A.淤点　　B.玫瑰疹　　C.Roth斑　　D.Osler结节　　E.Janeway损害

5.病人，谢某，女，32岁。患风湿性心脏瓣膜病二尖瓣狭窄8年。近日出现发热，体温波动在38.3～39.4℃，手指上有豌豆大的红色结节。疑为感染性心内膜炎，遵医嘱病人正确使用抗生素的方法是(　　)。

A.用抑菌类抗生素小剂量长期治疗　　B.早期、大剂量抗生素、长疗程

C.症状缓解后停用抗生素　　D.体温下降后停用抗生素

E.细菌培养阳性后再使用抗生素

6.病人，高某，男，45岁。因感染性心内膜炎入院治疗，超声心动图提示左心房有巨大赘生物，为预防栓塞，责任护士对该病人进行健康教育，不正确的是(　　)。

A.卧床休息，适当运动

B.若突发胸痛气急，考虑有外周肺动脉栓塞的可能

C.若出现肢体突然剧烈疼痛，考虑有外周动脉栓塞的可能

D.若出现腰痛、血尿，考虑有肾栓塞的可能

E.若出现失语、吞咽困难等提示有脑血栓栓塞可能

7.病人，林某，男，53岁。因持续2d高热39.7℃收住院，经血培养诊断为急性感染性心内膜炎，血培养结果最常见的致病菌是(　　)。

A.白色念珠菌　　B.大肠杆菌

C.A组乙型溶血性链球菌　　D.草绿色链球菌

E. 金黄色葡萄球菌

8. 病人，蔡某，女，72 岁。8 d 前诊断为亚急性感染性心内膜炎住院治疗，治疗过程中突然出现肢体变白继而发绀，皮肤温度降低、疼痛，肢体动脉搏动消失，考虑很可能发生的是（　　）。

A. 脑栓塞　　B. 肾栓塞　　C. 脾栓塞　　D. 肺栓塞　　E. 肢体动脉栓塞

9. 病人，陈某，女，44 岁。近 2 周来出现持续低热，体温 37.6 ℃，口腔黏膜有淤点、淤斑，血培养结果是 D 族链球菌。拟诊断为感染性心内膜炎，若进行抗生素治疗以下错误的是（　　）。

A. 以肌内注射给药方式为主　　B. 早期应用　　C. 疗程 6～8 周

D. 联合用药可增强杀菌能力　　E. 大剂量、长疗程治疗

10. 病人，严某，女，34 岁。上个月做过拔牙手术后出现牙周发炎，当时测量体温 38.7 ℃，心率 120 次/分。今身体不适，入院检查。听诊心前区闻及 6 级收缩期杂音，超声心动图发现有赘生物，既往患有先天性心脏病病史，考虑亚急性感染性心内膜炎的可能性较大，下列不符合亚急性感染性心内膜炎的特征是（　　）。

A. 对氨基糖苷类抗生素最敏感　　B. 病程数周至数月　　C. 迁移性感染少见

D. 病原体主要为草绿色链球菌　　E. 中毒症状轻

11. 病人，苏某，男，42 岁。患风湿性心脏瓣膜病 9 年。不明原因发热 1 个月余，拟诊合并感染性心内膜炎，关于感染性心内膜炎的描述下列不妥的是（　　）。

A. 多见于瓣膜关闭不全者　　B. 可发生于先天性动脉导管未闭者

C. 见于静脉注射麻醉药成瘾者　　D. 可发生于二尖瓣脱垂者

E. 右侧心脏心内膜炎多见

12. 病人，熊某，男，22 岁。患上风湿性心脏瓣膜病二尖瓣狭窄合并关闭不全病史 5 年。因持续发热 4 d，活动后出现心悸、气促、胸闷症状。昨夜受凉后出现阵发性呼吸困难难以入睡，遂入院治疗。目前怀疑可能合并感染性心内膜炎，进行确诊鉴别最重要的辅助检查是（　　）。

A. 血培养　　B. 白细胞计数检查　　C. 红细胞计数检查

D. 血沉检测　　E. 超声心动图

13. 以下哪一项是亚急性感染性心内膜炎的主要诊断标准？（　　）

A. 基础心脏病　　B. 发热体温≥38 ℃　　C. 栓塞、细菌性动脉瘤

D. 超声心动图发现赘生物　　E. 肾小球肾炎、Osler 结节

14. 病人，孙某，女，30 岁。患上亚急性感染性心内膜炎 3 年，很可能看到病人医嘱单上的药物是（　　）。

A. 庆大霉素　　B. 青霉素　　C. 红霉素　　D. 链霉素　　E. 阿米卡星

15. 亚急性感染性心内膜炎年轻病人常易发的基础疾病是（　　）。

A. 正常心脏者　　B. 退行性心瓣膜病

C. 风湿性心脏病二尖瓣狭窄　　D. 先天性心脏病

E. 房间隔缺损

16. 最易发生亚急性感染性心内膜炎的风湿性心脏瓣膜病类型是（　　）。

A. 二尖瓣轻至中度关闭不全　　B. 显著三尖瓣狭窄

C. 肺动脉瓣关闭不全　　D. 肺动脉瓣狭窄

E. 动脉导管未闭

17. 下列哪项体征提示是急性细菌性心内膜炎？（　　）

A. 水冲脉　　B. 毛细血管搏动征　　C. 咯血

D. 胸痛　　E. Janeway 结节

18. 以下哪一项对鉴别亚急性感染性心内膜炎与风湿热最有帮助？（　　）

A. 体温　　B. 有无贫血　　C. 红细胞沉降率测定

D. 白细胞计数　　E. 锁骨、口腔黏膜、皮肤出现淤点

19. 病人，李某，男，28 岁。患有风湿性心脏瓣膜病史。近来发热 10 d，体温 38.9 ℃，拟诊断为亚急性感染性心内膜炎，以下哪项处理最恰当？（　　）

A. 做血培养后，待血培养结果出来再开始用药

B. 先用抗生素 3 d，待观察体温正常后再做血培养

C. 做血培养后再开始缓慢肌内注射青霉素

D. 做血培养后立即静脉滴注大剂量青霉素加肌内注射链霉素

E. 做血培养后静脉滴注氯霉素

20. 下列对亚急性感染性心内膜炎病人护理措施错误的是（　　）。

A. 正确采集血标本送检

B. 风湿性心脏病病人行拔牙、人工流产等操作前应预防性使用抗生素

C. 给予低热量、低蛋白质、高维生素、易消化饮食

D. 密切观察有无发热、淤点、脾大、贫血等表现

E. 做好口腔、皮肤卫生，不要挤压痤疮、疖、痈等感染病灶

（三）共用题干选择题

病人，女，12 岁。患风湿性心脏瓣膜病 2 年，昨夜受凉后自觉畏寒，出现流鼻涕、头痛症状，家人以为是“普通感冒”，自行用“感冒灵”胶囊未能缓解。病人持续发热 2 d，体温波动在 38.7～39.9 ℃，胸闷、气促、乏力症状加重，并出现呕吐胃内容物。家人急诊送院治疗。做血培养结果显示金黄色葡萄球菌感染，拟诊“急性感染性心内膜炎”收入心内科。

1. 病人做血培养检查，选择抽取血培养标本时间正确的是（　　）。

A. 第 1 日间隔 1 h 采血，共 3 次，体温升高时采血

B. 第 1 日间隔 1 h 采血，共 3 次，无须体温升高时采血

C. 第 1 日间隔 1 h 采血，共 3 次，寒战时采血

D. 入院 3 h 内采血，间隔 1 h，共 3 次

E. 停用抗生素 2～7 d 后采血，无须体温升高时采血

2. 入院后病人做超声心动图检查发现在二尖瓣区域有一大小约为 8 mm×9 mm 的赘生物。据此护士最应预防和关注的是（　　）。

A. 心力衰竭　　B. 肺部感染　　C. 动脉栓塞　　D. 出血　　E. 深静脉血栓

3. 病人目前首优的护理问题是（　　）。

A. 体温过高　　B. 活动无耐力　　C. 气体交换受损

D. 焦虑　　E. 营养失调：低于机体需要量

4. 该病最常见的心脏并发症是（　　）。

A. 心力衰竭　　B. 病毒性心肌炎　　C. 心脏压塞

D. 慢性心包炎　　　　E. 心室颤动

5. 入院治疗期间，病人出现发热、寒战、剧烈头痛、呕吐、意识障碍、颈项强直等表现，该病人最可能的并发症是(　　)。

A. 中毒性脑病　　　　B. 脑出血　　　　C. 脑栓塞

D. 脑细菌性动脉瘤　　　　E. 化脓性脑膜炎

病人，宋某，男，28 岁。室间隔缺损 20 年。1 个月来出现不规则发热，体温波动在 37.6～38.9 ℃。自觉全身乏力，食欲减退。入院前已经自行不规则使用抗生素。医生检查皮肤有淤点，手指甲有线状出血，杵状指。手掌有直径约 3 mm 的无痛性出血红斑。听诊胸骨左缘第 3、4 肋间有 4/6 级收缩期杂音。实验室检查化验血红蛋白 75 g/L。

6. 根据上述症状，病人初步诊断为(　　)。

A. 慢性白血病　　　　B. 贫血性心脏病

C. 系统性红斑狼疮　　　　D. 特发性血小板减少性紫癜

E. 亚急性感染性心内膜炎

7. 若病人做血培养结果为阴性，下列哪项检查有助于诊断？(　　)

A. 胸片　　　　B. 全血分析　　　　C. 肝肾功能

D. 超声心动图　　　　E. 肝、胆、脾超声

8. 病人须做血培养检查，护士应采静脉血的量至少为(　　)。

A. 2 mL　　B. 4 mL　　C. 6 mL　　D. 8 mL　　E. 10 mL

9. 在护理措施中观察体温和皮肤黏膜，应多长时间测量 1 次？(　　)

A. 4～6 h　　B. 7 h　　C. 12 h　　D. 2 h　　E. 6～8 h

10. 该病人发病最常见的症状是(　　)。

A. 发热　　B. 脾大　　C. 贫血　　D. 杵状指　　E. 皮肤淤点

(四)简答题

1. 简述感染性心内膜炎的分型及病因。

2. 简述感染性心内膜炎病人的抗微生物药物治疗方法。

3. 简述如何正确采集感染性心内膜炎病人血培养标本。

参考答案

(林清媚)

第八节　心肌疾病病人的护理

一、心肌疾病病人的护理学习框架

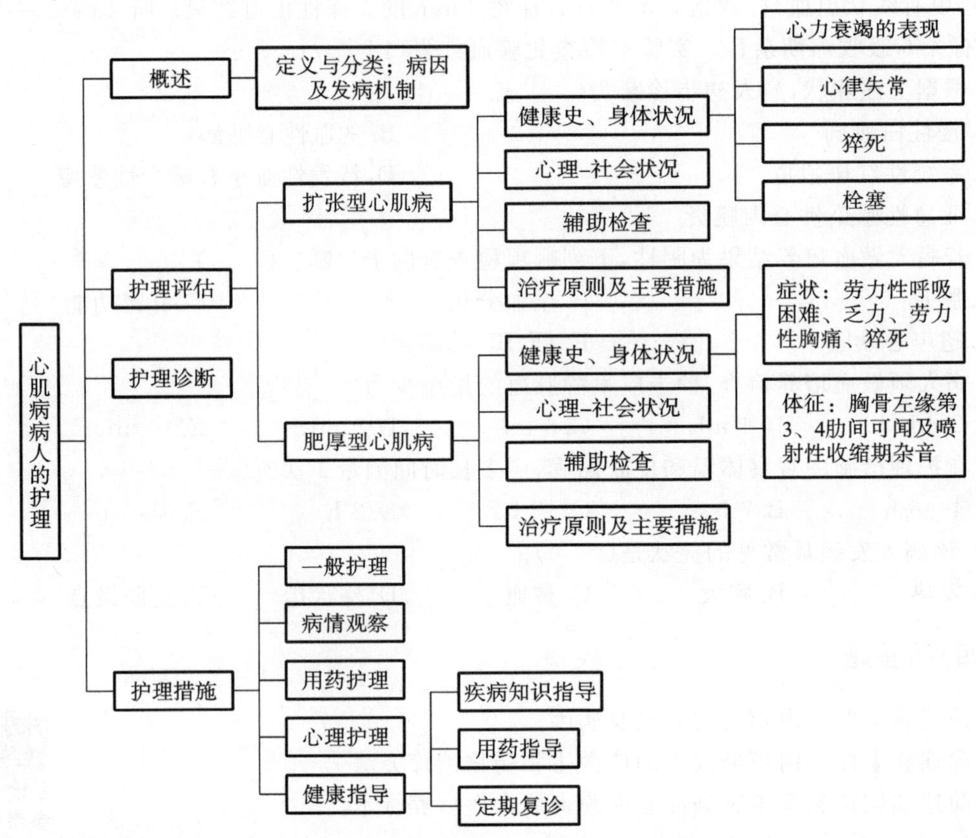

二、同步练习题

(一)填空题

1. 扩张型心肌病的最突出表现是________。
2. 肥厚型心肌病的症状中，年轻人常以________为首发症状，老年人则以________、________多发。
3. 扩张型心肌病病人的临床表现以________为特征，以及出现各类型的________。
4. 肥厚型心肌病以________为特征，主要是________肥厚。
5. 心肌病病人一般是限制体力活动，应给予________饮食。

(二)单项选择题

1. 扩张型心肌病的早期主要体征是( )。

A. 肝肿大　　B. 水肿　　C. 心尖搏动明显下移位
D. 心律失常　　E. 脉搏细弱

2. 肥厚型心肌病治疗最常用的药物是( )。

A. 洋地黄　B. 利尿剂　C. 硝酸甘油　D. 美托洛尔　E. 卡托普利

3. 病人,男,30 岁,因头晕、胸闷 1 d 就诊,以扩张型心肌病收入院。曾有晕厥史。查体:心界扩大,心率 38 次/分。心电图提示三度房室传导阻滞。该病人最主要的病因可能是( )。

A. 细菌感染　　B. 心力衰竭　　C. 病毒感染
D. 慢性肺源性心脏病　　E. 药物使用不当

4. 病人,李某,男,28 岁。一次查体中发现患有肥厚型心肌病,未予以治疗,1 年后出现劳累后心悸、气短,休息后缓解,来院就诊。下列对该病的治疗原则不正确的是( )。

A. 弛缓肥厚的心肌　　B. 防止心动过速　　C. 维持正常窦性心律
D. 减轻右心室流出道狭窄　　E. 抗室性心律失常

5. 病人,林某,男,36 岁。近 5 个月来剧烈活动时发生黑朦及短暂性意识丧失。身体评估:胸骨左缘第 3、4 肋间可闻及 3/6 级收缩期喷射样杂音。超声心动图示:舒张期室间隔厚度与左心室后壁之比为 1.6∶1。最可能的疾病为( )。

A. 心肌梗死　　B. 原发性高血压　　C. 主动脉瓣狭窄
D. 肥厚型心肌病　　E. 先天性心脏病

6. 病人,关某,男,28 岁。劳累后心悸、气短 5 年,休息可缓解。近 1 年活动中曾发作过晕厥 2 次。查体:胸骨左缘第 3、4 肋间听到较粗糙的喷射性收缩期杂音。X 线检查心影增大不明显。心电图表现为 ST-T 改变,胸前导联常出现巨大倒置 T 波。在Ⅰ、aVL 或Ⅱ、Ⅲ、aVF、V_4、V_5 可出现深而不宽的病理性 Q 波。超声心动图示:室间隔的非对称性肥厚,舒张期室间隔的厚度与后壁之比≥1.3,室间隔运动低下。应考虑的临床诊断是( )。

A. 克山病　　B. 病理性心肌炎　　C. 扩张型心肌病
D. 肥厚型心肌病　　E. 限制性心肌病

7. 病人,温某,男,26 岁。心悸,气短,胸闷,胸痛,晕厥。诊断为梗阻性肥厚型心肌病人院。对该病人治疗可考虑( )。

A. 射频消融术　　B. 狭窄处球囊成形术　　C. 冠状动脉内支架术
D. 安置起搏器　　E. 心肌打孔血运重建

8. 病人,女,41 岁。患有肥厚型心肌病,因胸痛 1 h 急诊入院,首要的护理措施是( )。

A. 绝对卧床　　B. 给予 1~2 L/min 吸氧　　C. 给予高热量饮食
D. 建立静脉通路　　E. 预防呼吸道感染

9. 下列哪一项说法更符合心肌疾病的定义?( )

A. 伴有心功能障碍的心肌病　　B. 伴有左心室扩大的心脏病
C. 伴有心肌肥厚的心肌病　　D. 伴有左、右心室收缩不协调的心肌病
E. 伴有心室纤维脂肪变的心肌病

10. 下列各种心肌病中,哪一种是以舒张性心力衰竭为主要表现的?( )

A. 甲亢型心脏病　　B. 急性暴发型心脏病　　C. 梗阻性肥厚型心肌病

D. 扩张型心肌病　　E. 酒精性心肌病

11. 下列的哪一种心肌病是以收缩性心力衰竭为主要特征？（　　）

A. 高血压心脏病　　B. 限制型心脏病　　C. 肥厚型心肌病

D. 扩张型心肌病　　E. 心肌淀粉样变

12. 为诊断扩张型心肌病，下列的哪一项意义最大？（　　）

A. 病情隐匿，进展缓慢　　B. X 线心胸比率＞50%

C. 心电图左胸Ⅴ-Ⅴ导联有病理性 Q 波　　D. 有各种各样的心律失常发生

E. 超声心动图见室壁运动减弱，大心脏小出口

13. 病人，男，13 岁。其父为梗阻性肥厚型心肌病，2 年前猝死，经检查该病儿也同样患梗阻性肥厚型心肌病，针对该病例最常见的死因为（　　）。

A. 猝死　　B. 心力衰竭　　C. 肺栓塞　　D. 心源性休克　　E. 脑栓塞

14. 心肌病发展为心力衰竭，其饮食指导最恰当的是（　　）。

A. 高蛋白质、高维生素　　B. 低蛋白质、高维生素　　C. 高蛋白质、低盐

D. 低盐、高热量　　E. 高蛋白质、高热量

15. 下列对心肌病病人的出院指导，错误的是（　　）。

A. 避免剧烈体育运动　　B. 多食蔬菜、水果　　C. 避免去人多的场所

D. 进食高蛋白质、高维生素、清淡饮食　　E. 私自调整药物剂量

（三）共用题干选择题

张某，男，32 岁。病人反复活动后心悸、气促伴胸痛 3 年，今日因突发晕厥 2 次入院。身体评估：心尖部有喷射性收缩期杂音。心电图显示：左心室肥大，有 ST-T 改变，超声心电图显示室间隔非对称性肥厚，拟"肥厚型心肌病"入院。

1. 该疾病的主要病因是（　　）。

A. 遗传　　B. 代谢异常　　C. 动脉硬化　　D. 饮食因素　　E. 病毒感染

2. 该病人目前最主要的护理问题是（　　）。

A. 气体交换受损　　B. 胸痛　　C. 潜在并发症：猝死

D. 活动无耐力　　E. 心力衰竭

3. 护士对病人的健康指导不妥的是（　　）。

A. 避免情绪激动、劳累　　B. 避免屏气、剧烈运动

C. 避免独自外出活动　　D. 胸痛发作时舌下含服硝酸甘油

E. 高蛋白质、高维生素、富含纤维素饮食

（四）简答题

1. 简述扩张型心肌病的主要临床表现。
2. 简述扩张型心肌病的诊断依据。
3. 简述梗阻型肥厚型心肌病的主要临床体征。

参考答案

（朱娟平）

第九节　心包疾病病人的护理

一、心包疾病病人的护理学习框架

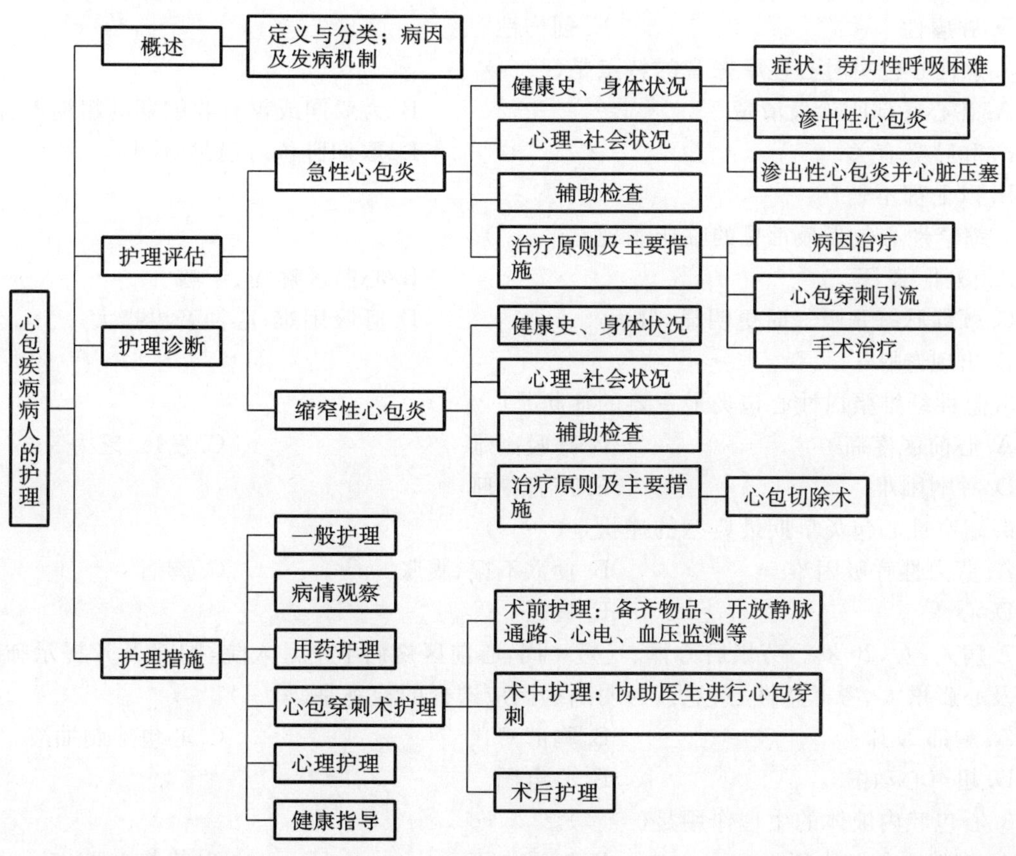

二、同步练习题

(一)填空题

1. 当心包内积液量超过________时，X 线检查心脏呈烧瓶样。
2. 缩窄性心包炎的最常见病因是________。
3. 缩窄性心包炎行心包穿刺时第一次抽液量不宜超过________。
4. 心包炎者应给予________、________、________的易消化饮食，限制________的摄入。
5. 大量心包积液病人脉搏可呈________。

(二)单项选择题

1. 确诊心包积液最敏感而安全的检查方法是(　　)。

A. 心脏 X 片　　B. 心尖搏动图　　C. 心电图

D. 超声心动图　　E. 右心导管及血管造影

2. 缩窄性心包炎的主要病因是(　　)。

A. 病毒性　　B. 化脓性　　C. 结核性

D. 肿瘤性　　E. 创伤性

3. 急性心包炎时心包摩擦音的特点是(　　)。

A. 在心底部听诊最清楚　　B. 为双期或仅有收缩期的粗糙声音

C. 和呼吸有关　　D. 取仰卧位时最易听到

E. 以上都不是

4. 缩窄性心包炎最常见的临床表现是(　　)。

A. 微汗、盗汗　　B. 心前区疼痛、干咳

C. 颈静脉怒张吸气时更明显，肝大　　D. 呼吸困难、心浊音界扩大

E. 出现奇脉

5. 急性纤维蛋白性心包炎最主要的症状是(　　)。

A. 心前区疼痛　　B. 呼吸困难　　C. 发热、乏力

D. 吞咽困难　　E. 声音嘶哑

6. 缩窄性心包炎早期最典型的症状是(　　)。

A. 劳力性呼吸困难　　B. 食欲不振、腹胀　　C. 胸痛

D. 心悸　　E. 疲乏

7. 病人，女，20 岁。劳累后心悸、气短 1 周，心前区疼痛半个月入院，胸部 X 片提示肺部无充血及心影增大，考虑急性心包炎，为明确病因应选择的检查是(　　)。

A. 胸部 X 片　　B. 胸部 CT　　C. 心包穿刺抽液

D. 超声心动图　　E. 心电图

8. 心包腔内液体的生理作用是(　　)。

A. 维持心包腔内压力　　B. 润滑作用　　C. 营养心肌

D. 免疫作用　　E. 维持心肌张力

9. 确诊心包积液最可靠的体征是(　　)。

A. 叩诊心界向左下扩大　　B. 心音低钝　　C. 脉压减小

D. 心尖搏动减弱　　E. 叩诊示心界扩大，坐位和卧位有变化

10. 关于心包穿刺术后护理，下列哪一项不正确？(　　)

A. 穿刺后 2 h 内应密切观察心电图的动态变化　　B. 观察病人的神态、面色

C. 心包穿刺后 2 h 内下床活动　　D. 观察是否存在胸闷及气急

E. 穿刺后 2 h 内尽量放松休息

11. 首次心包穿刺抽液量不超过(　　)。

A. 200 mL　　B. 300 mL　　C. 400 mL

D. 500 mL　　E. 1000 mL

12. 心包穿刺的体位应为(　　)。

A. 半坐卧位　　B. 侧卧位　　C. 仰卧位

D. 头低脚高位　　E. 截石位

13. 关于心包穿刺术的护理,下列哪项是正确的?(　　)

A. 为减少病人不适,抽液速度要快　　B. 一般第一次抽液量不宜超过 500 mL

C. 抽液过程中应一直保持胶管开放　　D. 若抽出新鲜血,立即停止抽吸

E. 待心包积液每天抽出量降至<50 mL 时,拔除心包引流管

14. 心包穿刺术的绝对禁忌证是(　　)。

A. 心脏压塞　　B. 化脓性心包炎　　C. 肿瘤性心包炎

D. 结核性心包炎　　E. 主动脉夹层

15. 心包穿刺术的进针部位是(　　)。

A. 心包横窦　　B. 心包斜窦　　C. 心底部

D. 左侧第 4 肋间　　E. 剑突下与左肋缘相交处

(三)共用题干选择题

病人,林某,男,48 岁。近 2 个月来感胸闷,憋气,乏力,渐出现少尿、下肢水肿。查体:颈静脉充盈,血压 90/60 mmHg,心浊音界向两侧扩大,心音低钝,肝大,肝颈静脉回流征(+)。心电图:肢体导联低电压,Ⅱ、Ⅲ、AVF、ST 段弓背向上抬高 0.1～0.2 mV;X 片检查示心脏阴影普遍性向两侧扩大,心脏搏动减弱。

1. 其最可能的诊断是(　　)。

A. 扩张型心肌病　　B. 缺血性心肌病　　C. 心包积液

D. 心肌梗死　　E. 克山病

2. 有助于确定诊断最简单易行、可靠的检查是(　　)。

A. 心电图检查　　B. 胸部 X 片检查　　C. 超声心动图

D. 心包活检　　E. 以上都不是

3. 假如该病人行心包穿刺,以下除了(　　)外都是心包穿刺的目的。

A. 培养渗液细菌　　B. 寻找肿瘤细胞

C. 对渗液的细胞进行分类　　D. 解除心包压塞

E. 解除疼痛

(四)简答题

1. 简述急性心包炎的临床表现。

2. 简述心包积液时最突出的症状。

3. 简述心包穿刺时护士应做好哪些术中配合工作。

参考答案

(朱娟平)

第三章

消化系统疾病病人的护理

第一节　消化系统疾病常见症状、体征的护理

一、消化系统疾病常见症状、体征的护理学习框架

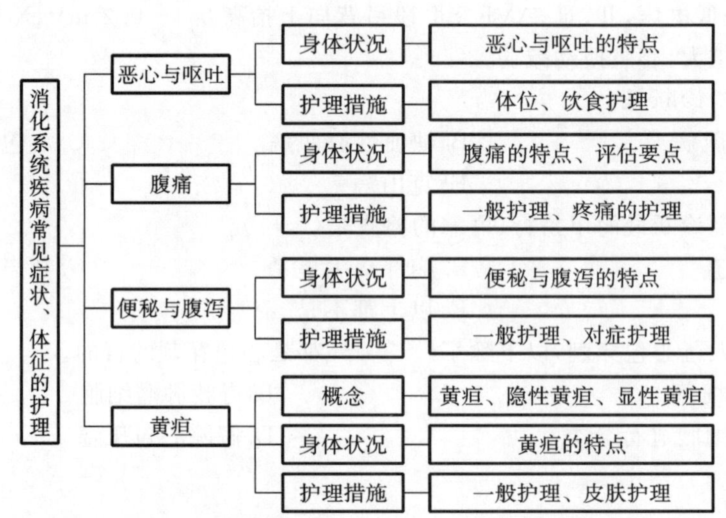

二、同步练习题

(一)填空题

1. 消化系统由________和________两部分组成。消化道以________为界分外上、下消化道;消化腺包括消化道内散在的腺体、________和________。

2. ________是人体最大的腺体或消化腺,是机体物质代谢的枢纽。

3. 胰腺的内分泌功能是指胰岛 B 细胞产生________,A 细胞产生________,G 细胞产生________。

4. 黄疸是由于血清中________浓度增高，导致巩膜、皮肤、黏膜以及其他组织和体液发生黄染的现象。

5. 胃、十二指肠疾病引起的疼痛多在________；小肠疾病所致的腹痛多在________；急性腹膜炎时，疼痛弥漫________，腹肌紧张，有压痛或反跳痛。

6. 常用的非甾体类消炎药的代表性药物为________、________、________。

7. 肝病病人除肝性脑病限制蛋白质外，原则上给予________、________、________、________饮食。

8. 肝脏有丰富的血管，3/4 来自________，1/4 来自________。

9. 幽门梗阻的呕吐物常为________；低位肠梗阻时呕吐物有________味；急性胰腺炎时呕吐物常含有________。

10. 急性胰腺炎病人腹痛剧烈时，可协助病人采取________位，以减轻疼痛。

(二)单项选择题

1. 消化系统疾病不包括的脏器有(　　)。

A. 肝、胆　B. 食管　C. 结肠　D. 胰　E. 膈

2. 下列不属于胃肠黏膜损害因素的是(　　)。

A. 阿司匹林　B. 吸烟　C. 精神紧张　D. 前列腺素　E. 幽门螺杆菌

3. 胰管和胆总管汇合形成一个共同通道，开口于(　　)。

A. 胃体　B. 胃窦　C. 空肠

D. 十二指肠乳头部　E. 盲肠

4. 胃酸的主要成分是(　　)。

A. 胃蛋白酶原　B. 碳酸　C. 胃蛋白酶　D. 盐酸　E. 胃泌素

5. 肝脏的功能不包含(　　)。

A. 解毒　B. 物质代谢　C. 分泌胆汁　D. 吸收营养　E. 储存能量

6. 下列关于呕吐的一般护理的叙述不正确的是(　　)。

A. 呕吐时须协助病人坐起或取侧卧位

B. 呕吐后协助病人应漱口

C. 对于意识障碍的病人应尽可能吸净口腔内的呕吐物，避免发生误吸

D. 起身时注意避免体位性低血压的发生

E. 鼓励病人进食低热量、低蛋白质、富含维生素的饮食

7. 下列属于强阿片类药物的有(　　)。

A. 吗啡　B. 芬太尼　C. 可待因　D. 美沙酮　E. 二氢吗啡酮

8. 下列预防便秘的护理措施不正确的是(　　)。

A. 避免进食过多或过于精细的食物　B. 养成良好的排便习惯，每日定时排便

C. 可使用泻药来辅助排便　D. 鼓励病人多饮水

E. 多进食富含粗纤维的食物，如芹菜、白菜等

9. 出现黑粪提示出血量至少应是(　　)。

A. 5 mL/d　B. 30 mL/d　C. 50 mL/d　D. 100 mL/d　E. 400 mL/d

10. 下列急性糜烂性胃炎出血的特点是(　　)。

A. 呈喷射状呕血　B. 以黑便为主

C. 量不大，间歇性，可自止　　D. 出血量大，不宜止血

E. 多为呕血，很少黑便

11. 下列削弱胃黏膜的保护因素不包括(　　)。

A. 黏液-黏膜屏障的破坏　　B. 局部黏膜缺血坏死　　C. 内生前列腺素缺乏

D. 十二指肠反流　　E. 胃窦部潴留

12. 胃黏膜分泌盐酸的壁细胞主要分布在(　　)。

A. 胃底和贲门　　B. 胃体和胃窦　　C. 胃底和胃体

D. 胃窦和幽门　　E. 胃底和胃窦

13. 胆囊的主要功能是(　　)。

A. 浓缩、储存、排泄、分泌胆汁　　B. 免疫调节　　C. 脂肪的吸收

D. 调节胆红素代谢　　E. 脂肪的消化

(三)共用题干选择题

病人，女，24 岁。因痛经服用吲哚美辛 8 片后出现上腹部疼痛，伴恶心、呕吐，呕吐物为咖啡样物，约 300 mL。既往无胃病、肝病病史。

1. 病人最有可能的临床诊断是(　　)。

A. 支气管扩张咯血　　B. 急性糜烂性出血性胃炎　　C. 胃溃疡出血

D. 食管贲门撕裂综合征　　E. 食管胃底静脉曲张破裂出血

2. 为确诊首选的检查为(　　)。

A. 急诊胃镜　　B. 钡餐　　C. 血清胃泌素测定

D. 上腹部 B 超　　E. 胃液分析

3. 入院后病人再次出现呕吐，呕吐物为咖啡色胃内容物，下列措施哪项不正确？(　　)

A. 协助病人取平卧位　　B. 注意观察病人的生命体征

C. 离床活动需要家人陪伴　　D. 根据出血量给予禁食或是温凉饮食

E. 关注病人情绪变化并给予适当安慰

4. 可以选用的抑制胃酸的药物是(　　)。

A. 前列腺素　　B. 质子泵抑制剂　　C. 生长抑素

D. 胶体铋剂　　E. 硫糖铝

5. 下列症状哪项提示病人仍有活动性出血？(　　)

A. 未出现再次呕吐　　B. 生命体征平稳

C. 黑便次数增加，色泽转为暗红色　　D. 血红蛋白量未出现下降

E. 病人情绪稳定

(四)简答题

1. 简述恶心与呕吐的常见护理诊断。

2. 简述呕吐病人的饮食护理措施。

3. 简述三阶梯药物止痛法。

参考答案

(孙凯华)

第二节 胃炎病人的护理

一、胃炎病人的护理学习框架

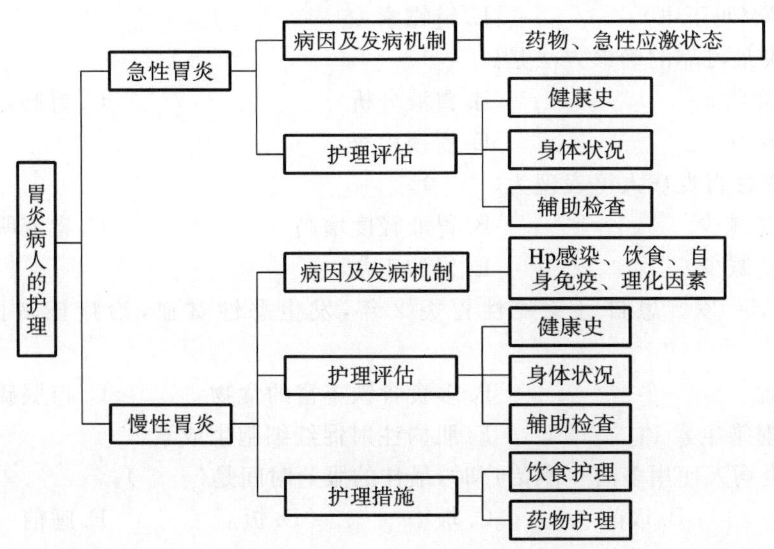

二、同步练习题

(一)填空题

1. 根据病变部位胃炎可分为________、________、________。

2. 胃炎根据病理改变分为________和________。

3. 最常引起胃黏膜损伤的药物是________,如阿司匹林、吲哚美辛等。此外,________、________、________等,可破坏黏膜屏障,亦引起胃黏膜糜烂。

4. 急性胃炎的最主要的症状是________,急性胃炎的确诊检查是________。

5. 慢性胃炎的最主要病因是________。

6. 自身免疫性胃炎伴有恶性贫血者,可注射________纠正。

7. 自身免疫性胃炎________抗体和________抗体检测会出现阳性结果。

8. 胃液分析可发现自身免疫性胃炎,胃酸________;多灶萎缩性胃炎,胃酸分泌________或________。

9. 急性应激事件为急性胃炎的病因之一,如各种严重的脏器疾病、________、________、________等。

10. ________是诊断慢性胃炎最可靠的方法。

(二)单项选择题

1. 慢性胃炎最主要的病因是(　　)。
A. 饮食　　B. 幽门螺杆菌感染　　C. 自身免疫
D. 理化因素　　E. 继发于心理疾病

2. 慢性胃炎病人应避免口服(　　)。
A. 阿司匹林　　B. 庆大霉素　　C. 维生素 C
D. 多潘立酮(吗丁啉)　　E. 链霉素

3. 慢性胃炎最可靠的确诊方法是(　　)。
A. 消化道症状　　B. 胃液分析　　C. 胃肠钡餐 X 线检查
D. 血清学检查　　E. 胃镜检查

4. 重度萎缩性胃炎病人可表现为(　　)。
A. 胃酸明显减少　　B. 胃液轻度增高　　C. 胃液明显增高
D. 胃液轻度减少　　E. 胃酸正常

5. 病人,女,50 岁。患自身免疫性胃炎 2 年,发生恶性贫血,治疗该贫血有效的方法是(　　)。
A. 输新鲜血　　B. 多食含铁丰富的食物　　C. 口服硫酸亚铁
D. 肌内注射维生素 B_{12}　　E. 肌内注射促红细胞生成素

6. 慢性胃炎病人使用多潘立酮治疗时,最佳的服药时间是(　　)。
A. 晨起时　　B. 饭前　　C. 饭中　　D. 饭后　　E. 睡前

7. 自身免疫性胃炎的病变部位多见于(　　)。
A. 胃窦部　　B. 胃大弯　　C. 胃底部　　D. 胃体部　　E. 胃小弯

8. 慢性胃炎临床表现一般不包括(　　)。
A. 规律性上腹痛　　B. 餐后腹胀　　C. 恶心、呕吐
D. 泛酸嗳气　　E. 食欲不佳

9. 下列针对慢性胃炎病人保健指导措施不妥的是(　　)。
A. 养成细嚼慢咽的进食习惯　　B. 戒烟、戒酒
C. 要保持良好的心情　　D. 疼痛时可以服用阿司匹林止痛
E. 腹胀时可以服用多潘立酮(吗丁啉)

10. 慢性胃炎恢复期的饮食原则是(　　)。
A. 低热量、高蛋白质、高维生素、易消化的饮食
B. 高热量、低蛋白质、高维生素、易消化的饮食
C. 高热量、高蛋白质、低维生素、易消化的饮食
D. 高热量、高蛋白质、高维生素、易消化的饮食
E. 高热量、低蛋白质、低维生素、易消化的饮食

11. 慢性胃炎最常见的临床表现是(　　)。
A. 上腹饱胀不适、疼痛　　B. 无症状　　C. 饥饿痛、夜间痛
D. 呕吐咖啡色液体　　E. 反复黑便

12. 急性糜烂性胃炎的临床表现是(　　)。
A. 上消化道出血　　B. 上腹部疼痛、烧灼感　　C. 恶心、呕吐

D. 上腹饱胀、食欲不振　　E. 上腹部隐痛

13. 下列哪项不是急性胃炎的病因？（　　）

A. 药物　　B. 胆汁反流　　C. 幽门螺杆菌

D. 急性应激　　E. 自身免疫反应

14. 对急性胃炎具有确诊价值的检查是（　　）。

A. 胃液分析　　B. 胃镜检查　　C. 血清学检查

D. 活组织检查　　E. 胃脱落细胞检查

15. 下列急性胃炎的预防原则中哪项不妥？（　　）

A. 保证足够的休息和睡眠　　B. 注意饮食卫生　　C. 常规应用抗生素

D. 戒烟、戒酒　　E. 避免应用刺激性药物和食物

16. 确诊慢性胃炎的主要依据是（　　）。

A. 病史　　B. 胃肠钡餐检查

C. 胃镜和胃黏膜活组织检查　　D. 胃液分析

E. 血清学检查

17. 下面关于慢性胃窦炎最主要的病因是（　　）。

A. 多数是由幽门螺杆菌感染引起

B. 主要由胆汁反流导致

C. 非甾体类消炎药引起

D. 甾体类消炎药引起

E. 烟、酒等不良嗜好引起

18. 慢性胃体炎的病因是（　　）。

A. 烟酒嗜好　　B. 幽门螺杆菌感染　　C. 自身免疫反应

D. 急性应激　　E. 胆汁反流

19. 西咪替丁和雷尼替丁属于（　　）。

A. 抗胆碱能药物　　B. 碱性抗酸剂　　C. H_2受体拮抗剂

D. 质子泵抑制剂　　E. 胃黏膜保护剂

20. 何种胃炎常易发生癌变？（　　）

A. 表浅性胃炎　　B. 肥厚性胃炎　　C. 胃体胃炎

D. 萎缩性胃炎　　E. 胃窦胃炎

（三）共用题干选择题

病人，男，50岁。反复发生上腹部饱胀不适6年，伴有嗳气、腹胀，呼气试验检查到幽门螺杆菌。

1. 该病人最可能的诊断是（　　）。

A. 十二指肠溃疡　　B. 胃溃疡　　C. 慢性胃炎

D. 胃癌　　E. 肝硬化

2. 要确定诊断，首选的检查方法是（　　）。

A. 腹部B超检查　　B. 血清胃泌素测定　　C. 胃镜检查

D. 腹部CT检查　　E. 上消化道钡餐造影

3. 下面的治疗药物对该病人不合适的是（　　）。

A. 胶体铋剂　　B. 硫糖铝　　C. 阿司匹林
D. 奥美拉唑　　E. 多潘利酮

病人，女，26 岁。上腹部隐痛，腹胀，食欲减退，反酸、嗳气已有半年余。胃镜检查示：胃窦壁黏膜斑块样充血水肿。

4. 应考虑诊断是(　　)。
A. 慢性浅表性胃炎　　B. 慢性萎缩性胃炎　　C. 糜烂性胃炎
D. 肥厚性胃炎　　E. 早期胃癌

5. 对病人的健康指导，下列不正确的是(　　)。
A. 戒烟、戒酒　　B. 生活有规律　　C. 多喝鸡汤、肉汤
D. 避免过冷、过热的食物　　E. 定期门诊复查

(四)简答题

1. 简述慢性胃炎的饮食护理内容。
2. 简述 Hp 感染引起慢性胃炎的机制。
3. 简述对慢性胃炎病人的健康指导。

参考答案

(孙凯华)

第三节　消化性溃疡病人的护理

一、消化性溃疡病人的护理学习框架

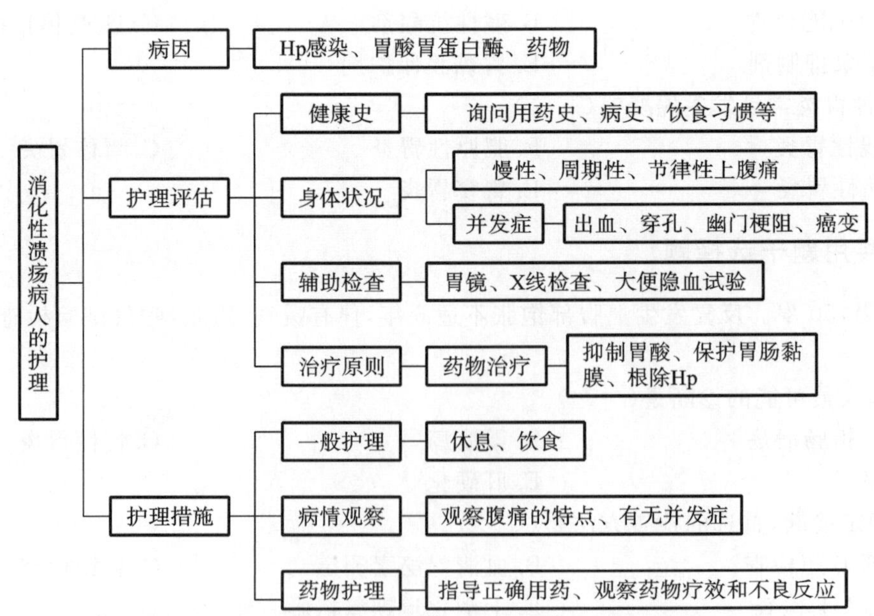

二、同步练习题

(一)填空题

1. 消化性溃疡因溃疡形成与________的消化作用有关，故称消化性溃疡。

2. 大量研究表明________感染是消化性溃疡的主要病因。

3. 消化性溃疡的临床特点为________、________、________，其发作有明显的季节性。

4. 消化性溃疡的常见并发症有________、________、________、________。

5. 根除 Hp 三联疗法的用药方案是：采用________或一种________加两种________的三联治疗方案。

6. 胃蛋白酶是胃黏膜主细胞分泌的胃蛋白酶原经过________激活或转变而来的，它能降解________分子，对黏膜有________作用。

7. NSAIDs 损伤胃、十二指肠黏膜的原因除了药物的直接作用外，主要是通过抑制________的合成，削弱了它对黏膜的保护作用。

8. 氢氧化铝、铝碳酸镁等碱性抗酸剂的药理作用为________。

9. 溃疡的 X 片直接征象为________，对溃疡有确诊价值。

10. 常用的胃黏膜保护剂有________、________和________。

(二)单项选择题

1. 十二指肠溃疡的好发部位是(　　)。

A. 十二指肠降部　B. 十二指肠球部　C. 十二指肠水平部
D. 十二指肠升部　E. 十二指肠与空肠连接部

2. 与消化性溃疡发病相关的损害性因素中，占主导的是(　　)。

A. 幽门螺杆菌感染　B. 饮食失调　C. 吸烟
D. 精神因素　E. 胃酸、胃蛋白酶

3. 西咪替丁治疗消化性溃疡的机理是(　　)。

A. 中和胃酸　B. 阻止组胺与 H_2 受体结合　C. 阻止胃酸分泌
D. 加速胃排空　E. 覆盖溃疡表面形成保护膜

4. 下面有关十二指肠溃疡的描述错误的是(　　)。

A. 疼痛部位在上腹正中或稍右　B. 有夜间痛醒史
C. 进餐后疼痛可缓解　D. 疼痛发生于进食后 2～3 h
E. 疼痛规律是疼痛→进食→缓解

4. 消化性溃疡引发的疼痛持久不缓解且节律性消失，高度怀疑发生了(　　)。

A. 癌变　B. 出血　C. 穿孔
D. 幽门梗阻　E. 食管胃底静脉曲张破裂

5. 消化性溃疡活动期大便隐血试验阳性，提示每日出血量为(　　)。

A. <1 mL　B. 1～2 mL　C. 2～3 mL　D. 3～4 mL　E. >5 mL

6. 治疗十二指肠球部溃疡的最重要措施是(　　)。

A. 少食多餐　B. 保护胃黏膜　C. 抑制胃酸

D. 保护胃黏膜　　E. 早期手术

7. 最能提示幽门梗阻的临床表现是(　　)。

A. 上腹部触及包块　　B. 剑突下偏右压痛明显　　C. 吐出大量的宿食

D. 餐后饱胀　　E. 胃部振水音

8. 治疗消化性溃疡,应用下列何种药物抑制胃酸和胃蛋白酶分泌最有效?(　　)

A. 甲氰咪胍　　B. 阿托品　　C. 硫糖铝

D. 前列腺素 E_2(PGE_2)　　E. 氢氧化铝凝胶

9. 急诊胃镜检查应在上消化道出血后(　　)。

A. <24 h　　B. 24～48 h　　C. 48～72 h　　D. >72 h　　E. 出血停止

10. 抑制胃酸药作用最强的药物是(　　)。

A. H_2受体拮抗剂　　B. 抗胆碱能药物　　C. 丙谷胺

D. 奥美拉唑　　E. 前列腺素比

11. 胃溃疡病人上腹部疼痛典型节律是(　　)。

A. 疼痛→进食→疼痛　　B. 进食→疼痛→缓解　　C. 缓解→疼痛→进食

D. 进食→缓解→疼痛　　E. 疼痛→进食→缓解

12. 消化性溃疡的主要临床表现为(　　)。

A. 持续性上腹痛　　B. 反酸、嗳气

C. 食欲不振、上腹部不适　　D. 精神、神经症状

E. 慢性、周期性、节律性上腹痛

13. 胃溃疡发病的最主要因素是(　　)。

A. 胃酸分泌增高　　B. 胃黏膜屏障减弱　　C. 遗传因素

D. 免疫因素　　E. 饮食不节

14. 出现黑便提示一次出血量至少在(　　)以上。

A. 5 mL　　B. 50 mL　　C. 100 mL　　D. 150 mL　　E. 200 mL

15. 对急性胃肠穿孔病人的护理,下列哪项是错误的?(　　)

A. 流质饮食　　B. 静脉输液　　C. 禁用止痛剂

D. 青霉素皮试　　E. 皮肤准备

16. 确诊消化性溃疡的检查是(　　)。

A. CT 检查　　B. 胃镜检查　　C. 胃液分析

D. X 线钡餐检查　　E. 胃脱落细胞检查

17. 下列消化性溃疡病人饮食护理错误的一项是(　　)。

A. 少量多餐　　B. 面食为主　　C. 忌酸辣、油煎食物

D. 少量出血时可进食热流质　　E. 定时进餐,可进食低脂肪饮食

18. 下列不符合溃疡病临床表现的是(　　)。

A. 胃溃疡多为食后痛

B. 消化性溃疡疼痛均可位于剑突下正中

C. 十二指肠溃疡不引起幽门梗阻

D. 消化性溃疡大出血后疼痛减轻

E. 消化性溃疡穿孔时可出现休克

19. 病人,男,64 岁,8 年前胃肠钡剂造影检查发现胃小弯溃疡,上腹部节律性疼痛时好时

坏。近来中上腹有饱胀感，大便隐血试验多次呈阳性，有贫血体征。在家庭随访时首先应指导病人(　　)。

A. 继续用药　　B. 注意饮食卫生　　C. 劳逸结合
D. 戒除烟酒　　E. 立即就医

20. 病人，男，35 岁，诉上腹部疼痛 4 年，近 1 周加重，腹痛以空腹为重，伴有反酸、嗳气，近 2 d 出现黑便。查体：上腹部有轻压痛，肝脾未触及。其诊断考虑为(　　)。

A. 慢性胃炎合并上消化道出血
B. 胃溃疡合并上消化道出血
C. 十二指肠球部溃疡合并上消化道出血
D. 胃癌合并上消化道出血
E. 肝硬化合并上消化道出血

(三)共用题干选择题

病人，王某，45 岁，近日常感剑突下正中或偏左疼痛不适，多发生在进食后 0.5～1 h 至下次进餐前消失，无夜间痛，近日工作压力较大，长期处于疲劳状态，3 h 前该病人突感全腹剧烈且持续疼痛，查体病人血压下降，脉搏细速，皮肤湿冷，面色苍白。

1. 该病人可初步诊断为(　　)。

A. 胃溃疡合并穿孔　　B. 十二指肠溃疡合并穿孔
C. 十二指肠溃疡合并出血　　D. 急性坏死性胰腺炎
E. 肝癌并破裂

2. 若对病人的腹部进行检查，不可能出现的体征有(　　)。

A. 反跳痛　　B. 肝浊音界扩大　　C. 肠鸣音减弱或消失
D. 压痛　　E. 腹肌强直

2. 该病人最重要的护理问题是(　　)。

A. 疼痛　　B. 组织灌注量不足　　C. 感染
D. 焦虑　　E. 营养失调(低于机体需要量)

3. 对其应立即采取护理措施的为(　　)。

A. 立即禁食，持续胃肠减压
B. 床头抬高 35°～45°
C. 迅速建立静脉通路，扩容
D. 做好各种术前准备
E. 抗生素的应用

病人，王某，男，40 岁，上腹隐痛伴反酸、嗳气 2 个月。检查上腹部有轻度压痛，大便隐血试验阳性。

4. 预约第 2 日做纤维胃镜检查，检查前护理人员要做的准备中不正确的一项是(　　)。

A. 说明检查目的，消除紧张心理　　B. 禁食 3 h
C. 排空大小便　　D. 抽尽胃内容物
E. 取下活动性义齿

5. 医嘱口服法莫替丁、阿莫西林及胶体次枸橼酸铋，服药指导中错误的一项是(　　)。

A. 法莫替丁每天 3 次，餐后 2 h 口服

B. 胶体次枸橼酸铋需在餐后 30 min 服用

C. 阿莫西林每天 4 次口服

D. 青霉素过敏者禁用阿莫西林

E. 胶体次枸橼酸铋可致粪便呈黑色

6. 王先生经治疗 2 周后，症状缓解，大便隐血试验转阴而出院。出院前给予饮食护理指导，下列正确的一项是(　　)。

A. 选择营养丰富的食物，可多饮牛奶

B. 为保持排便通畅，应增加多膳食纤维素食物

C. 应绝对禁烟，可饮少量低度酒

D. 忌饮咖啡，可饮浓茶

E. 食物温度宜接近体温，避免过冷过热

(四)简答题

1. 简述胃溃疡和十二指肠溃疡上腹痛鉴别点。

2. 简述消化性溃疡的药物治疗，应包括药物种类、常用药物和药理作用三方面。

参考答案

(孙凯华)

第四节　胃癌病人的护理

一、胃癌病人的护理学习框架

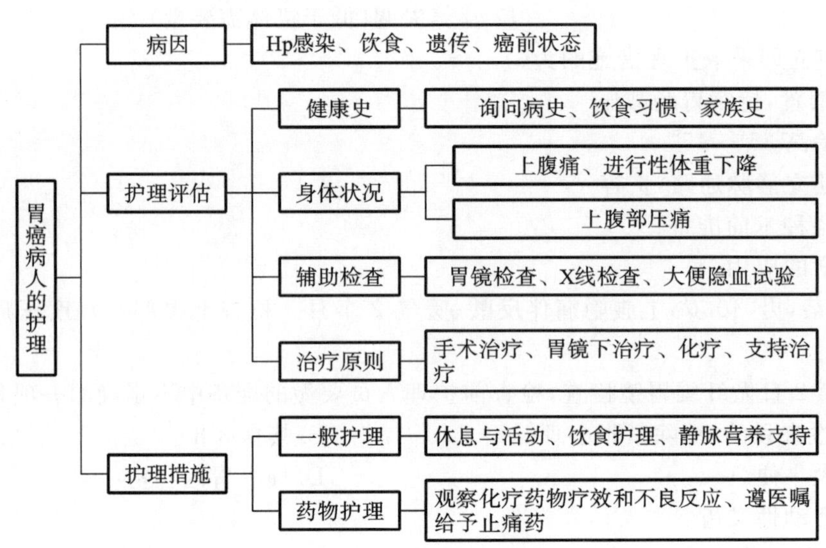

二、同步练习题

(一)填空题

1. 胃癌是起源于________的恶性肿瘤,是人类最常见的恶性肿瘤之一。

2. 1994 年 WHO 宣布________是人类胃癌发病的主要危险因素。

3. 胃癌的癌前病变是指较容易转变为癌组织的病理学变化,如________和________。

4. 胃癌的远处淋巴结转移可在左锁骨上内侧触到质硬而固定的淋巴结,称为________淋巴结。

5. ________是目前根治胃癌的方法。

6. ________是目前诊断胃癌最可靠的方法。

7. 胃癌癌前疾病是指与癌症相关的胃良性疾病,有发生胃癌的危险性,如________、________、________等。

(二)单项选择题

1. 胃癌的转移部位最常见的是(　　)。

A. 肾　B. 脑　C. 肝　D. 胰腺　E. 肺

2. 胃癌的好发部位是(　　)。

A. 胃大弯　B. 胃体部　C. 胃窦部　D. 胃小弯　E. 胃前壁

3. 早期胃瘤的诊断标准是(　　)。

A. 胃癌仅局限于黏膜和黏膜下层,无论有无淋巴结转移

B. 胃癌仅局限于黏膜和黏膜下层,且无淋巴结转移

C. 胃癌仅局限于黏膜层,且有淋巴结转移

D. 胃癌肿块直径<5 mm,且无淋巴结转移

E. 胃癌肿块的大小

4. 胃癌易向下列哪一项淋巴结转移?(　　)

A. 左锁骨上淋巴结　B. 颈部淋巴结　C. 左腋淋巴结

D. 左锁骨下淋巴结　E. 左腹股沟淋巴结

5. 病人,女,恶性肿瘤住院化疗,下列护理管理哪项不妥?(　　)

A. 营造舒适、安静的病房环境　B. 室温维持在 18 ℃　C. 保持室内整洁、通风

D. 保持适当的户外活动　E. 严格控制探视

6. 病人,男,45 岁。北方人喜食腌制食品,近 1 个月来上腹部不适、疼痛、反酸、嗳气,入院后诊断为胃癌。腌制的食品中含有哪种物质与胃癌的发生关系密切?(　　)

A. 添加剂　B. 氯化钠　C. 防腐剂　D. 亚硝酸盐　E. 蛋白质

7. 病人,男,56 岁。因胃癌收入院,病人近期出现进食梗阻感加重,体重明显减轻,下列对饮食的指导错误的是(　　)。

A. 少食多餐　B. 高维生素饮食　C. 低热量饮食

D. 高蛋白质饮食　E. 半流质饮食

8. 病人,男,50 岁,胃溃疡病史 12 年。近 1 个月来上腹不适、疼痛、反酸、嗳气等症状明显

加重，体重下降 2 kg，经胃镜检查确诊为胃癌。下列疾病哪项不属于胃癌癌前病变？（　　）

A. 胃下垂　　B. 萎缩性胃炎　　C. 胃息肉　　D. 胃溃疡　　E. 残胃炎

9. 病人，男，52 岁。1 个月前自觉上腹不适，疼痛，食欲减退，并有反酸、嗳气，服抗酸药未见好转。3 d 前出现黑便。近 1 个月来体重下降 4 kg。初步考虑最可能的诊断是（　　）。

A. 胃溃疡　　B. 胃出血　　C. 胃癌　　D. 胃息肉　　E. 萎缩性胃炎

10. 病人，男，胃大部切除术后 8 h，病人正在静脉输液时，出现面色苍白、四肢湿冷、脉细速，胃肠减压瓶内有 800 mL 鲜红色液体。护士首先应采取的措施是（　　）。

A. 急查血常规　　B. 经胃管注入去甲肾上腺素　　C. 静脉滴注止血剂

D. 病人平卧，加快输液速度　　E. 配血，做好术前准备

（三）共用题干选择题

病人，男，51 岁。1 个月前觉上腹不适，疼痛，食欲减退，并有反酸、嗳气，服抗酸药未见好转，4 d 前出现黑便。近 1 个月来体重下降 3 kg，初步考虑是胃癌。

1. 为明确诊断，首选的检查手段是（　　）。

A. 胃酸测定　　B. 胃镜检查　　C. X 线钡餐　　D. B 超检查　　E. 大便隐血试验

2. 与该病发生无关的因素是（　　）。

A. 进食腌制食物　　B. 胃溃疡　　C. 遗传

D. 内分泌紊乱　　E. 幽门螺杆菌感染

3. 若发生血行转移，最常见的转移部位是（　　）。

A. 肝　　B. 肺　　C. 胰　　D. 肾　　E. 骨骼

4. 若行手术治疗，术前不予洗胃的原因是（　　）。

A. 避免引起胃出血　　B. 避免引起急性胃扩张　　C. 避免引起胃穿孔

D 避免洗胃造成癌细胞的脱落种植　　E. 避免病人出现虚脱

5. 下列针对病人的饮食护理不正确的是（　　）。

A. 给予蛋白质、碳水化合物和维生素丰富的饮食

B. 进食易消化、营养丰富的软食或半流质饮食

C. 定期测量体重，检测病人的营养状况

D. 如发生幽门梗阻，可给予流质饮食

E. 有吞咽困难的病人可以给予静脉营养支持

病人，男，60 岁。胃溃疡病史 14 年，近 3 个月复发，上腹部疼痛，伴有食欲减退、厌食，进行性体重下降。经内科药物治疗无明显效果。

6. 该病人最可能的诊断是（　　）。

A. 慢性胃窦炎　　B. 十二指肠球部溃疡　　C. 胃溃疡癌变

D. 慢性胃体炎　　E. 胃溃疡活动

7. 该病人大便隐血试验持续阳性，最有助确诊的检查是（　　）。

A. 胃镜＋活检　　B. X 线钡餐　　C. 腹部平片

D. 胸腹联透　　E. 胃液分析

8. 病理发现癌细胞，相应的处理为（　　）。

A. 继续胃肠减压，补液　　B. 完善术前检查，择期手术治疗

C. 抑酸治疗　　D. 抗生素治疗

E. 口服胃黏膜保护剂

9. 下列不符合病人护理问题的为（　　）。

A. 疼痛　　B. 营养失调　　C. 预感性悲哀

D. 有皮肤受损的危险　　E. 焦虑

10. 下列对病人进行的健康教育错误的是（　　）。

A. 指导病人多食富含维生素C的水果、蔬菜等

B. 避免高盐饮食，少吃咸菜等腌制食品

C. 规律生活、保证睡眠，根据病情适当运动

D. 定期复查，监测病情变化

E. 为增强体质需要坚持锻炼身体，感到疲劳时仍需要坚持

（四）简答题

1. 简述引起胃癌的病因。
2. 简述胃癌的临床表现。
3. 简述针对胃癌病人的健康指导内容。

参考答案

（孙凯华）

第五节　炎症性肠病病人的护理

一、炎症性肠病病人的护理学习框架

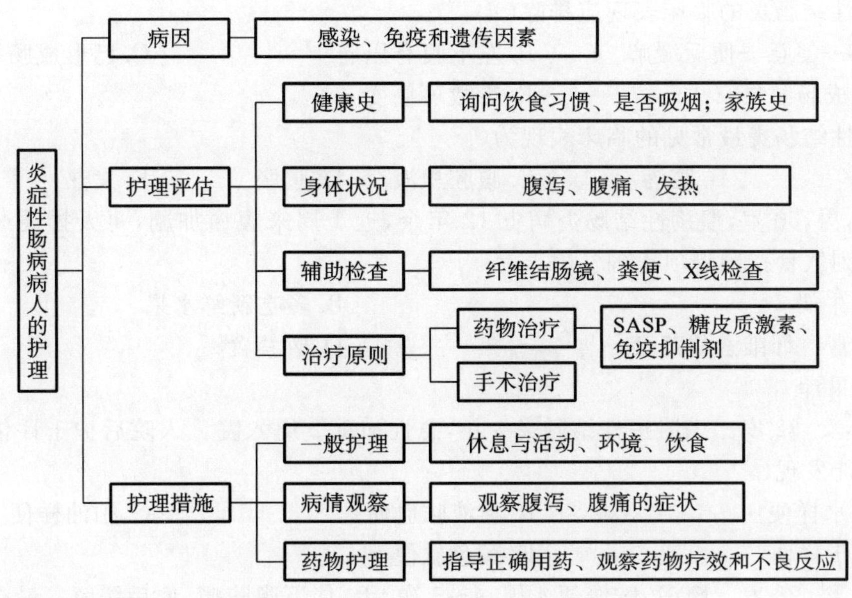

二、同步练习题

(一)填空题

1.炎症性肠病是指病因未明的发生于________和________黏膜层的慢性非特异性炎症性病变。

2.炎症性肠病包括________和________。

3.炎症性肠病病因与________、________ 和________等多种因素相互作用有关。

4.炎症性肠病最主要的消化道症状是________,其典型表现为________,________是溃疡性结肠炎(UC)活动期的重要表现。

5.炎症性肠病的腹痛多局限于________,有________的规律,常伴里急后重。

6.炎症性肠病并发症有________、________、________、急性肠穿孔、肠梗阻等。

7.炎症性肠病的辅助检查中________是诊断的重要手段之一,可直视病变肠黏膜。

8.炎症性肠病药物治疗的首选药物为________,适用于轻型、中型或重型经糖皮质激素治疗已缓解者。

9.服用柳氮磺吡啶治疗时,需要观察病人有无________、________、________、________及关节痛等不良反应。

10.炎症性肠病肠外表现可见________、________、________、眼脉络膜炎等表现。少数病人出现情绪不稳、抑郁、失眠及自主神经功能失调等精神神经症状。

(二)单项选择题

1.溃疡性结肠炎的好发部位是(　　)。

A.升结肠　B.横结肠　C.降结肠　D.乙状结肠　E.盲肠

2.溃疡性结肠炎的临床表现应排除(　　)。

A.腹痛—便意—便后缓解　B.左下腹有压痛　C.已形成肠瘘

D.已形成肠腔狭窄　E.少数可癌变

3.溃疡性结肠炎最常见的临床表现为(　　)。

A.腹痛　B.腹泻　C.腹腔积液　D.腹胀　E.发热

4.病人,男,50岁,溃疡性结肠炎病史12年余,近1周来腹痛加剧,每天排便20余次,呈血水样。下列饮食指导哪项正确?(　　)

A.多喝牛奶　B.多吃新鲜水果

C.多吃富含纤维素的蔬菜　D.暂禁食

E.多喝果汁

5.病人,女,32岁。患溃疡性结肠炎3年,急性加重2周入院。入院后护士评估病人的粪便形态最可能发现(　　)。

A.米泔水样便　B.黏液脓血便　C.柏油样便

D.白陶土样便　E.黄色软便

6.病人,男,28岁。腹泻、脓血便4周,4～5次/天,伴下腹阵痛,便后缓解。最有可能考虑的疾病是(　　)。

A. 溃疡性结肠炎　　B. 肠易激综合征　　C. 直肠肛管周围脓肿

D. 肠结核　　E. 克罗恩病

7. 病人，男，28 岁。腹泻、脓血便 4 周，4～5 次/天，伴下腹阵痛，便后缓解。为明确诊断，应进行的检查是(　　)。

A. X 线钡剂灌肠检查　　B. 腹部 B 超检查　　C. 结肠镜检查

D. 粪便检查　　E. 腹部 CT 检查

8. 病人，男，30 岁。腹泻、脓血便 4 周，4～5 次/天，伴下腹阵痛，便后缓解。首选的治疗药物为(　　)。

A. 异烟肼　　B. 柳氮磺吡啶　　C. 匹维溴铵

D. 糖皮质激素　　E. 血管紧张素转化酶抑制药

9. 病人，女，37 岁，反复腹泻、腹痛伴里急后重，粪便呈糊状，伴黏液、脓血 1 年余，诊断为溃疡性结肠炎。近 2 d 来，病人腹泻次数增加，每天达 10 余次。查体：体温 39.8 ℃，P96 次/分，R26 次/分，BP98/66 mmHg，诊断为重型溃疡性结肠炎活动期。下列不符合病情的表现为(　　)。

A. 黏液脓血便

B. C 反应蛋白升高

C. 白细胞计数降低

D. 结肠镜检黏膜呈弥漫性炎症反应

E. 红细胞沉降率增快

10. 病人，男，35 岁，黏液脓血便伴里急后重 1 年，诊断为溃疡性结肠炎。近 1 周腹痛加重伴发热入院治疗。护士遵医嘱为病人保留灌肠治疗，病人应采取的体位是(　　)。

A. 俯卧位　　B. 右侧卧位　　C. 左侧卧位

D. 仰卧位　　E. 半卧位

11. 溃疡性结肠炎腹痛的规律是(　　)。

A. 进食后疼痛缓解

B. 进食后疼痛加重

C. 疼痛—便意—便后缓解

D. 腹上区饱胀感，与进食关系不明显

E. 痉挛性腹痛，肠鸣音亢进，排便后缓解

12. 溃疡性结肠炎病变多累及(　　)。

A. 直肠和乙状结肠　　B. 回盲部

C. 回肠末端及邻近结肠　　D. 空肠

E. 十二指肠

13. 病人，女，42 岁，反复排黏液便 2 年，曾确诊溃疡性结肠炎。不规则治疗，症状间断出现。近 1 个月每日排便 2～3 次，入院时体温 36.2 ℃，脉搏 70 次/分，腹软，左下腹轻压痛。血沉 16 mm/h，血红蛋白 96 g/L。根据病程经过，本病人分型属于(　　)。

A. 初发型　　B. 急性暴发型　　C. 慢性复发型

D. 慢性持续型　　E. 急性复发型

14. 病人，女，35 岁，反复腹泻，腹痛伴里急后重，粪便呈糊状，伴黏液、脓血 1 年余，诊断为溃疡性结肠。下列针对该病人的健康教育不恰当的是(　　)。

A. 急性发作期卧床休息
B. 食用质软、少纤维食物
C. 坚持治疗，不随意停药
D. 服用柳氮磺吡啶期间应定时复查血常规
E. 告知病人只要坚持治疗本病可以完全治愈

15. 下列有助于鉴别细菌性痢疾和溃疡性结肠炎的是（　　）。
A. 有无里急后重　　B. 有无脓血便　　C. 有无便血
D. 抗生素治疗是否有效　　E. 有无发热

16. 关于溃疡性结肠炎的叙述，下列正确的是（　　）。
A. 急性起病
B. 典型的表现是慢性腹泻、便血，抗生素治疗无效
C. 溃疡深，易穿孔
D. 病变呈节段性分布
E. 病变多位于右半结肠

17. 克罗恩病的最好发部位是（　　）。
A. 口腔　　B. 肛门　　C. 直肠
D. 乙状结肠　　E. 末段回肠及其相邻右半结肠

18. 诊断克罗恩病最有意义的病理改变是（　　）。
A. 非干酪坏死性肉芽肿　　B. 裂隙样溃疡　　C. 全壁性炎症
D. 瘘管形成　　E. 干酪性肉芽肿

19. 克罗恩病最常见的临床表现是（　　）。
A. 腹部肿块　　B. 黏液脓血便　　C. 肠梗阻
D. 腹痛、腹泻　　E. 肛门直肠周围病变

20. 下列关于克罗恩病的治疗方法正确的是（　　）。
A. 柳氮磺吡啶为回肠克罗恩病的首选药物
B. 剖腹探查发现本病应行阑尾切除术
C. 硫唑嘌呤应单独使用
D. 糖皮质激素适用于活动期小肠病变为主有肠外表现者
E. 继发肠道感染时不应加用广谱抗生素

(三)共用题干选择题

病人，女，35 岁。间断发作下腹部疼痛伴腹泻 3 年，排便 4～5 次/天，脓血便排泄后疼痛可缓解。曾行结肠镜检查见充血、糜烂及浅表小溃疡。

1. 此病人最可能的诊断是（　　）。
A. 结肠癌　　B. 细菌性痢疾　　C. 溃疡性结肠炎
D. 肠易激综合征　　E. 肠道菌群失调

2. 首先应进行的检查是（　　）。
A. X 线检查　　B. 腹部 B 超检查　　C. 腹部 CT 检查
D. 粪便培养　　E. 结肠镜检查

3. 最合适的治疗药物是（　　）。

A. 地衣芽孢杆菌活菌胶囊(整肠生)　　B. 柳氮磺吡啶
C. 小檗碱(黄连素)　　D. 双八面体蒙脱石(思密达)
E. 山莨菪碱(654-2)
4. 不符合病人情况的护理问题为(　　)。
A. 疼痛　　B. 腹泻　　C. 营养失调　　D. 知识缺乏　　E. 循环血量减少
5. 下列护理措施不正确的为(　　)。
A. 为病人提供相对私密的空间,保持环境舒适、安静、整洁
B. 给予质软、易消化、少纤维素、富含营养、高热量的食物
C. 使用牛奶和乳制品加强营养
D. 病情严重时应禁食
E. 避免食用冷、辣、硬等刺激性食物

病人,男,35 岁。反复腹痛 10 年,表现为右下腹和脐周为主的绞痛,伴糊状稀便,无脓血,并时有低热。体检发现右下腹包块。

6. 该病人的诊断应首先考虑(　　)。
A. 溃疡性结肠炎　　B. 结肠癌　　C. 克罗恩病
D. 肠梗阻　　E. 肠穿孔
7. 为与肠结核相鉴别,下列依据中最有意义的是(　　)。
A. 血沉增快　　B. 大便隐血试验阳性
C. X 线检查见"跳跃征"　　D. 既往有肺结核史
E. 病变部位组织学发现非干酪性肉芽肿
8. 本病最常见的并发症为(　　)。
A. 肠梗阻　　B. 腹腔脓肿　　C. 肠穿孔
D. 中毒性结肠扩张　　E. 癌变
9. 以下检查中最有诊断价值的是(　　)。
A. 白细胞计数　　B. 血沉　　C. 结肠镜回盲部活检
D. 大便隐血试验　　E. 粪细菌培养
10. 针对病人的健康指导下列不正确的是(　　)。
A. 指导病人合理休息,注意劳逸结合
B. 合理饮食,摄入足够的营养,避免刺激性食物
C. 指导病人坚持治疗,向病人讲解药物的不良反应
D. 可以自行更换同类药物
E. 服药期间须大量饮水

(四)简答题

1. 简述炎症性肠病的病因。
2. 简述炎症性肠病的消化道症状。
3. 简述对炎症性肠病的健康指导。

参考答案

(孙凯华)

第六节 肝硬化病人的护理

一、肝硬化病人的护理学习框架

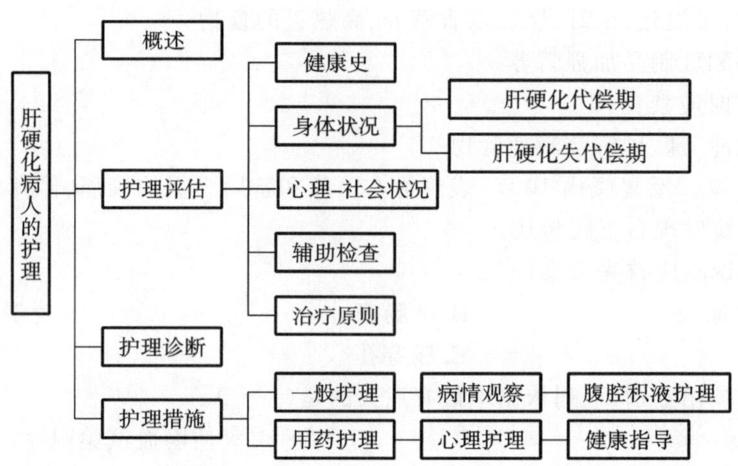

二、同步练习题

(一)填空题

1.肝硬化的病理特点为广泛的肝细胞变性坏死,正常________结构破坏和________形成。

2.肝硬化的病人在临床上可出现多系统受累的表现,以________和________为主要表现。

3.在我国,肝硬化最常见的病因为________;在西方国家,肝硬化的主要病因是________。

4.肝硬化最常见的死亡原因是________。

5.门静脉高压症的三大临床表现是________、________、________。

6.上消化道出血是肝硬化病人最常见的并发症,出血原因多为________所致,偶见由急性胃黏膜糜烂或消化性溃疡引起。

7.肝硬化病人发生胃肠道出血、女性月经过多等出血倾向,主要是________、________、________所致。

8.门静脉压力正常值为________。

9.肝硬化的并发症有________、________、________等。

10.肝硬化腹腔积液的病人每日食盐宜控制在________,限水在________左右。

(二)单项选择题

1.肝硬化时,门静脉高压可引起( )。

A. 男性乳腺发育　B. 食管静脉曲张　C. 氨中毒
D. 凝血因子减少　E. 黄疸

2. 下列哪项为肝硬化病人肝功能失代偿期的典型表现？（　）
A. 食欲不振　B. 恶心、呕吐　C. 腹腔积液
D. 乏力　E. 肝掌

3. 肝硬化病人感染后易诱发肝性脑病的原因是（　）。
A. 肝脏负荷加重　B. 电解质失衡　C. 中性粒细胞功能下降
D. 脑缺血、缺氧　E. 组织分解代谢增强

4. 肝硬化病人出现血性腹腔积液，应首先考虑可能合并（　）。
A. 结核性腹膜炎　B. 原发性腹膜炎　C. 肝肾综合征
D. 门静脉血栓形成　E. 肝硬化癌变

5. 蜘蛛痣的形成与下列何种因素有关？（　）
A. 血小板减少　B. 血中雌激素增加　C. 毛细血管脆性增加
D. 凝血机制障碍　E. 严重感染

6. 下列哪项不是肝硬化腹腔积液发生的原因？（　）
A. 门静脉压力升高　B. 醛固酮减少　C. 肝淋巴液回流受阻
D. 血清白蛋白减少　E. 肾小球滤过率降低

7. 肝硬化晚期病人血清中常出现（　）。
A. 白蛋白增加，球蛋白增加　B. 白蛋白减少，球蛋白减少
C. 白蛋白减少，球蛋白增加　D. 白蛋白增加，球蛋白减少
E. 白蛋白与球蛋白比值增大

8. 在我国，与原发性肝癌的发生关系最密切的疾病是（　）。
A. 甲型肝炎　B. 乙型肝炎　C. 肝脓肿
D. 中毒性肝炎　E. 肝包虫病

9. 肝硬化反复大量放出腹腔积液可引起（　）。
A. 感染　B. 上消化道出血　C. 肝性脑病
D. 黄疸　E. 肝肾综合征

10. 肝硬化病人出现皮肤黏膜出血表现，最主要的原因是（　）。
A. 功能性肾衰竭　B. 营养吸收障碍　C. 上消化道大量出血
D. 脾功能亢进　E. 凝血因子合成减少

11. 肝硬化大出血诱发肝性脑病的主要机制是（　）。
A. 失血量多导致休克　B. 失血后引起脑卒中
C. 失血造成脑组织缺氧　D. 失血量大，干扰脑代谢
E. 肠道积血导致产氨增多

12. 下列对肝硬化病人的护理措施正确的是（　）。
A. 应严格限制蛋白质，以预防肝性脑病发生　B. 可以进食普通食物，无特殊要求
C. 少量饮酒可以扩张血管，改善门静脉循环　D. 避免食用粗糙食物
E. 腹腔积液时，每天给水量也不能少于 1500 mL

13. 下面哪一项不是门静脉高压的常见表现？（　）
A. 脾大　B. 肝大

C. 食管胃底静脉曲张破裂出血 D. 腹腔积液
E. 痔核形成

14. 慢性肝病病人出现精神神经症状、肝臭、扑翼样震颤，应考虑（ ）。
A. 肝硬化 B. 肝肾综合征 C. 肝性脑病 D. 感染 E. 继发性肝癌

15. 门静脉性肝硬化的最可靠诊断指标是（ ）。
A. 腹腔积液 B. 脾大
C. 白蛋白与球蛋白比值倒置 D. 肝掌、蜘蛛痣
E. 肝穿刺活检有假小叶形成

16. 肝硬化最常见的并发症是（ ）。
A. 上消化道出血 B. 肝性脑病 C. 肝肾综合征
D. 感染 E. 肝癌

17. 下列哪项不属于门静脉高压的侧支循环？（ ）
A. 食管胃底静脉曲张 B. 脐周静脉曲张 C. 腹壁静脉曲张
D. 下肢静脉曲张 E. 痔静脉曲张

18. 对顽固性腹腔积液的治疗，下列较好的方法是（ ）。
A. 应用利尿剂 B. 甘露醇导泻
C. 腹腔穿刺放出腹腔积液 D. 定期输入新鲜血
E. 腹腔积液浓缩回输

19. 病人，女，47 岁。有慢性肝炎病史 15 年，肝硬化病史 7 年，曾多次住院。此次因为出现腹腔积液和黄疸再次入院。查体：体温 36.2 ℃，脉搏 85 次/分，呼吸 22 次/分，血压 130/80 mmHg。目前该病人最主要的护理问题是（ ）。
A. 知识缺乏 B. 恐惧 C. 焦虑
D. 活动无耐力 E. 体液过多

20. 病人，男，50 岁。因肝硬化大量腹腔积液住院治疗。以下对该病人的护理措施正确的是（ ）。
A. 病人取平卧位，增加肝、肾血流量
B. 每日进水量限制在 1200 mL
C. 腹腔放液后应放松腹带，防止腹压升高
D. 应用利尿剂以每天体重减轻不超过 2 kg 为宜
E. 腹腔穿刺后缚紧腹带，防止腹内压骤降

（三）共用题干选择题

病人，男，48 岁。乙型肝炎病史 8 年，ALT 时有波动，近几个月出现腹胀加剧、食欲减退、下肢水肿。仅 1 周症状加重就诊。查体：有肝掌、蜘蛛痣，腹部移动性浊音阳性。

1. 诊断应考虑（ ）。
A. 酒精性肝硬化 B. 肝炎后肝硬化 C. 肝转移癌
D. 结核性腹膜炎 E. 心功能不全

2. 确诊肝硬化的金标准是（ ）。
A. 腹腔积液穿刺 B. AFP C. 肝功能
D. 腹部 B 超检查 E. 肝穿刺活检

3. 肝硬化失代偿期时内分泌改变有(　　)。
A. 雄激素增加　B. 雌激素增加　C. 甲状腺素增加
D. 雌激素减少　E. 糖皮质激素增加

4. 不是促进病人腹腔积液形成的因素是(　　)。
A. 门静脉压力升高　B. 低清蛋白血症　C. 高γ球蛋白血症
D. 肝淋巴液生成过多　E. 继发性醛固酮增多

5. 导致全血细胞减少的原因是(　　)。
A. 血容量增加　B. 肝肾综合征　C. 营养吸收障碍
D. 上消化道出血　E. 脾功能亢进

病人,女,55 岁。肝硬化病史 10 年,因饮食不当出现呕血、黑便 1 d 入院,呕吐暗红色液体 3 次,量约 800 mL,排黑便 2 次,量约 500 g。查体:体温 37.8 ℃,脉搏 120 次/分,呼吸 22 次/分,血压 85/60 mmHg,精神萎靡,面色苍白,四肢湿冷,医嘱予以输血 800 mL。

6. 该病人出血最可能的原因为(　　)。
A 胃溃疡　B. 十二指肠球部溃疡
C. 急性糜烂出血性胃炎　D. 食管胃底静脉曲张破裂
E. 胃癌

7. 该病人目前最主要的护理问题是(　　)。
A. 体液不足　B. 营养失调:低于机体需要量　C. 体温升高
D. 焦虑　E. 活动无耐力

8. 最有可能出现的并发症为(　　)。
A. 肝肾综合征　B. 肝肺综合征　C. 肝性脑病
D. 消化道出血　E. 水、电解质和酸碱平衡紊乱

9. 以下护理措施中不正确的是(　　)。
A. 去枕平卧位,下肢略抬高　B. 密切观察生命体征
C. 快速滴入血管加压素　D. 床边应备好吸引器
E. 呕吐时头偏向一侧,以防止误吸和窒息

10. 关于病人的饮食指导不正确的是(　　)。
A. 如出血量达到 1000 mL 以上,须禁食
B. 出血停止 48 h 后,给予温凉饮食
C. 少量多餐
D. 避免进食冷、硬粗糙的食物
E. 可进食高蛋白质的食物

(四)简答题

1. 简述肝硬化腹腔积液的形成机制。
2. 简述肝硬化腹腔积液病人的饮食护理。
3. 简述门静脉高压症的临床表现。

参考答案

(孙凯华)

第七节　原发性肝癌病人的护理

一、原发性肝癌病人的护理学习框架

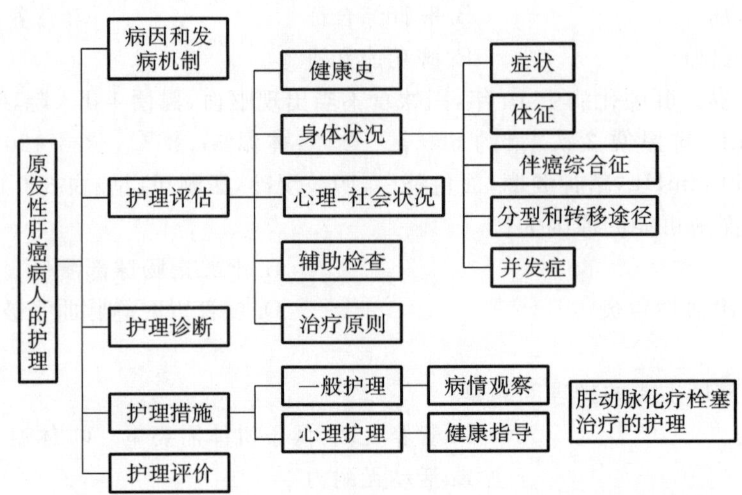

二、同步练习题

(一)填空题

1. 原发性肝癌最主要的症状是________。
2. 确诊原发性肝癌最可靠的检查方法是________。
3. 原发性肝癌疼痛的性质为________。
4. 原发性肝癌出现肺转移常有________的表现。
5. 对肝动脉栓塞化疗病人进行术前护理时,术前________禁饮水,术前________遵医嘱给予镇静剂。

(二)单项选择题

1. 以下哪项可能不是引起原发性肝癌的原因?(　　)

A. 黄曲霉毒素　　B. 肝硬化　　C. 乙型病毒性肝炎
D. 饮食中含多量粗纤维　　E. 华支睾吸虫感染

2. 下列广泛用于原发性肝癌普查的是(　　)。

A. B 超检查　　B. 甲胎蛋白检查　　C. 碱性磷酸酶检查
D. 磁共振检查　　E. CT 检查

3. 原发性肝癌病人突然出现腹膜刺激征及腹部剧痛,首先考虑(　　)。

A. 肝癌腹膜转移　　B. 肝癌结节破裂　　C. 急性胃穿孔
D. 急性胰腺炎　　E. 急性胆囊炎

4. 肝癌按组织细胞分型，最常见的类型是(　　)。
A. 肝细胞型　　B. 弥漫型　　C. 混合型
D. 胆管细胞型　　E. 结节型

5. 肝癌最常见的转移途径是(　　)。
A. 淋巴转移　　B. 肝外血行转移　　C. 肝内血行转移
D. 浸润转移　　E. 种植转移

6. 病人，男，49 岁。肝癌晚期入院。病人现烦躁不安，躁动。为保证病人安全，最适宜的护理措施是(　　)。
A. 用牙垫放于上下齿之间　　B. 减少外界的刺激　　C. 护理动作要轻
D. 室内光线宜暗　　E. 加床挡，用约束带保护病人

7. 病人，男，66 岁。诊断为原发性肝癌，行肝叶切除术后第 3 天，出现烦躁不安、嗜睡、黄疸、少尿等，应考虑(　　)。
A. 胆汁性腹膜炎　　B. 膈下脓肿　　C. 肝性脑病
D. 内出血　　E. 休克

8. 病人，女，50 岁。肝硬化 8 年，近 1 个月来肝大，持续肝区疼痛，明显消瘦。查体：腹部膨胀，移动性浊音(+)。肝大，质硬，表面凹凸不平，病人最可能并发了(　　)。
A. 上消化道出血　　B. 原发性肝癌
C. 电解质紊乱和酸中毒　　D. 胆管感染
E. 胆管阻塞并腹腔积液

9. 最易引起原发性肝癌的疾病是(　　)。
A. 血吸虫性肝硬化　　B. 脂肪肝　　C. 肝内胆管结石
D. 肝血管瘤　　E. 肝炎后肝硬化

10. 病人，男，68 岁。患肝硬化 10 年，因腹胀加重，食欲减退入院。因担心疾病发生恶变，情绪低落。护士在为其做保健指导、讲解预防原发性肝癌发生的措施中下列错误的是(　　)。
A. 不吃霉变食物　　B. 注意日常饮食卫生　　C. 保持乐观的情绪
D. 限制饮酒　　E. 经常服用各种保肝药物

11. 病人，女，63 岁。原有慢性活动性肝炎史。近几年腹腔积液明显，最近肝区持续性胀痛，经医院检查证实为原发性肝癌，住院治疗 4 个月后出院。在实施家庭护理的措施中，不可取的是(　　)。
A. 安排舒适环境　　B. 隔离限制探视　　C. 根据医嘱用药
D. 给予心理支持　　E. 注意加强营养

12. 我国诱发原发性肝癌最主要的疾病是(　　)。
A. 肝脓肿　　B. 甲型肝炎　　C. 乙型肝炎　　D. 丙型肝炎　　E. 中毒性肝炎

13. 小肝癌的定义是指癌灶直径(　　)。
A. ≤1 cm　　B. ≤2 cm　　C. >2 cm，≤5 cm
D. >3 cm，≤5 cm　　E. >5 cm

14. 肝癌介入治疗术后穿刺侧肢体应制动的时间为(　　)。
A. 1 h　　B. 2 h　　C. 4 h　　D. 6 h　　E. 10 h

15. 严重肝脏疾病病人手术前，最需要补充的维生素是(　　)。

A. 维生素 A　　B. B 族维生素　　C. 维生素 C

D. 维生素 K　　E. 维生素 E

16. 目前根治原发性肝癌，下列最好的方法是(　　)。

A. 手术切除　　B. 肝动脉插管化疗　　C. 放射治疗

D. 局部注射无水酒精疗法　　E. 肝动脉栓塞治疗

17. 下列检查项目中，有助于发现无症状的早期肝癌，广泛用于普查的是(　　)。

A. 谷丙转氨酶　　B. 乳酸脱氢酶　　C. 甲胎蛋白

D. 谷草转氨酶　　E. 癌胚抗原

18. 病人，女，69 岁。近期肝区呈持续性胀痛，消瘦。查体：轻度黄疸，肝肋下 3 cm，质硬，结节感，明显压痛。若疑诊本病例患肝癌，下列最有确诊价值的检查是(　　)。

A. 肝动脉造影　　B. B 超检查　　C. CT 检查

D. MRI 检查　　E. 肝细胞活组织检查

19. 目前对小肝癌定位诊断的各种检查方法中最好的是(　　)。

A. 选择性腹腔动脉或肝动脉造影检查　　B. B 超检查

C. 内镜检查　　D. 大便隐血试验

E. 甲胎蛋白测定

20. 原发性肝癌最早，最常见的转移部位是(　　)。

A. 肝内　　B. 胸腔　　C. 骨　　D. 肺　　E. 腹腔内种植

(三)共用题干选择题

病人，男，66 岁。不规则发热 3 个月，右季肋部胀痛，颈部可见 3 个蜘蛛痣，肝肋下 2 cm，质硬，表面凹凸不平，轻压痛，脾肋下 1 cm。AFP500 ng/mL。

1. 该病人最可能诊断为(　　)。

A. 慢性肝炎　　B. 肝硬化　　C. 原发性肝癌　　D. 肝脓肿　　E. 肝性脑病

2. 该疾病的治疗应首选(　　)。

A. 放疗　　B. 化疗　　C. 手术

D. 肝动脉化疗栓塞术　　E. 中医治疗

3. 若选择非手术治疗首选(　　)。

A. 放疗　　B. 化疗　　C. 手术

D. 肝动脉化疗栓塞术　　E. 中医治疗

钱某，男，76 岁。乙型肝炎 30 年。近 1 个月来肝区疼痛，食欲减退，进行性消瘦，肝呈进行性增大，质硬，触诊有结节，面部有蜘蛛痣，腹膨隆。

4. 该病人最可能的诊断是(　　)。

A. 原发性肝癌　　B. 胆囊炎　　C. 肝硬化

D. 胰腺炎　　E. 结核性腹膜炎

5. 引起该病的主要危险因素是(　　)。

A. 饮用水污染　　B. 肝硬化　　C. 病毒性肝炎

D. 长期饮酒　　E. 食用黄曲霉毒素污染的食物

6. 近日病人突发右上腹剧痛，其后稍有好转。最可能的病情是肝癌(　　)。

A. 脑转移　　B. 并发肝性脑病　　C. 并发败血症

D. 癌结节破裂　　E. 并发上消化道大出血

病人,女,45 岁。右上腹隐痛、腹胀、消瘦、低热 4 个月,有慢性乙型肝炎病史 10 年。查体:巩膜无黄疸,肝肋下 4 cm,表面有结节感、质地硬,轻压痛。面部有蜘蛛痣。

7. 为进一步确诊病情,最可靠的检查方法是(　　)。

A. B 超检查　　B. CT 检查　　C. MRI 检查

D. 肝活组织检查　　E. 胸部 X 线检查

8. 为该病人实施饮食护理的措施中,你认为不妥的是(　　)。

A. 给予低蛋白质饮食　　B. 提供适当热量饮食　　C. 给予高维生素饮食

D. 给予易消化的食物　　E. 给予高蛋白质饮食

(四)简答题

1. 简述肝动脉栓塞化疗术后护理。
2. 简述原发性肝癌的常见并发症。
3. 简述原发性肝癌的症状及体征。

参考答案

(刘柳静)

第八节　肝性脑病病人的护理

一、肝性脑病病人的护理学习框架

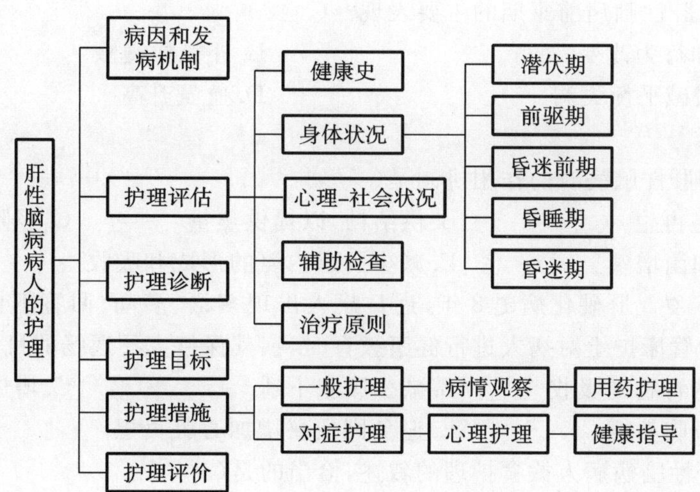

二、同步练习题

(一)填空题

1.肝性脑病主要临床表现是________、________和昏迷。

2.临床上将肝性脑病病人由轻到重分为4期,分别是________、________、昏睡期和________。

3.肝性脑病的主要学说是________。

4.为肝性脑病病人进行灌肠时,应禁忌选用的灌肠液是________。

5.以昏睡和精神错乱为主,大部分时间呈昏睡状态,可唤醒,属于肝性脑病________;意识完全丧失,不能唤醒,扑翼样震颤无法引出,属于肝性脑病________。

6.对诊断早期肝性脑病或轻微肝性脑病有效的办法是________。

7.肝性脑病的常见诱发因素中,最常见的诱因是________,可引起大量蛋白质分解生成氨基酸,增加肠道内氨的产生,引起血氨升高的诱因是________。

8.门静脉高压症病人分流术的最主要缺点是易诱发________。

(二)单项选择题

1.护理肝性脑病病人,下列不正确的是(　　)。

A.忌食高蛋白质食物　　B.防止感染　　C.大量放出腹腔积液

D.禁用或慎用安眠药　　E.便秘时用弱酸溶液洗肠

2.病人,男,65岁。肝硬化8年。近2 d嗜睡,今晨测体温时呼之不应,但压其框上神经有痛苦表情,该病人的意识状态是(　　)。

A.深昏迷　　B.昏睡　　C.嗜睡　　D.浅昏迷　　E.意识模糊

3.以下哪项是肝性脑病前驱期的主要表现?(　　)

A.轻度性格和行为改变　　B.扑翼样震颤

C.电解质及酸碱平衡失调　　D.血氨升高

E.脑电图异常

4.乳果糖治疗肝性脑病时的作用机制是(　　)。

A.促进肝细胞再生　　B.供给糖,以提供热量　　C.吸附肠内毒素

D.抑制肠道细菌增殖　　E.减少肠道内氨的形成和吸收

5.病人,男,55岁。肝硬化病史8年,近日病人出现多语、多动、回答不切题,诊断为肝性脑病早期。你作为管床护士对病人进行健康教育时,嘱其保持大便通畅的目的是(　　)。

A.减少肠道内毒物的吸收　　B.减少腹胀不适　　C.增进食欲

D.促进消化吸收功能　　E.避免因便秘增加心脏负担

6.下列关于肝性脑病病人饮食护理的叙述,恰当的是(　　)。

A.每日饮水量不少于3000 mL

B.每日总热量以脂肪为主

C.病情好转后主要选择优质的动物蛋白

D.应控制饮食中维生素E的摄入

E. 血氨偏高者应限制蛋白质摄入

7. Ⅰ～Ⅱ期肝性脑病病人每日蛋白质摄入量应小于(　　)。

A. 20 g　　B. 25 g　　C. 30 g　　D. 35 g　　E. 40 g

8. 肝性脑病病人禁用肥皂水灌肠,是因为可导致(　　)。

A. 腹腔积液加重　　B. 腹泻加重　　C. 血氨的产生和吸收

D. 黄疸升高　　E. 酸碱平衡失调

9. 病人,女。临床诊断为肝性脑病昏迷前期。下列食物中病人不宜食用的是(　　)。

A. 肉糜蛋羹,菠菜　　B. 炒米饭,蘑菇汤　　C. 稀粥,烧饼

D. 豆腐脑,什锦菜　　E. 果汁,蛋糕

10. 病人,男,60 岁。肝硬化病史 10 年,今晨测体温时发现病人意识完全丧失,对各种刺激均无反应及生命体征不稳定。这种情况属于意识状态的(　　)。

A. 嗜睡　　B. 意识模糊　　C. 昏睡　　D. 浅昏迷　　E. 深昏迷

11. 下列对肝性脑病病人的护理措施中,错误的是(　　)。

A. 低热量饮食　　B. 暂停蛋白质摄入　　C. 清除肠内积血

D. 米醋加生理盐水灌肠　　E. 口服 50%硫酸镁溶液导泻

12. 肝性脑病病人经治疗病情好转,开始恢复蛋白质饮食,应先考虑选择下列哪种食物?(　　)

A. 豆浆　　B. 牛肉　　C. 鸡蛋　　D. 鹅肉　　E. 鸡肉

13. 病人,女,65 岁。患肝硬化 10 年,近期出现神志恍惚,引起肝性脑病的诱因不包括(　　)。

A. 严重腹泻　　B. 重症肝炎　　C. 便秘

D. 感染　　E. 上消化道出血

14. 下列药物中属于降氨药物的是(　　)。

A. 新霉素　　B. 乳果糖　　C. 益生菌　　D. 精氨酸　　E. 甲硝唑

15. 病人,男,64 岁。诊断为肝硬化 9 年。3 h 前突然发生呕血,量约 350 mL,立即给予血管加压素进行止血。该病人止血后,为清除肠道内积血、减少血氨生成,下列处理措施中正确的是(　　)。

A. 用生理盐水灌肠　　B. 用肥皂水灌肠

C. 行全消化道灌洗排便　　D. 用开塞露通便

E. 给予缓泻剂

16. 病人,男,70 岁。诊断为肝性脑病入院,病人目前处于昏迷状态,以下护理措施中错误的是(　　)。

A. 给予舒适体位,以防关节僵硬

B. 定时翻身,防止病人压疮

C. 做好口腔护理,预防口腔感染

D. 尿失禁留置导尿管,以防尿液浸湿皮肤

E. 使用床挡,防止病人坠床

17. 肝性脑病病人禁用以下哪种维生素?(　　)

A. 维生素 A　　B. 维生素 B_{12}　　C. 维生素 C　　D. 维生素 E　　E. 维生素 B_6

18. 肝性脑病最具有特征性的体征是(　　)。

A. 腱反射亢进　　B. 肌张力增加　　C. 扑翼样震颤
D. 腱反射减弱　　E. 巴宾斯基征阳性

19. 病人，女，69 岁。肝性脑病，意识障碍。护士为其进行口腔护理，可不必准备的操作用物是（　　）。

A. 一次性棉签　B. 生理盐水　C. 吸水管　D. 开口器　E. 吸痰管

20. 病人，女，66 岁，诊断为肝性脑病，伴有肾脏损害，口服抗生素应选择（　　）。

A. 新霉素　　B. 庆大霉素　　C. 氨苄西林
D. 卡那霉素　　E. 甲硝唑

21. 下列关于肝性脑病病人护理要点中，不是避免诱发因素的措施是（　　）。

A. 及时处理上消化道出血　　B. 避免快速利尿和大量释放腹腔积液
C. 避免便秘，保持大便通畅　　D. 可用镇静安眠药和麻醉药
E. 出现感染症状时及时给予抗生素

22. 病人，女，58 岁。肝硬化病史 9 年，此次因腹腔积液入院治疗，某日大量利尿释放出腹腔积液后出现肝性脑病。导致该病人肝性脑病最主要的诱因是（　　）。

A. 感染　　B. 高蛋白质饮食　　C. 上消化道出血
D. 药物　　E. 低钾性碱中毒

（三）共用题干选择题

病人，男，58 岁。因"神志不清、行为异常 6 d，昏迷 1 d"入院，既往有肝硬化病史 10 年。入院查体：呼之不应，压迫眶上神经有痛苦表情。皮肤可见蜘蛛痣。实验室检查：血氨 148 μmol/L。脑电图显示 δ 波每秒 3 次。诊断为肝硬化、肝性脑病。

1. 病人入院后制定的护理措施不恰当的是（　　）。

A. 必要时使用约束带　　B. 鼻饲 25％葡萄糖供给热量
C. 如有便秘及时用肥皂水灌肠　　D. 保持呼吸道通畅，必要时给予吸氧
E. 取仰卧位，头偏向一侧

2. 此时该病人所处的意识状态是（　　）。

A. 嗜睡　B. 意识模糊　C. 昏睡　D. 浅昏迷　E. 深昏迷

3. 护士目前给病人安排的合理饮食是（　　）。

A. 高动物蛋白、高热量　　B. 低脂肪、低热量　　C. 无蛋白质、高热量
D. 低维生素饮食　　E. 高盐饮食

4. 病人经过积极治疗后好转，神志清楚，此时适宜的饮食是（　　）。

A. 绝对禁示蛋白质饮食
B. 限制碳水化合物饮食
C. 逐步增加蛋白质饮食，以植物蛋白为主
D. 逐步增加蛋白质饮食，以动物蛋白为主
E. 增加脂肪的摄入，以保证热量的供给

5. 假设病人出现狂躁不安可给予（　　）。

A. 吗啡　　B. 水合氯醛　　C. 哌替啶
D. 速效巴比妥类　　E. 地西泮

病人，男，59 岁。患肝硬化 9 年，呕血、黑便 3 d。在门诊输血、补液治疗，无意识障碍。病

人既往发生过肝性脑病。

6. 该病人如发生肝性脑病，最可能的机制是(　　)。

A. 水、电解质紊乱　　B. 失血性休克

C. 解毒功能减退使氨的清除受阻　　D. 肠道积血分解使产氨过多

E. 镇静药物使用不当

7. 如果发生肝性脑病，行以下哪一项检查最有意义？(　　)

A. 血氨　　B. 血镁　　C. 血糖　　D. 血钙　　E. 血钾

8. 下列选项中，不是诱发肝性脑病因素的是(　　)。

A. 大量蛋白质饮食　　B. 感染　　C. 大量排钾利尿

D. 高热量饮食　　E. 上消化道出血

病人，男，59 岁，发现肝硬化病史 7 年，2 d 前与朋友聚餐时出现呕血，鲜红色，量约 1000 mL，病人出现头晕、心慌、出冷汗。经输血、补液和应用止血药物治疗后病情好转，血压和心率恢复正常。1 d 前出现睡眠障碍，行为异常。化验检查：血氨 130 μg/dL，血糖 5.6 mmol/L，尿素氮 7.2 mmol/L。

9. 病人最可能的诊断是(　　)。

A. 尿毒症　　B. 糖尿病酮症酸中毒　　C. 乙型肝炎

D. 肝性脑病　　E. 脑血管意外

10. 病人消化道出血的原因可能是(　　)。

A. 食管胃底静脉曲张破裂　　B. 十二指肠溃疡　　C. 胃溃疡

D. 急性胃黏膜病变　　E. 胃癌

11. 首先考虑的治疗方案是(　　)。

A. 胰岛素治疗　　B. 抗生素治疗　　C. 应用降氨药物

D. 血液透析治疗　　E. 应用镇静药

12. 下列各项中，上消化道出血诱发肝性脑病的主要机制是(　　)。

A. 脑组织缺血缺氧　　B. 破坏血-脑屏障　　C. 引起失血性休克

D. 血液苯乙胺和酪胺增加　　E. 肠道细菌作用下产生氨

13. 病人目前存在的主要护理诊断/问题是(　　)。

A. 意识障碍　　B. 营养失调　　C. 有受伤的危险

D. 有感染的危险　　E. 以上都有

(四) 简答题

1. 简述肝性脑病病人的饮食护理措施。

2. 简述肝性脑病病人常见的护理诊断。

3. 简述肝性脑病病人昏迷期的护理要点。

4. 简述肝性脑病临床分期及表现。

参考答案

(刘柳静)

第九节　急性胰腺炎病人的护理

一、急性胰腺炎病人的护理学习框架

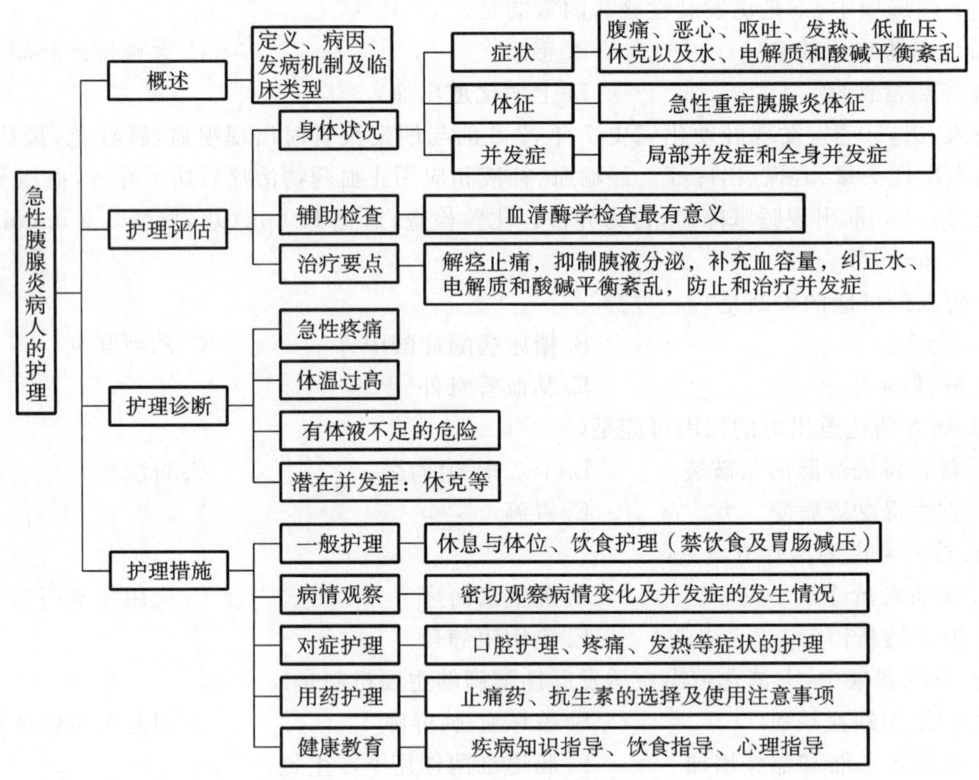

二、同步练习题

(一)填空题

1. 急性胰腺炎是指各种病因导致胰腺分泌的________被激活后引起________及其周围组织自身消化的化学性炎症。

2. 急性胰腺炎首发症状和主要临床表现为________。

3. 根据病变损害程度可将急性胰腺炎分为________和________。

4. 尿淀粉酶升高较血淀粉酶稍晚，于起病后________开始升高，持续________，另外，尿淀粉酶易受病人________的影响。

5. 急性胰腺炎病人腹痛剧烈者，给予哌替啶 50～100 mg ________注射，禁用________，因其可引起________，加重疼痛。

6. 急性胰腺炎病人发热持续不退，且伴有________，应怀疑有胆道炎症或胰腺脓肿等继发感染。

7. 腹痛部位常为________，向________放射，________体位可减轻。

(二)单项选择题

1. 病人，女，28 岁。上腹部疼痛 3 d，进食后疼痛加剧，呕吐后疼痛未见减轻，疑为急性胰腺炎，其饮食应为(　　)。

A. 禁食　　B. 低糖流质饮食　　C. 半流质饮食
D. 普食　　E. 少许面条

2. 一般生理情况下，胰液进入十二指肠，在肠激酶的作用下首先被激活的是(　　)。

A. 激肽释放酶原　　B. 前磷脂酶　　C. 糜蛋白酶原
D. 前弹力蛋白酶　　E. 胰蛋白酶原

3. 病人，男，59 岁。平常嗜烟酒，有胆石症病史。前一晚同学聚会，宴会上饮酒和暴食后出现左上腹剧烈疼痛。最可能的疾病是(　　)。

A. 胆囊穿孔　　B. 胆道阻塞　　C. 肝硬化
D. 急性胰腺炎　　E. 原发性肝癌

4. 病人，女，30 岁。8 h 前因暴饮暴食后出现上腹部绞痛，向腰背部放射，送往医院急诊，怀疑为急性胰腺炎，此时最具诊断意义的实验室检查为(　　)。

A. 血清淀粉酶测定　　B. 尿淀粉酶测定　　C. 血钙测定
D. 血清脂肪酶测定　　E. 血糖测定

5. 病人，男，35 岁。今日大量饮酒后出现上腹部剧烈疼痛，伴恶心、呕吐，发热而急诊入院。入院诊断为急性胰腺炎，该病人发病的诱因是(　　)。

A. 胆道疾病　　B. 暴饮暴食　　C. 胰管梗阻
D. 高脂血症　　E. 大量饮酒

6. 护士向急性胰腺炎病人解释禁食、胃肠减压的主要目的是(　　)。

A. 防止感染蔓延　　B. 减轻腹痛　　C. 减少胰液分泌
D. 避免胃扩张　　E. 减少胃酸分泌

7. 急性胰腺炎最基本的治疗方法是(　　)。

A. 使用抗生素　　B. 解痉止痛　　C. 使用糖皮质激素
D. 禁食及胃肠减压　　E. 抗休克治疗

8. 你作为一名管床护士，查房时观察到某急性胰腺炎病人，偶有阵发性肌肉抽搐，最可能的原因是(　　)。

A. 低钙反应　B. 高钠反应　C. 高钾反应　D. 高钙反应　E. 低钠反应

9. 病人，女，32 岁。因进餐后中上腹突发疼痛，入院查血淀粉酶升高。为缓解疼痛，该病人可采取的体位是(　　)。

A. 仰卧位　　B. 俯卧位　　C. 弯腰屈膝侧卧位
D. 半坐卧位　　E. 仰卧屈膝位

10. 病人，男，37 岁。饱餐饮酒后出现上腹部持续性剧痛，并向左肩及腰背部放射，伴恶心、呕吐 10 h，拟诊断为急性胰腺炎，为该病人明确诊断最重要的辅助检查是(　　)。

A. 外周血象　　B. 腹腔穿刺　　C. 胰腺 B 超

D. 血淀粉酶　　　　　E. 尿淀粉酶

11. 病人，男，40 岁。患急性胰腺炎入院。经非手术治疗病情好转准备出院。下列病人的陈述中，提示病人对自身保健原则理解有误的是（　　）。

A.“我每日饭量要少吃多餐，分四五次吃”

B.“我要少吃油腻的食物”

C.“每日一杯红酒有助于我提高免疫力，加快康复”

D.“我应当检查一下，有胆道的疾病要尽早治疗”

E.“我的饮食必须规律，食物以蔬菜为主”

12. 病人，女，42 岁。诊断为急性胰腺炎。经治疗后疼痛、呕吐症状基本消失，开始进食应给予（　　）。

A. 高脂、高蛋白质流质饮食　　B. 低脂、低蛋白质流质饮食　　C. 普食

D. 高脂、低蛋白质流质饮食　　E. 低脂、高蛋白质饮食

13. 病人，男，38 岁。因酗酒引起急性胰腺炎，其发病机制下列哪项除外？（　　）

A. 刺激 Oddi 括约肌痉挛　　　　B. 导致十二指肠乳头水肿

C. 引起胆汁反流　　　　D. 直接激活胰蛋白酶原

E. 致胰管内压力升高

14. 急性胰腺炎病人，发生休克最主要的原因是（　　）。

A. 低血容量休克　　B. 疼痛引起神经性休克　　C. 心源性休克

D. 失血性休克　　E. 过敏性休克

15. 评估急性胰腺炎病人的病情时，下列选项中，最能说明预后不佳的是（　　）。

A. 体温 39 ℃　　B. 黄疸　　C. 合并代谢性中毒

D. 手足抽搐　　E. 全腹压痛、腹肌紧张

16. 下列选项中，有关腹痛性质和程度的描述，不正确的是（　　）。

A. 消化性溃疡中上腹节律性疼痛

B. 胆道蛔虫症剑突下钻顶样疼痛

C. 急性胰腺炎中上腹节律性疼痛，进食后可减轻

D. 腹膜炎有板状腹

E. 结肠病变的腹痛排便后可减轻

17. 某病人因急性胰腺炎拟行急诊手术，下列护理措施中，不妥的是（　　）。

A. 将备用床改为麻醉床　　　　B. 评估病人收集资料

C. 通知医生协助体检　　　　D. 口渴时少量饮水

E. 为病人测量生命体征

18. 急性出血坏死型胰腺炎病人，需使用抗生素治疗时，抗生素选择的最佳配伍是甲硝唑和（　　）。

A. 头孢拉定　　B. 阿奇霉素　　C. 环丙沙星

D. 克林霉素　　E. 青霉素

19. 下列选项中，预防急性胰腺炎的措施不包括（　　）。

A. 避免服用引起胰腺炎的药物　　　　B. 治疗胆道疾病

C. 戒酒　　　　D. 常用抑制胰酶活性的药物

E. 避免暴饮暴食

20. 病人，女，56 岁。胆源性胰腺炎发作数次。对预防其胰腺炎再次发作的最有意义的措施是（　　）。

A. 服用抗生素　　B. 治疗胆道疾病　　C. 经常服用消化酶
D. 注意饮食卫生　　E. 控制血糖

（三）共用题干选择题

病人，女，35 岁。中上腹痛 2 d，能忍受，但今日中午进食后疼痛剧烈，伴恶心、呕吐，吐后疼痛不缓解，疑为急性胰腺炎。

1. 下列处理措施中不恰当的是（　　）。

A. 指导病人禁食及禁饮水，行胃肠减压　　B. 左氧氟沙星抗感染治疗
C. 奥美拉唑抑酸治疗　　D. 给予吗啡止痛治疗
E. 给予生长抑素静脉泵入

2. 你作为责任护士，应指导病人采取下列哪种卧位？（　　）

A. 仰卧位　　B. 半坐卧位　　C. 俯卧位
D. 平卧位，头偏一侧　　E. 弯腰抱膝位

3. 为进一步明确诊断，应首选的检查是（　　）。

A. 胃镜检查　　B. 胆囊 B 超检查　　C. 血淀粉酶
D. CT 检查　　E. 腹部 X 线检查

病人，男，36 岁。晚餐进食后突然出现上腹中部剧烈刀割样疼痛，向腰背部呈带状放射。继而呕吐出少许胆汁。查体：急性痛苦面容，全腹疼痛，腹肌紧张，体温 38.5 ℃。

4. 应初步考虑该病人为（　　）。

A. 胃溃疡穿孔　　B. 急性胰腺炎　　C. 急性胆囊炎
D. 上消化道出血　　E. 急性阑尾炎

5. 紧急处理措施中最重要的是（　　）。

A. 应用抗生素　　B. 解痉镇痛　　C. 观察病情
D. 降温　　E. 胃肠减压

6. 为缓解疼痛，该病人禁忌使用的药物是（　　）。

A. 654-2　　B. 阿托品　　C. 哌替啶　　D. 吗啡　　E. 施他宁

病人，男，38 岁。因“持续中上腹疼痛 7 h”急诊入院，查体：体温 39 ℃，脉搏 92 次/分，呼吸 24 次/分，血压 108/78 mmHg，上腹部有压痛，腹痛向腰背部放射。实验室检查：白细胞 12.0×10^9/L，血清淀粉酶 1020 U/L，血钙 2.5 mmol/L，病人既往有乙型肝炎、胆囊结石病史。完善相关检查后，诊断为“急性胰腺炎”，拟行手术治疗。

7. 下列对病人的护理措施中，不正确的是（　　）。

A. 遵医嘱正确补液，维持水、电解质平衡
B. 密切监测病人生命体征，准确记录出入量
C. 协助病人采取舒适体位，如弯腰屈膝位
D. 指导病人进行高脂、高蛋白质、高维生素饮食
E. 指导和协助病人采取禁食加胃肠减压

8. 术后须对病人使用抑制胰液分泌药物，以下选项中，适宜选择的药物是（　　）。

A. 抗胆碱能药　　B. 生长抑素　　C. 钙剂

D. 吗啡　　E. 氯化钾

9. 目前病人首优护理问题是(　　)。

A. 恐惧　　B. 体液不足　　C. 知识缺乏

D. 急性疼痛:腹痛　　E. 活动无耐力

10. 病人病情进一步变化,发生出血坏死型胰腺炎。下列哪项具有重要诊断依据?(　　)

A. 腹痛加剧　　B. 合并感染　　C. 消化道出血

D. 血糖下降　　E. 血钙下降

(四)简答题

1. 简述重症急性胰腺炎的治疗要点。
2. 简述急性胰腺炎病人的健康指导。
3. 简述急性胰腺炎病人的饮食护理要点。

参考答案

(刘柳静)

第十节　上消化道大量出血病人的护理

一、上消化道大量出血病人的护理学习框架

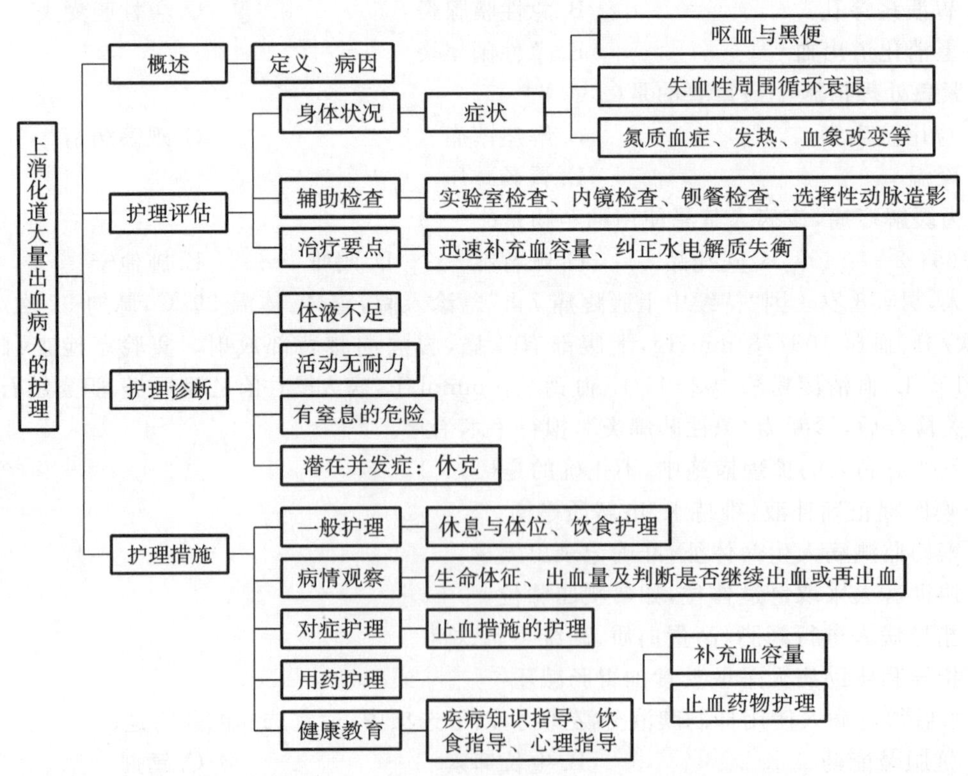

二、同步练习题

(一)填空题

1.上消化道出血是指________以上的消化道,包括食管、________、________、胰腺、胆道及胃空肠吻合术后的空肠病变引起的出血。

2.上消化道出血主要表现为________和(或)________。

3.上消化道出血的临床最常见病因有________、________、急性胃黏膜损害和胃癌等。

4.成人粪便隐血试验阳性提示出血量大于________,出血量达________出现黑便。

5.胃内积血量为________甚至以上易引起呕血。若在短时间内出血量>1000 mL,可引起________。

6.上消化道出血病因诊断的首选检查是________。

(二)单项选择题

1.病人,男,62岁。肝硬化15年余,反复呕血、黑便4年,近3 d来又出现黑便,引起本病最主要的原因是(　　)。

A.缺乏维生素K　B.食管、胃底静脉曲张破裂　C.血小板减少

D.凝血功能障碍　E.胃溃疡活动性出血

2.下列选项中,除哪项外均明确表明上消化道大出血尚未停止?(　　)

A.血尿素氮恢复正常后又升高　B.网织红细胞计数持续升高

C.黑便由糊状变为成形略带黄色　D.呕吐物由咖啡色转为鲜红色

E.黑便次数增多伴肠鸣音亢进

3.食管胃底静脉曲张破裂大出血宜选用以下哪项止血措施?(　　)

A.内镜下治疗　B.气囊压迫止血

C.去甲肾上腺素胃内灌注　D.冰盐水口服

E.止血剂止血

4.肝硬化病人上消化道出血最常见的原因是(　　)。

A.食管胃底静脉曲张破裂　B.合并胃癌

C.并发消化性溃疡　D.胃肠道炎症糜烂出血

E.脾功能亢进

5.病人,男,35岁。因上消化道大出血伴休克急诊入院抢救,下列护士采取的措施中,不妥的是(　　)。

A.头低足高卧位　B.暂禁食　C.建立静脉通路

D.迅速交叉配血　E.氧气吸入

6.病人,女,56岁。呕血、黑便4 d。以下选项中,提示上消化道出血已减少的是(　　)。

A.血红蛋白量下降　B.网织红细胞下降至正常　C.血压波动

D.尿素氮持续升高　E.黑便变成暗红色

7.以下病因中,上消化道出血最常见的原因是(　　)。

A.胃癌　B.肝硬化　C.胆道疾病　D.消化性溃疡　E.血液病

8. 病人,男,65 岁。胃溃疡病史 20 余年,近 1 个月出现腹部疼痛不似以前规律,无恶心、呕吐、体重下降现象。入院查体:大便隐血试验阳性,考虑胃溃疡伴消化道出血。下列生活指导中正确的是(　　)。

A. 多饮肉汤以增加营养　　B. 禁食

C. 高蛋白质、高纤维饮食　　D. 温凉、清淡无刺激性流食

E. 严格卧床休息

9. 病人,女,62 岁。有消化性溃疡病史 6 年余。今晨突发呕血约 500 mL,伴有黑便。急诊入院。查体:神志清醒,血压 100/60 mmHg,心率 110 次/分。下列护理措施中正确的是(　　)。

A. 平卧位,头部略抬高

B. 立即用三腔二囊管压迫止血

C. 呕吐时头偏向一侧,防止误吸和窒息

D. 快速静脉滴注血管加压素

E. 暂时给予流质饮食

10. 三腔二囊管压迫止血持续压迫时间最长不超过(　　)。

A. 10 h　　B. 12 h　　C. 24 h　　D. 36 h　　E. 72 h

11. 病人,女,55 岁。有消化性溃疡病史 10 余年。最近 1 周中上腹持续性胀痛。较以往严重,伴恶心、呕吐。今日呕血 1 次,量约 800 mL,呕血后气促明显,血压 100/75 mmHg,该病人目前潜在的护理问题是(　　)。

A. 疼痛　　B. 恐惧　　C. 活动无耐力

D. 营养失调　　E. 有体液不足的危险

12. 上消化道出血病人,血压 75/45 mmHg,脉搏 132 次/分,面色苍白,神志恍惚,四肢厥冷,无尿,估计出血量为(　　)。

A. 300 mL 以下　　B. 300～500 mL　　C. 500～1000 mL

D. 1000～1500 mL　　E. 1500 mL 以上

13. 病人,男,53 岁。肝硬化合并上消化道出血,在使用双气囊三腔管压迫止血期间,突然出现躁动、发绀、呼吸困难。此时应立即采取的措施是(　　)。

A. 报告医师　　B. 释放气囊内气体　　C. 应用呼吸兴奋剂

D. 应用镇静剂　　E. 吸氧

14. 曹先生,39 岁。消化性溃疡病史 10 年,昨晚在单位加班,今日突然呕血约 800 mL。判断出血已停止的指标是(　　)。

A. 输血后血压、脉搏恢复正常　　B. 胃管抽出物有较多新鲜血

C. 中心静脉压不稳定　　D. 血尿素氮持续升高

E. 红细胞计数、血红蛋白继续下降

15. 内镜检查一般在上消化道出血后多长时间内进行?(　　)

A. 6～12 h　　B. 12～24 h　　C. 18～24 h

D. 24～48 h　　E. 48～72 h

16. 以下对上消化道少量出血,无呕吐的病人采取的护理措施中,恰当的是(　　)。

A. 冰盐水洗胃　　B. 少量温凉、清淡、无刺激性饮食

C. 暂禁食　　D. 静脉滴注垂体后叶素

E. 普通饮食

17. 气囊压迫止血适用于下列哪种情况？（　　）

A. 胃、十二指肠出血　　B. 急性出血性坏死性肠炎出血

C. 食管胃底静脉曲张破裂出血　　D. 肠结核出血

E. 直肠癌出血

18. 上消化道出血量大，血液在肠内推进较快，粪便常常呈现（　　）。

A. 为黑便　　B. 新鲜血附着于成形粪便表面

C. 暗红色或鲜红色　　D. 呕血、黑便常兼有

E. 脓血便

19. 病人，男，56 岁。既往有胃溃疡病史 10 余年，现出现上消化道少量出血，无呕吐。在饮食护理方面护士应指导病人选择（　　）。

A. 禁食　　B. 正常饮食　　C. 低蛋白质饮食

D. 细软不烫食物　　E. 营养丰富的流质饮食

20. 病人，男，48 岁。因上消化道大出血急诊入院。值班护士在医生未到达前首先应（　　）。

A. 记录病人入院时间和病情变化　　B. 向家属了解病史，耐心解释

C. 通知住院处，办理入院手续　　D. 注射止血药物，抽血标本配血

E. 测生命体征，建立静脉通路

（三）共用题干选择题

病人，男，55 岁。患肝硬化 8 年。近 8 h 呕血 2 次，每次量约 300 mL。入院查体：血压 80/50 mmHg，心率 150 次/分，巩膜黄染，腹部移动性浊音（+）。

1. 考虑该病人为（　　）。

A. 胃溃疡　　B. 十二指肠溃疡　　C. 急性腐蚀性胃炎

D. 胃癌　　E. 食管胃底静脉曲张破裂出血

2. 该病人首优护理问题是（　　）。

A. 活动无耐力　　B. 恐惧　　C. 知识缺乏

D. 体液不足　　E. 有窒息的危险

3. 针对上述病人，应采取的最重要措施是（　　）。

A. 严密观察病情变化　　B. 补充血容量　　C. 心理护理

D. 清除胃内积血　　E. 气囊管压迫止血

病人，女，53 岁。因患消化性溃疡多年，近来因饮食不当、劳累等因素突然出现呕血约 150 mL，同时排出柏油样大便约 100 g，考虑为上消化道出血。

4. 下列选项中，判断上消化道出血量的可靠指标是（　　）。

A. 呕血与黑便的性状、量　　B. 胃液分析　　C. 血红蛋白量下降

D. 病人的自我感觉　　E. 血压有无下降

5. 此病人目前最重要的护理问题是（　　）。

A. 知识的缺乏　　B. 活动无耐力　　C. 体液不足

D. 血尿素氮降低　　E. 网织红细胞计数下降

6. 你作为一名护士，应为病人采取下列哪项最重要的护理措施？（　　）

A. 补充血容量　　B. 心理护理　　C. 应用收缩血管药物
D. 应用抗生素　　E. 应用促进胃动力药物

病人，女，55 岁。慢性消化性溃疡病史，反复上腹部疼痛 5 年，近 2 d 疼痛加剧，昨日下午感头晕，解柏油样便 1 次，约 400 mL。

7. 病人可能发生了(　　)。
A. 十二指肠溃疡穿孔　　B. 胃溃疡穿孔　　C. 急性胰腺炎
D. 溃疡合并出血　　E. 食管胃底静脉曲张破裂出血

8. 为明确诊断，首选的检查是(　　)。
A. 钡餐检查　　B. 胃液分析　　C. 幽门螺杆菌检测
D. 胃镜检查　　E. 胆囊造影

9. 对于本病引发的出血，首选药物是(　　)。
A. 垂体后叶素　　B. 硫糖铝　　C. 去甲肾上腺素
D. 生长抑素　　E. 西咪替丁

(四)简答题

1. 简述判断上消化道出血病人继续出血或再次出血的观察要点。
2. 简述上消化道出血病人的止血措施。
3. 简述上消化道病人的饮食护理要点。

参考答案

(刘柳静)

第四章 泌尿系统疾病病人的护理

第一节 泌尿系统疾病病人常见症状、体征的护理

一、泌尿系统疾病病人常见症状、体征的护理学习框架

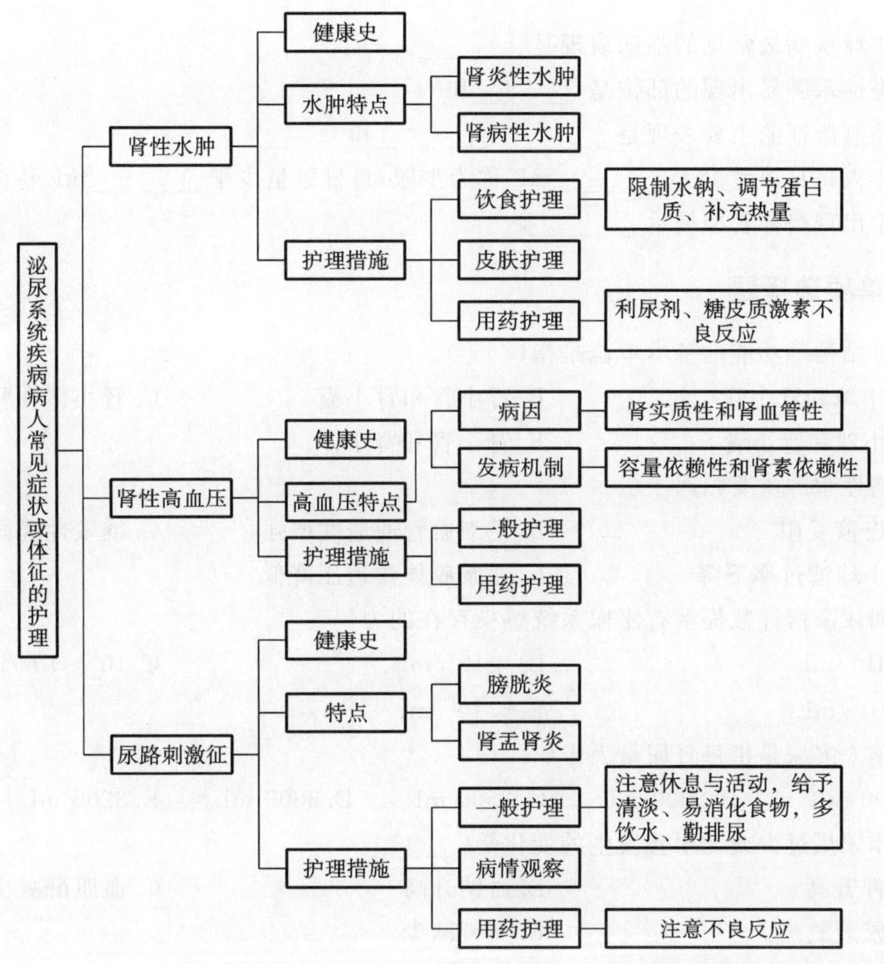

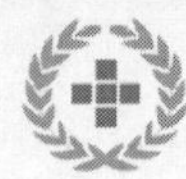

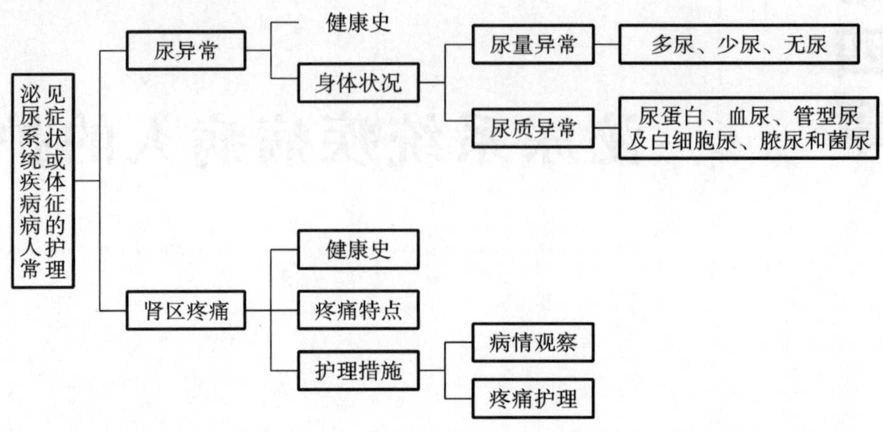

二、同步练习题

（一）填空题

1. 肾小球疾病最常见的临床表现是________。
2. 肾炎性水肿易出现的部位是________和________。
3. 尿路刺激征的主要表现是________、________和________。
4. 成年人每日尿量少于________ mL 称为少尿，每日尿量少于________ mL 称为无尿。
5. 尿中出现蜡样管型提示________。

（二）单项选择题

1. 肾脏结构和功能的基本单位是指（　　）。
A. 肾小球和肾小管　　B. 肾小管和肾小囊　　C. 肾小体和肾小球
D. 肾小球和肾小囊　　E. 肾小管和肾小体
2. 肾病性水肿主要归因于（　　）。
A. 淋巴液受阻　　B. 毛细血管通透性增强　　C. 继发性醛固酮增加
D. 肾小球滤过率下降　　E. 血浆胶体渗透压降低
3. 下列尿菌落计数提示有泌尿系统感染存在的为（　　）。
A. $>10^5$/mL　　B. $<10^5$/mL　　C. $10^4 \sim 10^5$/mL
D. $>10^4$/mL　　E. $<10^4$/mL
4. 成年人多尿是指每日尿量大于（　　）。
A. 1500 mL　　B. 2000 mL　　C. 2500 mL　　D. 3000 mL　　E. 3200 mL
5. 机体尿量过少或无尿会发生的变化是（　　）。
A. 血钾升高　　B. 血钠升高　　C. 血肌酐减少
D. 血尿素氮减少　　E. 血钾减少
6. 由于肾小球病变而发生多尿的早期表现是（　　）。

A. 全天多尿　　B. 上午多尿　　C. 下午多尿
D. 夜间多尿　　E. 睡前多尿

7. 泌尿系统疾病的肾性高血压症状中的容量依赖型高血压是指(　　)。
A. 总血量过多　　B. 血中钾过多　　C. 血中水钠过多
D. 血中钙过多　　E. 血中磷过多

8. 初步诊断为肾脏疾病前应首先检查的项目是(　　)。
A. 心脏 B 超　　B. 大便常规　　C. 尿常规
D. 肾活检　　E. 肾血管造影

9. 下列关于尿路刺激征病人的护理措施,不正确的是(　　)。
A. 多饮水、常憋尿　　B. 急性期卧床休息　　C. 随时清洁尿道口
D. 避免应用氨基糖苷类药物　　E. 必要时遵医嘱加用碱性药物

10. 陈某,男,30 岁。全身水肿 1 个月,尿蛋白(++++),测血压 155/95 mmHg。下列属于导致肾性高血压最常见的原因是(　　)。
A. 肾小球肾炎　　B. 肾动脉狭窄　　C. 先天性多囊肾
D. 肾结核　　E. 肾盂肾炎

(三)共用题干选择题

黄某,男,47 岁。患慢性肾小球肾炎 10 年,近 3 d 见明显血尿,且水肿加重,血压 140/86 mmHg。尿液检查有蛋白及颗粒管型。

1. 护士应给予该病人的主食是(　　)。
A. 优质低蛋白质　　B. 优质高蛋白质　　C. 麦淀粉
D. 脂肪　　E. 豆制品

2. 该病人适宜的蛋白质食物是(　　)。
A. 菠菜　　B. 植物油　　C. 鸡蛋
D. 核桃　　E. 人工合成蛋白

3. 根据病情,护士应给予该病人的健康指导是(　　)。
A. 增加室内活动　　B. 多饮水　　C. 增加蛋白质的摄入
D. 卧床休息　　E. 正常工作,增加午休时间

(四)简答题

1. 简述肾炎性水肿和肾病性水肿的区别。
2. 简述肾脏疾病病人出现肾区痛的表现。
3. 简述肾性高血压按发生机制的分类。

参考答案

(李泽钏)

第二节　肾小球疾病病人的护理

一、肾小球疾病病人的护理学习框架

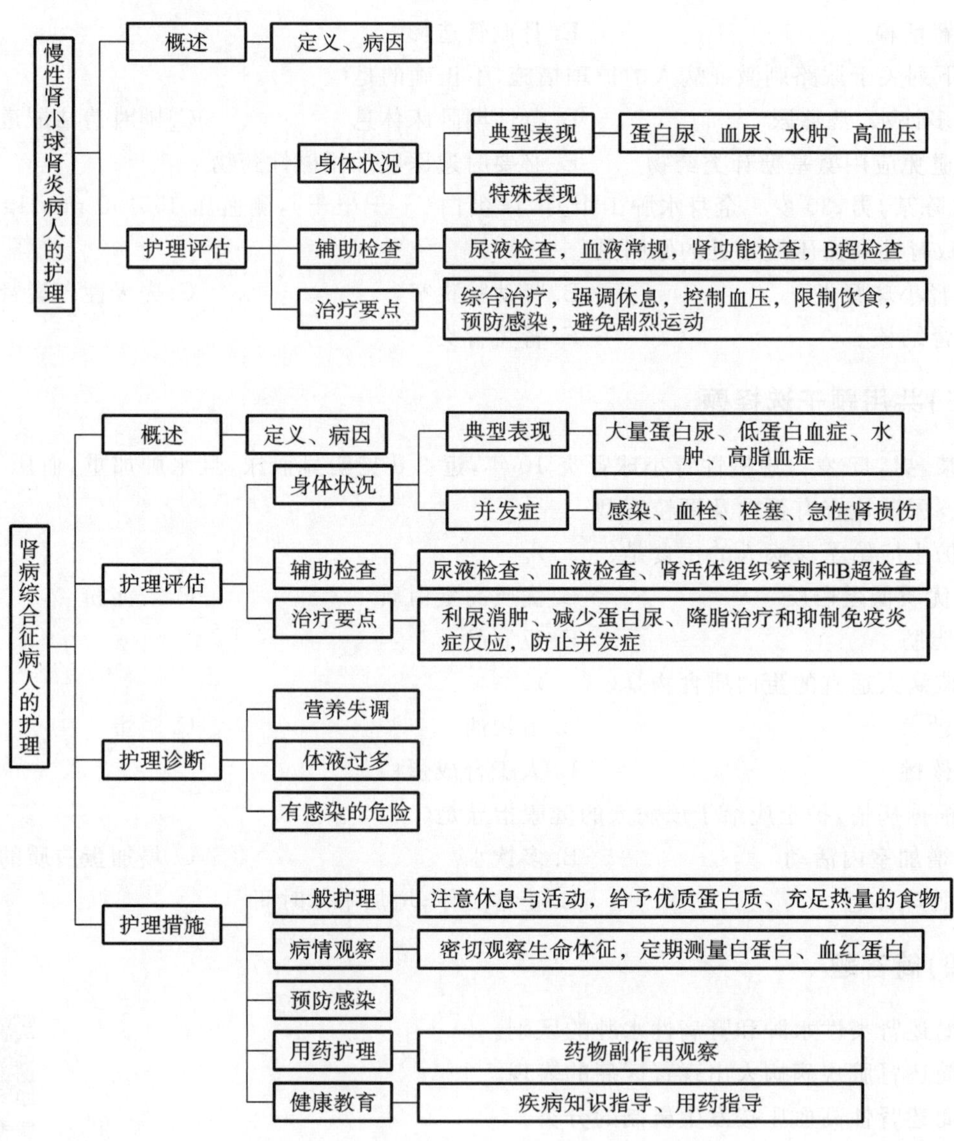

二、同步选择题

(一)填空题

1. 急性肾小球肾炎是一组起病急，以________、________、________和________为主要临床表现的肾脏疾病。

2. 肾性血尿的特点是________。

3. 急性肾炎疾病的轻症病人每日尿量可减少至________ mL。

4. 急性肾炎病人的水肿症状常表现为晨起眼睑水肿，还可伴有________水肿。

5. 慢性肾炎并发症感染的多见部位为________和________，多与________及应用免疫抑制药物有关。

(二)单项选择题

1. 急性肾炎的发病机制是(　　)。

A. 抗基底膜抗体介导性炎症　　B. 沉积的循环免疫复合物介导性炎症
C. 细胞免疫介导性炎症　　D. 其介导性炎症
E. 以上都不是

2. 急性肾小球肾炎是属于(　　)。

A. 链球菌感染后化脓性炎症　　B. 病毒感染后非化脓性炎症
C. 先天性免疫缺陷疾病　　D. 感染后免疫反应性炎症
E. 金黄色葡萄球菌感染后化脓性炎症

3. 判断急性肾炎最主要的辅助检查是(　　)。

A. 肾活检　　B. 尿液检查　　C. B超检查
D. 肾小球滤过功能检查　　E. 以上都不是

4. 下列不适宜作为急性肾炎急性期处理措施的是(　　)。

A. 适当活动　　B. 限制食盐　　C. 应用青霉素
D. 利尿消肿　　E. 降血压

5. 急性肾炎疾病最先出现的症状是(　　)。

A. 少尿、无尿　　B. 高血压　　C. 心力衰竭
D. 水肿、血尿　　E. 高血压脑病

6. 病人，姚某，男，25岁。发热、咽痛2周。尿蛋白(＋＋)，红细胞15～20个/HP，肾活检符合急性肾小球肾炎，该病人出现肉眼血尿的可能性约为(　　)。

A. 20%　　B. 10%　　C. 30%　　D. 40%　　E. 60%

7. 慢性肾炎的主要病变部位是(　　)。

A. 单侧肾脏的肾小球　　B. 双侧肾脏的肾小球
C. 双侧肾脏的肾小球和肾小管　　D. 双侧肾间质
E. 单侧肾脏的肾小球和肾小管

8. 慢性肾小球肾炎最先出现的症状是(　　)。

A. 贫血　　B. 肾功能减退　　C. 水肿或高血压

D. 蛋白尿　　E. 血尿

9. 病人，朱某，女，32 岁。因反复出现蛋白尿（++~+++）入院。查血压 160/90 mmHg，肾功能检查血肌酐持续升高，初步诊断为慢性肾小球肾炎。该疾病最具特征性的尿异常是（　）。

A. 血尿　　B. 脓尿　　C. 蛋白尿　　D. 乳糜尿　　E. 管型尿

10. 关于慢性肾炎的主要治疗目的下列说法正确的是（　）。

A. 控制感染　　B. 防止腹腔积液　　C. 防止高血压脑病
D. 防止心脑血管并发症　　E. 防止或延缓肾功能的进行性减退

11. 慢性肾炎病人在晚期最严重的疾病问题是（　）。

A. 贫血　　B. 大量蛋白尿　　C. 中度以上高血压
D. 肾衰竭　　E. 高度水肿

12. 病人，孙某，女，22 岁。因尿蛋白（+++）、下肢水肿入院，查血胆固醇升高，血白蛋白 23 g/L，诊断为肾病综合征。下列属于原发性肾病综合征的是（　）。

A. 糖尿病肾病　　B. 过敏性紫癜肾　　C. 慢性肾炎
D. 狼疮性肾炎　　E. 肾淀粉样变

13. 使肾病综合征症状加重是由于血栓形成的血管是（　）。

A. 上肢静脉　　B. 下肢动脉　　C. 冠状动脉
D. 髂静脉　　E. 肾静脉

14. 原发性肾病综合征常可自发形成血栓的原因是（　）。

A. 血小板增多　　B. 血管内皮细胞易受损　　C. 组织因子易释放
D. 血液多呈高凝状态　　E. 红细胞增多

15. 病人，路某，男，19 岁。因双下肢中度水肿及尿蛋白（+++）入院，查血清蛋白 20 g/L，诊断为肾病综合征。下列属于原发性肾病综合征主要并发症的是（　）。

A. 血栓及栓塞　　B. 动脉粥样硬化　　C. 肾功能不全
D. 感染　　E. 心绞痛、心肌梗死

16. 治疗急性肾炎的主要原则为（　）。

A. 以使用糖皮质激素治疗为主
B. 以防止或延缓肾功能减退及改善症状为主
C. 使用细胞毒性药物为主
D. 以休息、低盐饮食及对症治疗为主
E. 以预防高血压治疗为主

17. 慢性肾炎引起肾功能不全的代偿期症状的特点是（　）。

A. 尚无明显临床表现　　B. 高血压　　C. 水肿
D. 蛋白尿　　E. 管型尿

18. 护士给予慢性肾炎病人低蛋白质、低磷饮食的目的是（　）。

A. 减轻肾性水肿　　B. 控制高血压　　C. 预防低钾血症
D. 预防低钙血症　　E. 减轻肾小球内高压、高灌注及高滤过状态

19. 下列关于护士给予慢性肾炎病人的健康教育正确的是（　）。

A. 预防感染、避免劳累　　B. 预防感染、减少锻炼　　C. 避免劳累、绝对卧床
D. 预防感染、增加钠盐摄入　　E. 长期应用抗生素，维护肾功能

20. 下列适宜肾小球肾病病人的饮食的是(　　)。
A. 高钠、低蛋白质、高糖、高维生素饮食
B. 低钠、高蛋白质、低糖、低维生素饮食
C. 低钠、高蛋白质、高糖、高维生素饮食
D. 高脂肪、高蛋白质、低糖、高维生素饮食
E. 高蛋白质、高脂肪、高糖、高钠饮食

(三)共用题干选择题

胡某,女,38 岁。因反复出现蛋白尿(+～++)、镜下血尿、轻度水肿入院,查体:血压 175/100 mmHg、肾功能检查和血肌酐持续升高。

1. 可能的诊断是(　　)。
A. 肾病综合征　B. 急性肾小球肾炎　C. 急性肾盂肾炎
D. 急进性肾小球肾炎　E. 慢性肾小球肾炎

2. 下列针对该病人的护理措施不包括(　　)。
A. 消除疑虑,配合治疗　B. 减轻水肿,维持体液平衡
C. 多饮水,保持尿量在 2500 mL 以上　D. 合理膳食,保证足够营养
E. 让病人了解有关防治知识

3. 针对该病人目前的血压情况,应采取的治疗措施为(　　)。
A. 使用 ACEI 类药物降压　B. 给予高钙饮食　C. 血液透析
D. 使用庆大霉素抗感染　E. 腹膜透析

廖某,男,46 岁。一周前受凉后,自行服用感冒药,出现乏力、恶心、颜面水肿,可见肉眼血尿,查体:血压 174/101 mmHg,呼吸 21 次/分,尿量 600 mL/d,血肌酐 360 μmol/L,血钾 6.0 mmol/L,双下肢中度水肿。

4. 应采取的主要治疗原则是(　　)。
A. 饮食治疗　B. 鼓励多喝水　C. 糖皮质激素治疗
D. 休息和对症治疗　E. 免疫抑制剂治疗

5. 应采取的护理措施是(　　)。
A. 给予高蛋白质饮食　B. 严格控制水、钠的出入量　C. 用强利尿剂
D. 鼓励多饮水　E. 用速效强心剂

6. 目前护士应重点观察的内容是(　　)。
A. 血压的变化　B. 心率的变化　C. 有无剧烈头痛
D. 有无恶心、呕吐　E. 水、电解质平衡

(四)简答题

1. 简述急性肾炎常见的病因及发病机制。
2. 简述急性肾小球肾炎的并发症及治疗要点。
3. 简述肾病综合征的"三高一低"特征。

参考答案

(李泽钏)

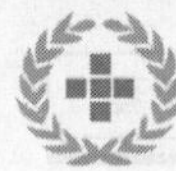

第三节　尿路感染病人的护理

一、尿路感染病人的护理学习框架

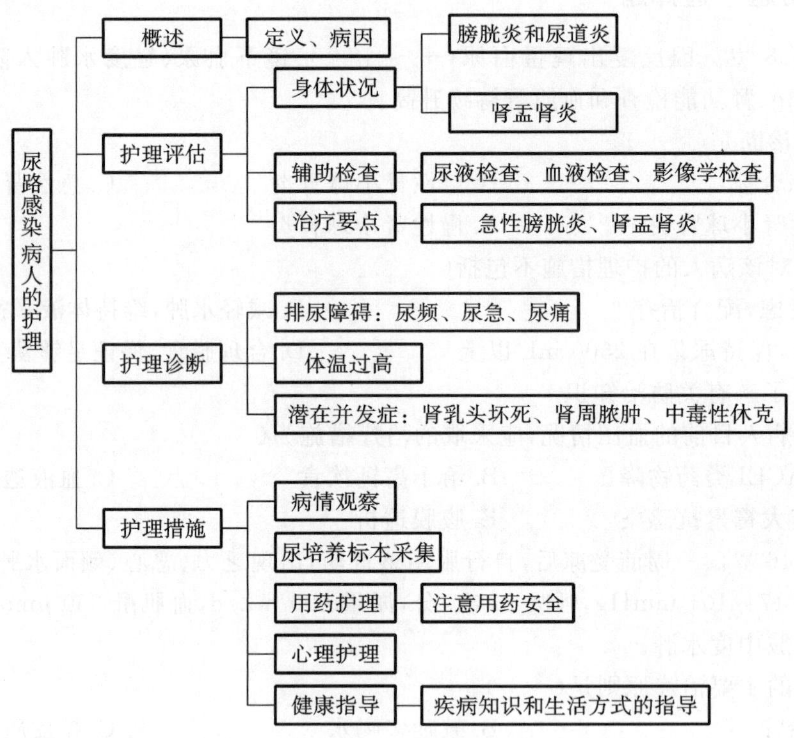

二、同步练习题

(一)填空题

1. 尿路感染根据感染发生部位可分为________和________。
2. 上尿路感染是指________，下尿路感染包括________和________。
3. 典型尿路感染可根据________、________和________加以确诊。
4. 膀胱刺激征的主要表现是________、________和________。
5. 肾盂肾炎疾病常见的感染途径是________。

(二)单项选择题

1. 尿路感染是指(　　)。

A. 肾盂、肾小管、输尿管、膀胱的炎症　　B. 肾盂、输尿管、膀胱、尿道的炎症

C. 肾盂、肾盏、输尿管、膀胱、尿道的炎症　　D. 肾盂、肾盏、肾小管、输尿管的炎症

E. 肾盂、肾盏、肾小管、膀胱的炎症

2. 尿路感染的常见原因是(　　)。

A. 真菌感染　　B. 细菌感染　　C. 病毒感染

D. 微生物感染　　E. 以上都是

3. 急性肾盂肾炎的致病菌常见于(　　)。

A. 真菌　　B. 变形杆菌　　C. 大肠埃希菌

D. 绿脓杆菌　　E. 副大肠杆菌

4. 下列关于进行尿培养和尿菌落计数的护理措施正确的是(　　)。

A. 收集标本前用消毒剂充分清洗外阴部

B. 留取在膀胱内停留有 6～8 h 的尿液

C. 留取初始尿液置于清洁容器内

D. 应取病人停用抗生素药物后第 3 天的尿液

E. 若不能立即检查尿标本时,应加适量防腐剂

5. 病人,张某,女,23 岁。因肾盂肾炎疾病入院治疗,护士为该病人清洁留尿后进行尿培养的时间应控制在(　　)。

A. 3 h 内　　B. 2 h 内　　C. 1 h 内　　D. 4 h 内　　E. 6 h 内

6. 病人,宋某,女,24 岁。因发热、腰痛、尿痛、尿急、尿频 3 d 来院就诊。尿液检查:尿红细胞 5～10 个/HP,白细胞 2～3 个/HP,肾区有叩击痛。诊断为急性肾盂肾炎。该类疾病病人的尿液检查中常见有(　　)。

A. 大量白细胞　　B. 大量蛋白质　　C. 大量钠离子

D. 颗粒管型　　E. 以上全不是

7. 病人,黄某,女,28 岁。盆腔手术后在住院期间发生的尿路感染主要归因于(　　)。

A. 大量饮水　　B. 长期卧床　　C. 缺乏锻炼　　D. 膀胱冲洗　　E. 留置导尿管

8. 病人,吕某,男,32 岁。因反复出现尿频、尿急和尿痛入院。下列关于治疗尿路感染的用药,说法正确的是(　　)。

A. 急性膀胱炎病人可口服复方磺胺甲基异噁唑

B. 急性肾盂肾炎的轻症病人可口服喹诺酮类药物

C. 急性膀胱炎病人可口服左氧氟沙星

D. 急性肾盂肾炎的重症病人可静脉使用广谱的头孢类抗生素

E. 以上全都对

9. 病人,王某,男,36 岁。突发寒战、恶心、呕吐,伴有腰背部疼痛,查体:体温 38.5 ℃,初步诊断为急性肾盂肾炎,护士应给予该病人的正确护理措施是(　　)。

A. 绝对卧床休息　　B. 立即使用抗生素治疗后留尿检查

C. 遵医嘱予以药物降温且嘱病人多饮水　　D. 高热量、高维生素饮食且少饮水

E. 高脂肪、高热量、高维生素饮食

10. 肾盂肾炎疾病病人治愈后,护士给予该疾病最简单的预防方法是(　　)。

A. 隔天一次抗生素口服　　B. 保持外阴清洁　　C. 每天冲洗膀胱

D. 每天尿道口消毒　　E. 多饮水、勤排尿

(三)共用题干选择题

李某,男,36 岁,长途汽车司机。每天工作 10 h,1 d 前突然尿频、尿急、尿痛,体温 38.6

℃,查尿沉渣白细胞＞5 个/HP。

1. 该病人最有可能的诊断是(　　)。

A. 急性肾损伤　　B. 急性肾小球肾炎　　C. 急性肾盂肾炎
D. 慢性肾衰竭　　E. 以上全不是

2. 该疾病发生最可能的感染途径是(　　)。

A. 直接感染　　B. 间接感染　　C. 接触感染　　D. 血行感染　　E. 上行感染

3. 针对该病人出院后，护士应给予的正确健康宣教是(　　)。

A. 多饮水、勤排尿　　B. 经常预防性服用抗生素药物　　C. 绝对卧床休息
D. 无须定期复查尿常规　　E. 以上全不对

(四)简答题

1. 简述尿路感染的护理诊断。
2. 简述尿细菌定量培养的注意事项。
3. 简述尿路感染的预防指导。

参考答案

(李泽钏)

第四节　肾衰竭病人的护理

一、肾衰竭病人的护理学习框架

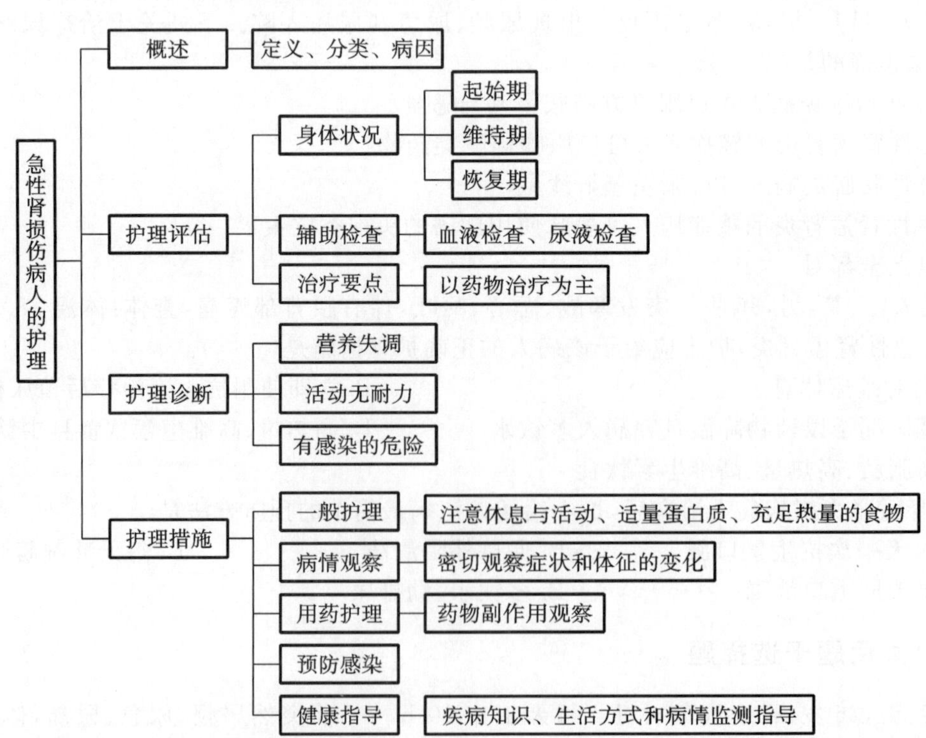

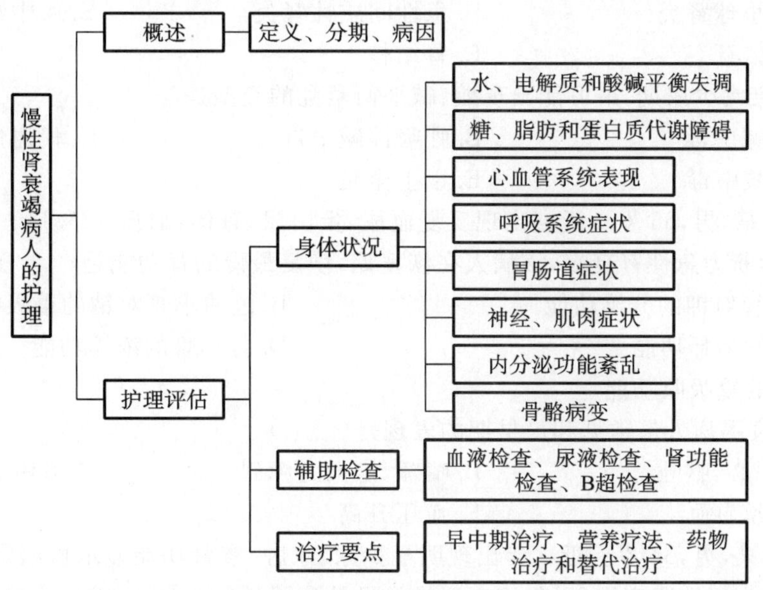

二、同步练习题

(一)填空题

1. 根据病变部位,急性肾损伤可分为________、________和________。

2. 急性肾损伤的典型临床病程可分为________期、________期和________期。

3. 急性肾损伤的水、电解质紊乱表现为________、________和________。

4. 慢性肾小球肾炎晚期最严重的表现是________。

5. 尿毒症期的酸碱平衡失调的表现为________。

(二)单项选择题

1. 肾衰竭是指(　　)。

A. 各种肾实质疾病引起的病理过程　　B. 持续少尿或无尿的病理过程

C. 引起氮质血症的各种疾病　　D. 间歇少尿或无尿的病理过程

E. 因肾功能障碍导致代谢产物蓄积,水、电解质和酸碱平衡紊乱,以及肾内分泌功能紊乱的综合征

2. 下列不属于急性肾衰竭病人主要临床表现的是(　　)。

A. 高钠血症　　B. 高钾血症　　C. 水潴留

D. 氮质血症　　E. 代谢性酸中毒

3. 急性肾衰竭时,肾内血流量明显减少的部位是(　　)。

A. 肾间质　　B. 肾皮质外层　　C. 肾皮质内层

D. 肾髓质　　E. 肾盂

4. 引起肾后性肾衰竭的常见病因是(　　)。

A. 急性肾小球肾炎　　B. 急性间质性肾炎　　C. 汞中毒
D. 输尿管结石　　E. 肾结核

5. 急性肾衰竭少尿期，最可能出现酸、碱平衡紊乱的类型是(　　)。
A. 代谢性碱中毒　　B. 呼吸性碱中毒　　C. 代谢性酸中毒
D. 呼吸性酸中毒　　E. 以上全是

6. 病人，李某，男，65 岁。近期出现反复血尿、蛋白尿，查体：血压 175/110 mmHg，血肌酐 404 μmol/L，诊断为急性肾衰竭，该病人在恢复期，恢复最慢的肾功能是(　　)。
A. 远曲小管对钾的分泌功能　　B. 近曲小管对钠的重吸收功能
C. 肾小管的稀释功能　　D. 肾小管的浓缩功能
E. 肾小球的重吸收功能

7. 慢性肾衰竭病人最常见和最早期的表现是(　　)。
A. 厌食、恶心、呕吐　　B. 嗜睡、定向力障碍　　C. 咳嗽、胸痛
D. 皮肤黏膜出血　　E. 血压升高

8. 病人，黄某，男，54 岁。近 2 年出现明显少尿、水肿，查肾功能显示血肌酐和尿素氮水平显著升高，诊断为慢性肾衰竭，引起该疾病最常见的病因是(　　)。
A. 慢性肾小球肾炎　　B. 慢性肾盂肾炎　　C. 肾结核
D. 多囊肾　　E. 糖尿病肾病

9. 慢性肾衰竭时常出现的水、电解质紊乱表现为(　　)。
A. 代谢性酸中毒、低血磷和低钙血症　　B. 代谢性碱中毒、低血钾和低氯血症
C. 代谢性酸中毒、高血磷和低钙血症　　D. 代谢性酸中毒、高血钾和低镁血症
E. 代谢性酸中毒、失水和低钠、低钾血症

10. 慢性肾衰竭病人的心血管疾病表现常见于(　　)。
A. 急性左心衰　　B. 冠心病　　C. 高血压
D. 心肌炎　　E. 心包炎

11. 治疗慢性肾炎时选用环磷酰胺药物，应特别关注的不良反应是(　　)。
A. 胃肠道反应　　B. 肝功能损害　　C. 肾功能影响
D. 粒细胞减少　　E. 出血性膀胱炎

12. 慢性肾衰竭最常见的死亡原因是(　　)。
A. 严重感染　　B. 消化道大出血　　C. 心血管并发症
D. 代谢性碱中毒　　E. 代谢性酸中毒

13. 慢性肾衰竭病人最常见的继发感染是(　　)。
A. 口腔炎　　B. 皮肤感染　　C. 原发性腹膜炎
D. 肺部和泌尿道感染　　E. 胃肠炎

14. 肾衰竭合并感染时应选用的抗生素是(　　)。
A. 红霉素　　B. 链霉素　　C. 庆大霉素
D. 多黏霉素　　E. 磺胺药

15. 病人，王某，男，20 岁。发生车祸后血容量急剧减少，24 h 尿量少于 400 mL，初步诊断为急性肾损伤，为进一步确诊，首选的检查是(　　)。
A. 肾活检　　B. CT 检查　　C. MRI 检查
D. B 超检查　　E. 尿培养

16. 尿毒症病人最早和最突出的临床表现是(　　)。

A. 胃肠道表现　　B. 精神神经系统表现　　C. 心血管系统表现
D. 呼吸系统表现　　E. 代谢性酸中毒

17. 慢性肾功能不全的分期是(　　)。

A. 肾功能不全代偿期、尿毒症期
B. 肾功能不全早期、肾功能不全晚期
C. 肾功能不全早期、肾功能不全衰竭期
D. 肾功能不全代偿期、氮质血症期、尿毒症期
E. 肾功能不全代偿期、肾功能不全衰竭期

18. 下列引起慢性肾衰竭病情恶化的危险因素不包括(　　)。

A. 吸烟　　B. 低蛋白血症　　C. 蛋白尿
D. 高血压　　E. 低血糖

19. 下述不属于急性肾衰竭多尿期出现多尿的机制的是(　　)。

A. 肾小球滤过功能逐渐恢复
B. 肾小管阻塞解除
C. 抗利尿激素分泌减少
D. 新生的肾小管上皮细胞浓缩功能低下
E. 渗透性利尿

20. 病人,张某,男,65 岁。有慢性肾炎病史 15 年,最近出现水肿,皮肤瘙痒,少尿,每天尿量少于 400 mL,口腔有氨臭,诊断为尿毒症。该病人口臭的原因是(　　)。

A. 细菌在口腔及咽部繁殖　　B. 丙酮排出增多　　C. 胃排空减弱
D. 大量硫醇排出　　E. 随唾液排出的尿素被分解成氨

(三)共用题干选择题

病人,陈某,男,50 岁。间歇性水肿 8 年,伴有恶心、呕吐 2 周。查体:血压 168/107 mmHg,血红蛋白 80 g/L,尿蛋白(+++),颗粒管型 2 个/HP,尿比重 1.012。

1. 该病人最有可能的诊断是(　　)。

A. 肾病综合征　　B. 急性肾盂肾炎　　C. 慢性肾盂肾炎
D. 慢性肾衰竭　　E. 急性肾损伤

2. 该病人应立即进行的检查是(　　)。

A. 肝功能　　B. 血胆固醇　　C. 血肌酐、尿素氮
D. 乙型肝炎　　E. 尿培养

3. 观察慢性肾衰竭病人病情时,表示已进入尿毒症期的表现是(　　)。

A. 贫血　　B. 夜尿多　　C. 恶心、呕吐
D. 腹泻　　E. 代谢性酸中毒

病人,张某,女,39 岁,患慢性肾小球肾炎 3 年。近因感冒、发热伴咳嗽 1 周,出现恶心、腹部不适,少尿 2 d。查体:血压 160/100 mmHg,血红蛋白 60 g/L,血清白蛋白 30 g/L,尿蛋白(++),血钙 1.35 mmol/L,血磷 3.34 mmol/L,尿比重 1.013。诊断为慢性肾衰竭收住院。

4. 能反映该病人肾功能不全的指标是(　　)。

A. 血清白蛋白　　B. 尿蛋白　　C. 尿比重

D. 血红蛋白　　　　　　　　E. 以上全不是

5. 为了进一步判断肾功能情况，须采血查尿素氮。下列正确的护理措施是(　　)。

A. 采血前须禁食

B. 用抗凝试管

C. 从输液针头处取血

D. 不必空腹，采血后直接注入采血管

E. 采血量一般为 10 mL

6. 护士应为该病人提供的饮食是(　　)。

A. 富含铁质　　　　　　　　B. 优质低蛋白质饮食　　　　　　C. 补充水分

D. 优质高蛋白质饮食　　　　E. 丰富的含钾食物

(四)简答题

1. 简述急性肾衰竭的发病机制。

2. 简述慢性肾衰竭疾病根据肾功能损害程度的分期。

3. 简述引起慢性肾衰竭急性加重的危险因素。

参考答案

(李泽钏)

第五章 血液系统疾病病人的护理

第一节 血液系统疾病病人常见症状、体征的护理

一、血液系统疾病病人常见症状、体征的护理学习框架

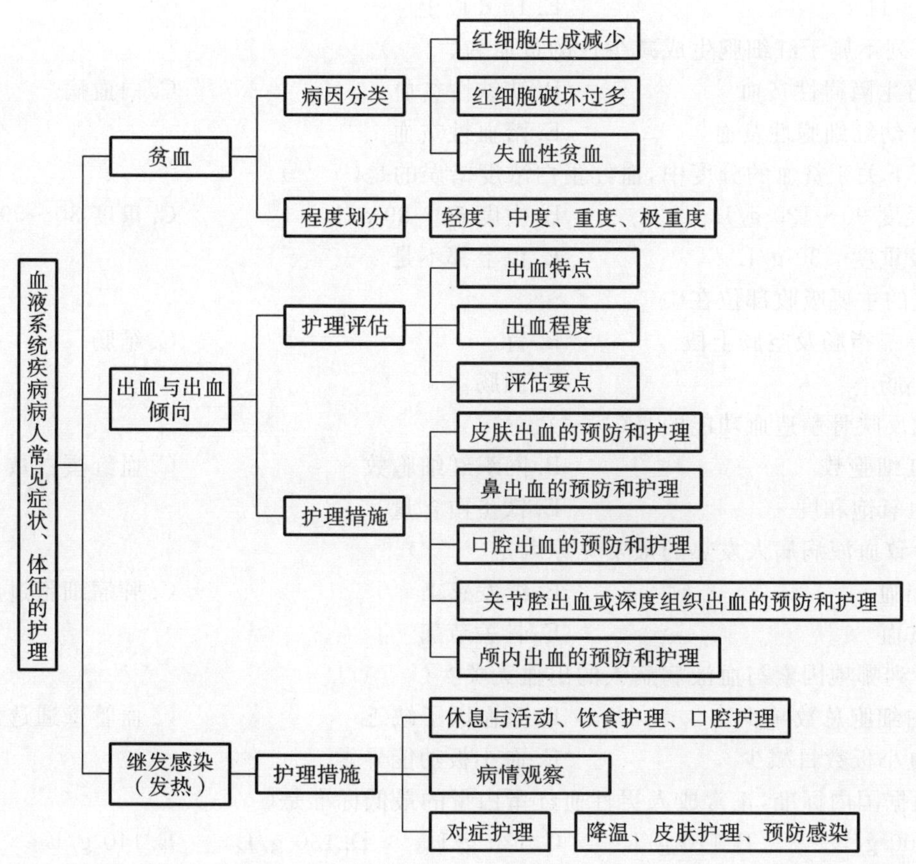

二、同步练习题

(一)填空题

1. 血液系统疾病病人常见症状有________,________,________,________。

2. 血小板主要参与机体的________和________过程,缺少容易引起________。

3. 出血的几个常见原因中:血小板数目减少及其功能异常,毛细血管脆性或通透性增加,血浆中凝血因子缺乏,循环血液中抗凝血物质增加,分别对应的代表性疾病是________、________、________、________。

4. 血红蛋白的正常值成年男性________,成年女性________。

5. 成年正常男性红细胞的数量为________,女性红细胞的数量为________。

(二)单项选择题

1. 血小板在循环血中的寿命为(　　)。

A. 1～3 d　　B. 4～5 d　　C. 6～7 d
D. 8～11 d　　E. 15 d 以上

2. 下列不属于红细胞生成减少性的贫血为(　　)。

A. 再生障碍性贫血　　B. 缺铁性贫血　　C. 白血病
D. 巨幼红细胞性贫血　　E. 溶血性贫血

3. 以下关于贫血的分度中,血红蛋白浓度错误的是(　　)。

A. 轻度 90～120 g/L　　B. 中度 60～89 g/L　　C. 重度 30～59 g/L
D. 极重度＜30 g/L　　E. 以上都不是

4. 铁的主要吸收部位在(　　)。

A. 十二指肠及空肠上段　　B. 胃　　C. 结肠
D. 小肠　　E. 回肠

5. 能反映骨髓造血功能的是(　　)。

A. 红细胞数　　B. 网织红细胞数　　C. 血红蛋白数
D. 血氧饱和度　　E. 铁蛋白含量

6. 导致血液病病人发热的最常见原因是(　　)。

A. 出血　　B. 继发感染　　C. 肿瘤细胞过度增生
D. 贫血　　E. 骨关节痛

7. 下列哪项因素与血液病病人的出血无关?(　　)

A. 白细胞总数减少　　B. 凝血因子缺乏　　C. 血管壁通透性增加
D. 血小板数目减少　　E. 血小板功能异常

8. 根据国内标准,正常成人男性血红蛋白量的最低标准是(　　)。

A. 100 g/L　　B. 110 g/L　　C. 120 g/L　　D. 130 g/L　　E. 140 g/L

9. 成人的主要造血器官是(　　)。

A. 骨髓　　B. 肝　　C. 脾　　D. 淋巴结　　E. 胸腺

10. 同时服用,有利于铁的吸收的药物是(　　)。

A. 维生素 A　　B. B 族维生素　　C. 维生素 C
D. 维生素 D　　E. 维生素 E

11. 下列关于贫血的诊断，血红蛋白浓度正确的是(　　)。
A. 男性小于 120 g/L，女性小于 110 g/L，孕妇小于 100 g/L
B. 男性小于 110 g/L，女性小于 120 g/L，孕妇小于 100 g/L
C. 男性小于 90 g/L，女性小于 120 g/L，孕妇小于 110 g/L
D. 男性小于 120 g/L，女性小于 110 g/L，孕妇小于 120 g/L
E. 男性小于 110 g/L，女性小于 110 g/L，孕妇小于 120 g/L

12. 营养性巨幼红细胞性贫血是因为体内缺乏(　　)。
A. 血小板　　B. 白细胞　　C. 维生素 C
D. 鞣酸　　E. 叶酸和(或)维生素 B_{12}

13. 缺铁性贫血最早和最常见的症状是(　　)。
A. 皮肤干燥　　B. 结膜及甲床苍白　　C. 心悸、气短
D. 记忆力减退　　E. 乏力、困倦、活动耐力减退

14. 导致缺铁性贫血的原因是(　　)。
A. 缺乏铁元素，白细胞减少　　B. 缺乏叶酸，红细胞减少
C. 缺乏维生素 B_{12} 红细胞减少　　D. 红细胞减少，血红蛋白合成减少
E. 缺乏铁元素，血红蛋白合成减少

15. 病人，女，20 岁。感冒后持续高热，咳嗽，胸痛，鼻出血，面色苍白。抗生素治疗无效。查体：胸骨压痛，右中肺叩诊呈浊音，闻及有湿啰音，肝脾肋下可触及。化验：全血细胞减少。胸片显示右中肺片状渗出性改变。应首选的检查项目是(　　)。
A. 抗核抗体　　B. 出血时间　　C. 骨髓穿刺　　D. 凝血时间　　E. 出血量

16. 病人，女，30 岁。诊断特发性血小板减少性紫癜。血常规显示红细胞 3.5×10^{12}/L，血红蛋白 90 g/L，白细胞 6.8×10^{9}/L，血小板 30×10^{9}/L，该病人最大的危险是(　　)。
A. 感染　　B. 泌尿道出血　　C. 全身皮肤、黏膜出血
D. 颅内出血　　E. 发热

17. 下列对血液系统疾病病人加强心理疏导的具体措施不包括(　　)。
A. 多接触病人，与其沟通　　B. 对病人关心的问题予以耐心解释
C. 观察病人情绪反应，鼓励其配合　　D. 指导病人多做运动
E. 鼓励病人家属参与护理过程

18. 下列血液病病人发生继发感染的护理措施中，错误的是(　　)。
A. 用紫外线行空气消毒，每日 2 次　　B. 女性清洗会阴，每日 2 次
C. 鼻腔内涂抗生素软膏，每日 2 次　　D. 常规测体温，每日 2 次
E. 餐前餐后，睡前晨起用漱口液漱口

(三)共用题干选择题

张某，男，18 岁。寒战、高热 3 d，伴鼻出血和口腔溃疡，身体评估：全身可见散在出血点，浅表淋巴结肿大，胸骨无压痛，肝脾未触及。血象：红细胞 2.0×10^{12}/L，血红蛋白 55 g/L；白细胞 1.0×10^{9}/L；中性粒细胞 0.18；淋巴细胞 0.82；血小板 13×10^{9}/L；网织红细胞百分比为 0。

1. 该病人最有可能的临床诊断是(　　)。

A. 非重型再生障碍性贫血　　B. 重型再生障碍性贫血　　C. 急性粒细胞缺乏症

D. 急性早幼粒细胞白血病　　E. 败血症合并DIC

2. 下列哪项检查有助于本病的确诊?(　　)

A. 骨髓检查　　B. ECT骨成像　　C. 红细胞染色检查

D. 血培养加药物敏感　　E. 凝血功能检查

3. 此时病人的护理重点应在于注意观察(　　)。

A. 神志　　B. 血压　　C. 体温

D. 有无颅内出血　　E. 口腔黏膜

高女士,20岁,高热、鼻出血1周。查体:扁桃体肿大、表面脓苔覆盖,肝脾不大。实验室检查:外周血全血细胞减少。病人情绪烦躁,经常在父母面前哭泣,诉说自己"近几日常做噩梦"。

4. 为确诊需进一步配合检查(　　)。

A. 骨髓象　　B. 血涂片　　C. 血象　　D. 凝血象　　E. 骨髓筛选试验

5. 该病人出血的主要原因是(　　)。

A. 弥散性血管内凝血　　B. 血小板减少　　C. 血小板增多

D. 血管损伤　　E. 凝血因子减少

6. 该病人目前存在的主要心理问题是(　　)。

A. 预感性悲哀　　B. 焦虑　　C. 孤独

D. 绝望　　E. 无能为力

(四)简答题

1. 简述贫血的定义及分类。

2. 简述对血液病病人出血情况的观察。

3. 简述血液病病人高热时降温护理的要点。

参考答案

(朱娟平)

第二节　贫血性疾病病人的护理

一、贫血性疾病病人的护理学习框架

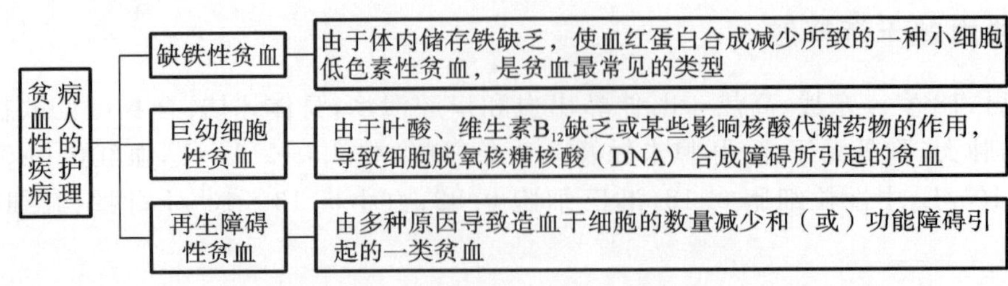

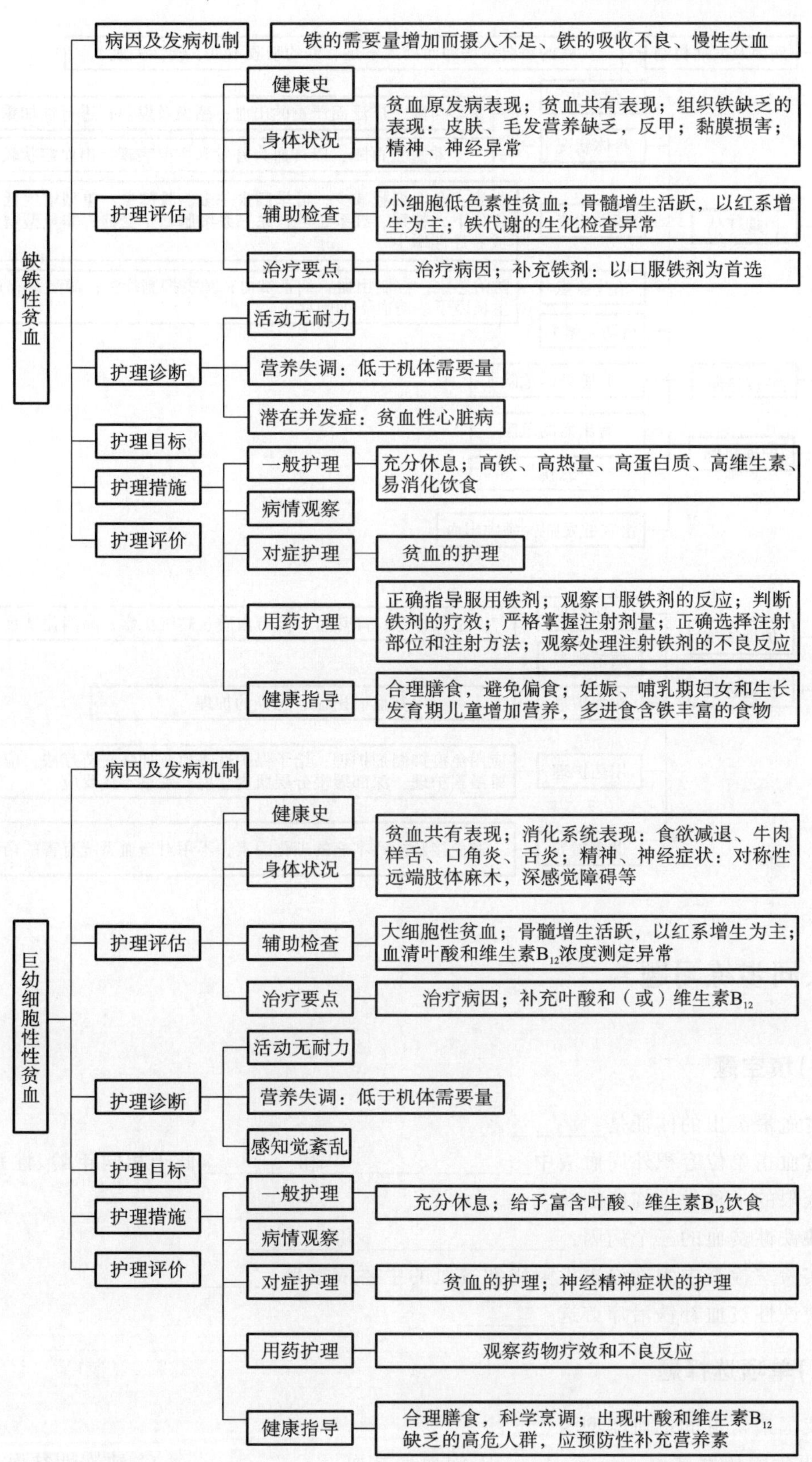
缺铁性贫血
病因及发病机制
铁的需要量增加而摄入不足、铁的吸收不良、慢性失血
护理评估
健康史
身体状况
贫血原发病表现；贫血共有表现；组织铁缺乏的表现：皮肤、毛发营养缺乏，反甲；黏膜损害；精神、神经异常
辅助检查
小细胞低色素性贫血；骨髓增生活跃，以红系增生为主；铁代谢的生化检查异常
治疗要点
治疗病因；补充铁剂：以口服铁剂为首选
护理诊断
活动无耐力
营养失调：低于机体需要量
潜在并发症：贫血性心脏病
护理目标
护理措施
护理评价
一般护理
充分休息；高铁、高热量、高蛋白质、高维生素、易消化饮食
病情观察
对症护理
贫血的护理
用药护理
正确指导服用铁剂；观察口服铁剂的反应；判断铁剂的疗效；严格掌握注射剂量；正确选择注射部位和注射方法；观察处理注射铁剂的不良反应
健康指导
合理膳食，避免偏食；妊娠、哺乳期妇女和生长发育期儿童增加营养，多进食含铁丰富的食物
巨幼细胞性贫血
病因及发病机制
护理评估
健康史
身体状况
贫血共有表现；消化系统表现：食欲减退、牛肉样舌、口角炎、舌炎；精神、神经症状：对称性远端肢体麻木，深感觉障碍等
辅助检查
大细胞性贫血；骨髓增生活跃，以红系增生为主；血清叶酸和维生素B_{12}浓度测定异常
治疗要点
治疗病因；补充叶酸和（或）维生素B_{12}
护理诊断
活动无耐力
营养失调：低于机体需要量
感知觉紊乱
护理目标
护理措施
护理评价
一般护理
充分休息；给予富含叶酸、维生素B_{12}饮食
病情观察
对症护理
贫血的护理；神经精神症状的护理
用药护理
观察药物疗效和不良反应
健康指导
合理膳食，科学烹调；出现叶酸和维生素B_{12}缺乏的高危人群，应预防性补充营养素

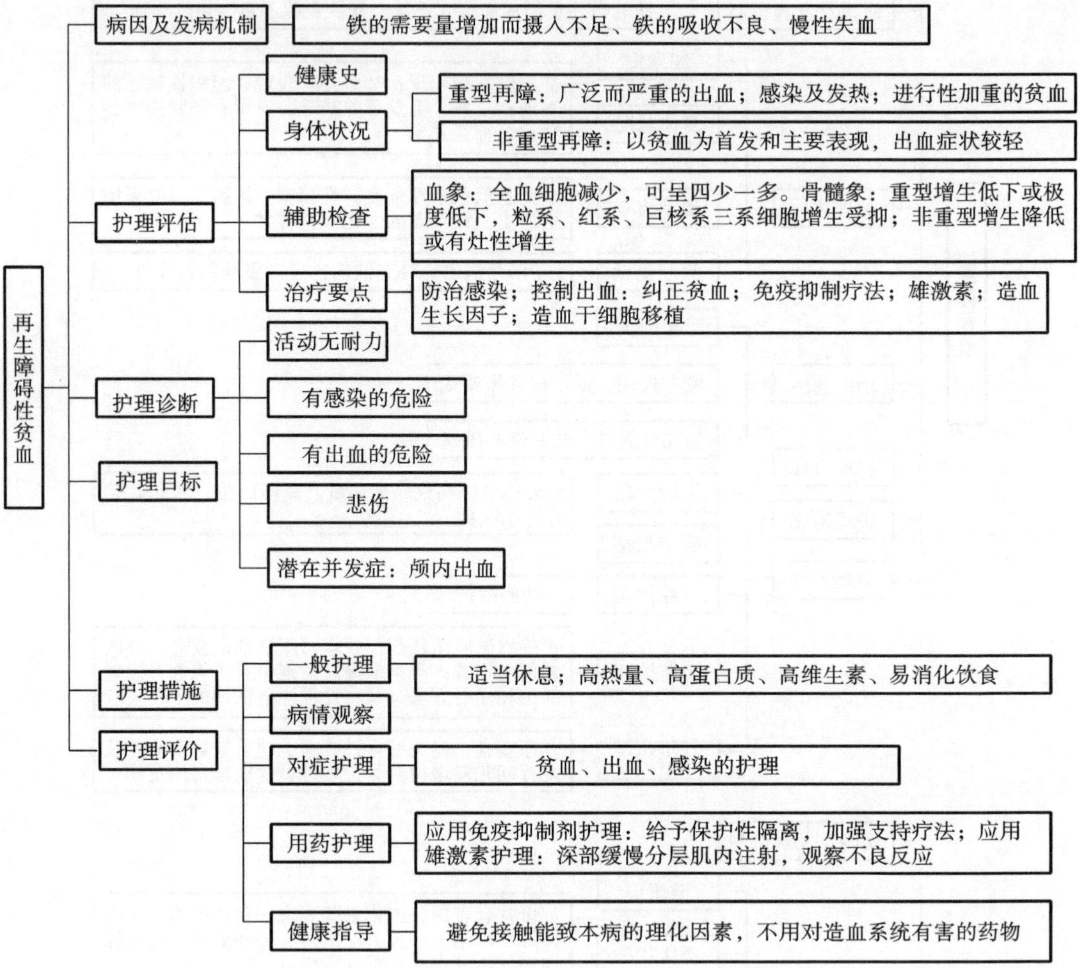

- 再生障碍性贫血
  - 病因及发病机制
    - 铁的需要量增加而摄入不足、铁的吸收不良、慢性失血
  - 护理评估
    - 健康史
    - 身体状况
      - 重型再障：广泛而严重的出血；感染及发热；进行性加重的贫血
      - 非重型再障：以贫血为首发和主要表现，出血症状较轻
    - 辅助检查
      - 血象：全血细胞减少，可呈四少一多。骨髓象：重型增生低下或极度低下，粒系、红系、巨核系三系细胞增生受抑；非重型增生降低或有灶性增生
    - 治疗要点
      - 防治感染；控制出血：纠正贫血；免疫抑制疗法；雄激素；造血生长因子；造血干细胞移植
  - 护理诊断
    - 活动无耐力
    - 有感染的危险
    - 有出血的危险
    - 悲伤
    - 潜在并发症：颅内出血
  - 护理目标
  - 护理措施
    - 一般护理
      - 适当休息；高热量、高蛋白质、高维生素、易消化饮食
    - 病情观察
    - 对症护理
      - 贫血、出血、感染的护理
    - 用药护理
      - 应用免疫抑制剂护理：给予保护性隔离，加强支持疗法；应用雄激素护理：深部缓慢分层肌内注射，观察不良反应
    - 健康指导
      - 避免接触能致本病的理化因素，不用对造血系统有害的药物
  - 护理评价

二、同步练习题

(一)填空题

1. 贫血最突出的体征是________。

2. 贫血指单位容积外周血液中________，________和________低于相同年龄、性别和地区正常值低限的一种常见临床症状。

3. 缺铁性贫血的三个病因：________、________和________。

4. 实验室检查中为确诊再生障碍性贫血的主要依据是________。

5. 缺铁性贫血补铁治疗首选________。

(二)单项选择题

1. 我国最常见的贫血类型为(　　)。

A. 再生障碍性贫血　　B. 溶血性贫血　　C. 缺铁性贫血

D. 恶性贫血　　E. 营养性巨幼细胞性贫血

2. 严重贫血时病人出现晕厥、神志模糊，这是由于（　　）。

A. 脑血栓形成　　B. 高血压脑病　　C. 颈椎病

D. 短暂癫痫　　E. 脑缺氧

3. 重度贫血是指血红蛋白浓度（　　）。

A. ＞90 g/L　　B. 60～90 g/L　　C. 30～59 g/L

D. 30～50 g/L　　E. ＜30 g/L

4. 评估贫血程度首选的实验室检查方法是（　　）。

A. 红细胞和血红蛋白计数　　B. 网织红细胞比值　　C. 红细胞压积

D. 骨髓穿刺检查　　E. 白细胞数量

5. 各种贫血首要的护理措施是（　　）。

A. 高热量饮食　　B. 高蛋白质饮食　　C. 补铁

D. 休息　　E. 补叶酸

6. 关于贫血的概念主要是指外周血液中单位容积内（　　）。

A. 红细胞数低于正常最低值　　B. 血红蛋白浓度低于正常最低值

C. 红细胞压积低于正常最低值　　D. 网织红细胞计数低于正常最低值

E. 骨髓造血细胞生成量少

7. 营养性缺铁性贫血主要补充（　　）。

A. 叶酸　　B. 丙酸睾酮　　C. 肾上腺皮质激素

D. 铁剂　　E. 内因子

8. 引起成人缺铁性贫血的最常见原因是（　　）。

A. 铁的摄入不足　　B. 铁的吸收不良　　C. 慢性失血

D. 铁的需要量增加　　E. 骨髓造血功能不良

9. 关于注射铁剂的用药护理措施中，下列哪项不正确？（　　）

A. 使用时剂量要准确

B. 宜作浅部肌内注射

C. 观察有无严重的过敏性休克

D. 观察有无面部潮红、头痛、关节痛等副反应

E. 静脉注射时应避免药液外渗

10. 病人，女，38 岁，血红蛋白 40 g/L，诊断为缺铁性贫血，如给予口服铁剂治疗，下列饮食护理措施不正确的是（　　）。

A. 补充铁剂同时补充蛋白质　　B. 补充铁剂同时补充维生素 C

C. 每天饮食中必须有含铁丰富的食物　　D. 餐后饮浓茶可有利于铁吸收

E. 从小剂量开始饭后服用

11. 关于口服铁剂的护理，下列哪项不正确？（　　）

A. 应在饭后服用　　B. 禁饮浓茶　　C. 不能与氨基酸同服

D. 避免与牛奶、咖啡同服　　E. 液体铁剂需用吸管服用

12. 服用铁剂后可排出黑便的原因是（　　）。

A. 引起肠黏膜溃烂　　B. 腐蚀肠壁血管　　C. 生成硫化铁所致
D. 引起上消化道出血　　E. 铁剂颜色本身呈黑色

13. 观察铁剂治疗好转的最早化验指标是(　　)。
A. 骨髓铁升高　　B. 红细胞计数升高　　C. 血清铁升高
D. 血红蛋白量升高　　E. 网织红细胞计数升高

14. 病儿，女，8 个月。以"面色蜡黄 2 个月"入院，初步诊断为营养性巨幼细胞性贫血，此患儿最适宜的治疗药物是(　　)。
A. 维生素 B_{12} 和(或)叶酸　　B. 激素口服　　C. 铁剂
D. 叶酸和维生素 C　　E. 输血

15. 营养性巨幼细胞贫血特异的临床表现是(　　)。
A. 肝大　　B. 异食癖　　C. 记忆力下降
D. 注意力不集中　　E. 神经、精神症状

16. 下列乳品中，长期应用易发生营养性巨幼细胞性贫血的是(　　)。
A. 母乳　　B. 牛乳　　C. 羊乳　　D. 代乳品　　E. 婴儿配方乳

17. 病人，男，突然发热，查体除显著贫血貌外，无特殊阳性体征。实验室检查：外周血象全血细胞减少，网织红细胞明显减少，骨髓象提示骨髓增生低下。该病例最可能的诊断是(　　)。
A. 白血病　　B. 缺铁性贫血　　C. 再生障碍性贫血
D. 营养性巨幼细胞性贫血　　E. 血友病

18. 治疗慢性再生障碍性贫血首选药物为(　　)。
A. 叶酸　　B. 丙酸睾酮　　C. 铁剂
D. 肾上腺皮质激素　　E. 内因子

(三)共用题干选择题

病人，女，34 岁。血象结果显示：血红蛋白 40 g/L，白细胞计数 2.5×10^9/L，血小板计数 20×10^9/L，无肝、脾大及淋巴结大。

1. 该病人最可能的诊断是(　　)。
A. 缺铁性贫血　　B. 溶血性贫血　　C. 再生障碍性贫血
D. 慢性失血　　E. 急性白血病

2. 下列哪项检查有助于本病的诊断？(　　)
A. 骨髓检查　　B. ECT 骨成像　　C. 骨髓细胞染色检查
D. 血培养+药物敏感　　E. 凝血功能检查

3. 该病人贫血程度较重，给予丙酸睾酮治疗，该药的正确使用方法是(　　)。
A. 该药吸收快，应深部肌内注射
B. 如用药 1 个月见效，即可停药
C. 该药不良反应较少，用量可以适当加大
D. 长期用药，肝功能不受损害
E. 须经常更换注射部位，防止注射处发生肿块

病人，男，30岁，2年前做过胃切除术，近半年来经常头晕、心悸，体力逐渐下降，诊断为缺铁性贫血。

4. 该病人贫血的原因可能是(　　)。

A. 铁摄入不足　　B. 铁吸收不良　　C. 铁丢失过多

D. 铁需要量增加　　E. 铁不能利用

5. 下列给病人口服铁剂的护理措施中，正确的是(　　)。

A. 餐后可饮浓茶

B. 可同时补充维生素C

C. 每天饮食中一定要有蛋白质

D. 可与牛奶、咖啡同服

E. 液体铁剂可在进餐时与汤饭送服

6. 营养师为该病人制订的菜谱中，下列哪一项不适合？(　　)

A. 动物肝脏、木耳　　B. 海带、紫菜、肾脏　　C. 鸡蛋、两杯牛奶

D. 菠菜、瘦肉、芝麻　　E. 牛肉、黄豆和蘑菇

(四)简答题

1. 简述缺铁性贫血的主要原因。

2. 简述缺铁性贫血病人口服铁剂的治疗配合与护理要点。

3. 简述再生障碍性贫血病人预防感染的护理措施。

参考答案

(朱娟平)

第三节　出血性疾病病人的护理

一、出血性疾病病人的护理学习框架

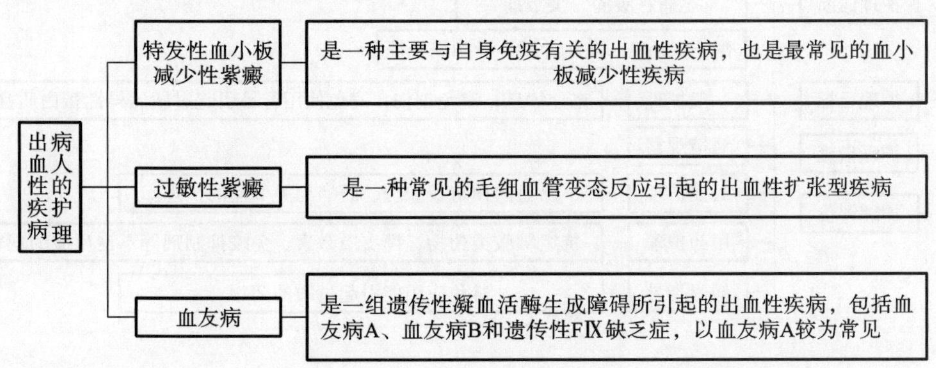

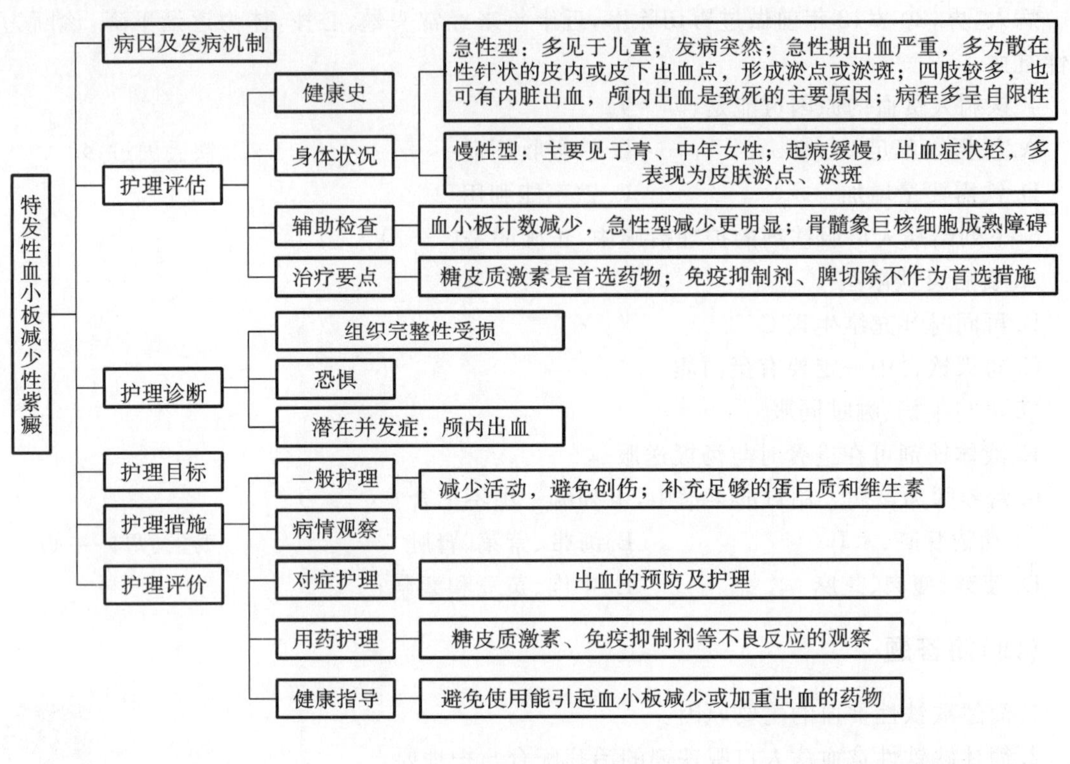
特发性血小板减少性紫癜
病因及发病机制
护理评估
健康史
身体状况
急性型：多见于儿童；发病突然；急性期出血严重，多为散在性针状的皮内或皮下出血点，形成淤点或淤斑；四肢较多，也可有内脏出血，颅内出血是致死的主要原因；病程多呈自限性
慢性型：主要见于青、中年女性；起病缓慢，出血症状轻，多表现为皮肤淤点、淤斑
辅助检查
血小板计数减少，急性型减少更明显；骨髓象巨核细胞成熟障碍
治疗要点
糖皮质激素是首选药物；免疫抑制剂、脾切除不作为首选措施
护理诊断
组织完整性受损
恐惧
潜在并发症：颅内出血
护理目标
护理措施
护理评价
一般护理
减少活动，避免创伤；补充足够的蛋白质和维生素
病情观察
对症护理
出血的预防及护理
用药护理
糖皮质激素、免疫抑制剂等不良反应的观察
健康指导
避免使用能引起血小板减少或加重出血的药物

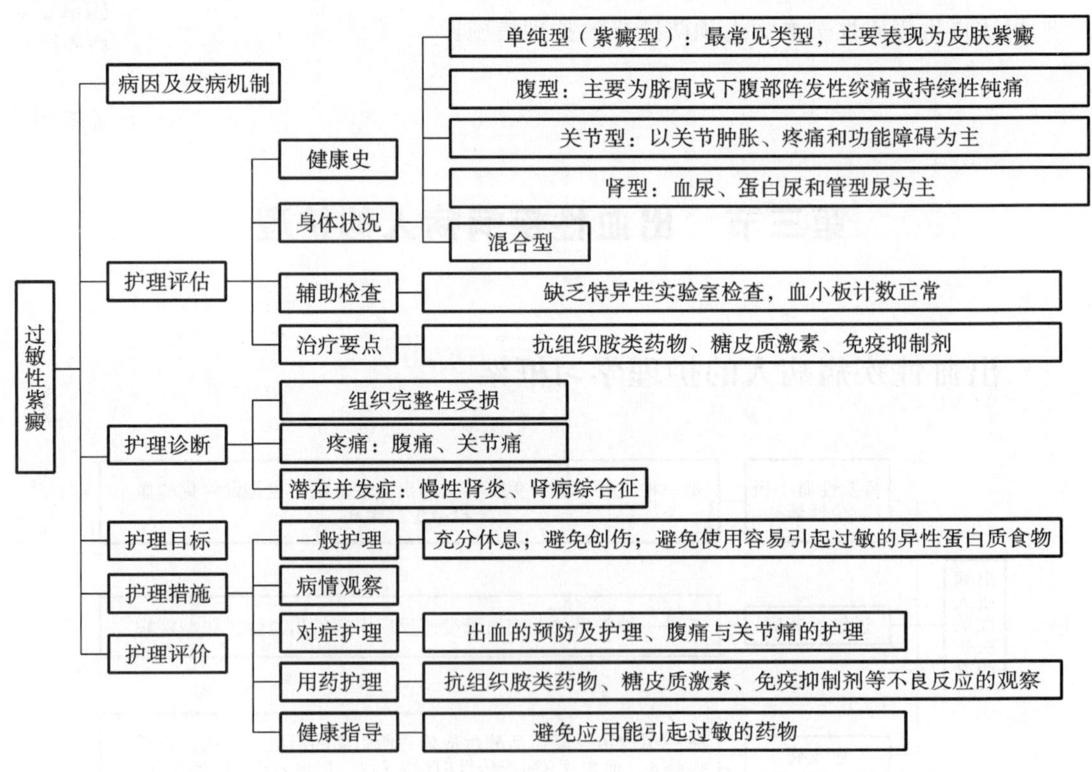
过敏性紫癜
病因及发病机制
护理评估
健康史
身体状况
单纯型（紫癜型）：最常见类型，主要表现为皮肤紫癜
腹型：主要为脐周或下腹部阵发性绞痛或持续性钝痛
关节型：以关节肿胀、疼痛和功能障碍为主
肾型：血尿、蛋白尿和管型尿为主
混合型
辅助检查
缺乏特异性实验室检查，血小板计数正常
治疗要点
抗组织胺类药物、糖皮质激素、免疫抑制剂
护理诊断
组织完整性受损
疼痛：腹痛、关节痛
潜在并发症：慢性肾炎、肾病综合征
护理目标
护理措施
护理评价
一般护理
充分休息；避免创伤；避免使用容易引起过敏的异性蛋白质食物
病情观察
对症护理
出血的预防及护理、腹痛与关节痛的护理
用药护理
抗组织胺类药物、糖皮质激素、免疫抑制剂等不良反应的观察
健康指导
避免应用能引起过敏的药物

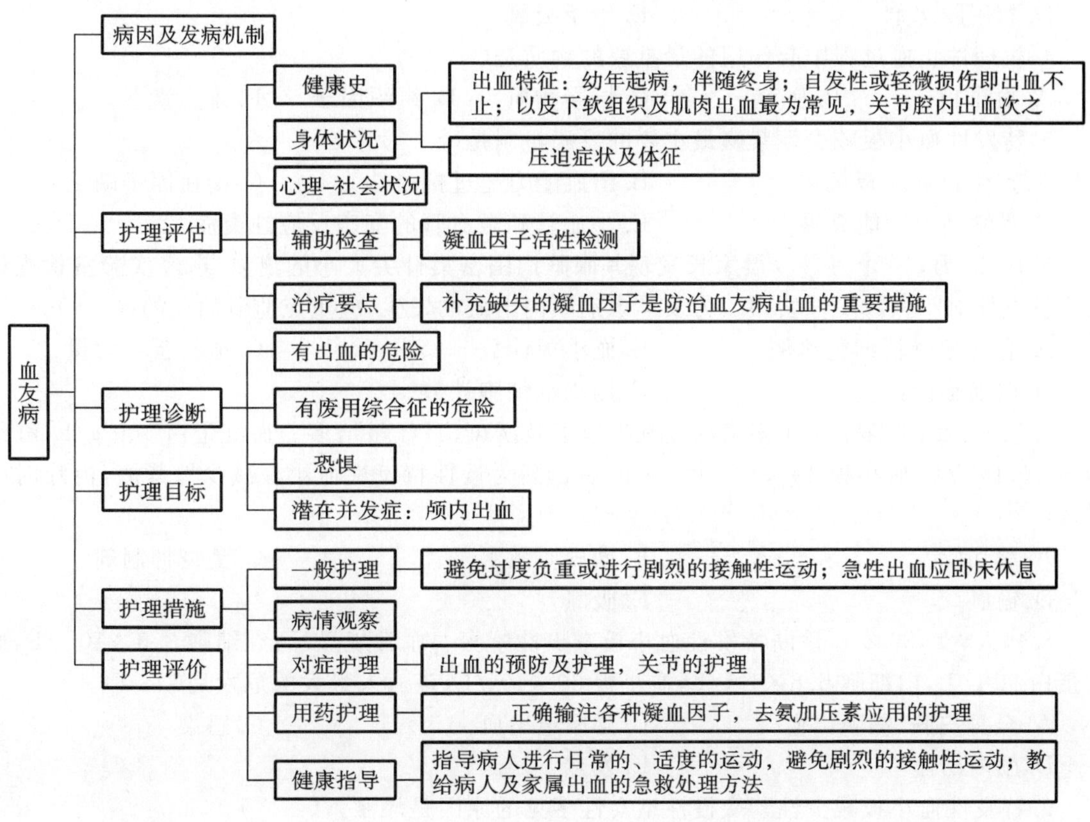

二、同步练习题

(一)填空题

1. 出血性疾病是指由于正常的止血机制发生障碍，引起机体________或________出血不止的一组疾病。

2. 目前防治血友病病人出血最重要的替代性治疗是________。

3. 新鲜血浆最好于采集________内输完。

(二)单项选择题

1. 血液病早期出血倾向的护理措施中，下列错误的是(　　)。

A. 保持衣服轻软　　B. 避免皮肤摩擦　　C. 可行局部冷敷

D. 高维生素饮食　　E. 可行局部热敷

2. 轻度出血是指病人的出血量为(　　)。

A. ＜500 mL　　B. 500～1000 mL　　C. ＜600 mL

D. ＜700 mL　　E. ＜800 mL

3. 下列对血液病病人出现颅内出血的护理措施中，叙述不正确的是(　　)。

A. 保持呼吸道通畅　　B. 头部放置冰袋或冰帽　　C. 迅速建立静脉通路

D. 禁用脱水剂　　E. 给予吸氧

4. 生理性止血过程中起作用的最重要的物质是(　　)。

A. 血小板　B. 血管　C. 抗凝物质　D. 组织因子　E. 维生素 K

5. 特发性血小板减少性紫癜最主要的发病机制是(　　)。

A. 产生抗血小板抗体　B. 出血能力超过抗凝能力　C. 凝血因子缺乏

D. 骨髓造血功能衰竭　E. 小血管和微血管的变态反应性炎症

6. 病儿，男，10 个月。今晨家长发现其眼眶周围密集针尖大小的出血点，经实验室检查诊断为特发性血小板减少性紫癜。为及早识别颅内出血的发生，应重点监测病儿的(　　)。

A. 骨髓象巨核细胞比例　B. 血小板计数　C. 血红蛋白含量

D. 白细胞计数　E. 网织红细胞计数

7. 病人，女，32 岁。1 年多来反复发生双下肢淤斑，月经量增多。血红蛋白 100 g/L，红细胞 3.0×10^{12}/L，血小板 40×10^{9}/L。入院后诊断为慢性特发性血小板减少性紫癜，治疗时应首选(　　)。

A. 脾切除　B. 糖皮质激素　C. 免疫抑制剂

D. 输血　E. 吸氧

8. 病人，女，30 岁。诊断特发性血小板减少性紫癜。血常规显示：红细胞 3.5×10^{12}/L，血红蛋白 90 g/L，白细胞 6.8×10^{9}/L，血小板 30×10^{9}/L，该病人最大的危险是(　　)。

A. 全身皮肤、黏膜出血　B. 泌尿道出血　C. 感染

D. 颅内出血　E. 发热

9. 特发性血小板减少性紫癜慢性型女性多见的原因是雌激素(　　)。

A. 抑制血小板抗体的形成　B. 抑制血小板的生成

C. 过多产生抗血小板抗体　D. 抑制单核-吞噬细胞系统的活性

E. 抑制血红蛋白的生成

10. 对特发性血小板减少性紫癜急性型临床特征，下列叙述不正确的是(　　)。

A. 骨髓象巨核细胞数减少　B. 血小板多在 20×10^{9}/L 以下

C. 起病急，常有畏寒、发热　D. 全身多部位出血

E. 血小板寿命显著缩短

11. 过敏性紫癜最主要的发病机制是(　　)。

A. 小血管和微血管的变态反应性炎症　B. 骨髓造血功能衰竭

C. 产生抗血小板抗体　D. 凝血能力超过抗凝能力

E. 凝血因子缺乏

12. 病人，女，25 岁，血小板减少，下肢有紫癜，无出血。为确诊做的检查是(　　)。

A. 出血时间　B. 抗核抗体　C. 骨髓穿刺　D. 凝血时间　E. 凝血酶原时间

13. 特发性血小板减少性紫癜最常见的出血部位为(　　)。

A. 皮肤黏膜　B. 消化道　C. 泌尿道　D. 生殖道　E. 颅内

14. 特发性血小板减少性紫癜具有的确诊意义是(　　)。

A. 血小板计数减少　B. 可见巨大畸形血小板　C. 出血时间延长

D. 凝血酶原消耗不良　E. 以上都不是

15. 除了以下哪种疾病，可能发生出血时间延长？(　　)

A. 血小板减少性紫癜　B. 血小板　C. 血友病 A

D. 维生素 C 缺乏症　　E. 血管性假血友病

16. 给特发性血小板减少性紫癜病人做有关实验室检查，下列结果哪一项不正确？（　　）

A. 血小板计数减少　　B. 出血时间延长　　C. 凝血时间延长

D. 束臂试验阳性　　E. 血块收缩不良

17. 关于正常的止血过程，下列哪一项是错误的？（　　）

A. 血管收缩，血流缓慢　　B. 血小板黏附在内皮细胞上形成白色血栓

C. 血小板释放 PF3 参与凝血　　D. 胶原纤维和组织因子启动凝血过程

E. 最后形成凝血血栓

18. 弥散性血管内凝血最常见的病因是（　　）。

A. 肿瘤性疾病　　B. 外科创伤　　C. 感染性疾病

D. 结缔组织病　　E. 羊水栓塞，产科疾病

（三）共用题干选择题

张某，女，38 岁。因反复皮下紫癜伴月经量明显增多 3 个月余，拟为“特发性血小板减少性紫癜”而收住入院。血象结果显示：血红蛋白 80 g/L，红细胞计数 3.2×10^9/L，白细胞计数 4.5×10^9/L，血小板计数 18×10^9/L。

1. 对该病人的健康指导不应包括（　　）。

A. 避免外伤　　B. 保证充足的睡眠　　C. 保持二便通畅

D. 加强体育锻炼　　E. 避免情绪波动

2. 若病人突发头痛，下列哪项措施是错误的？（　　）

A. 立即通知主管或值班医生　　B. 必要时保留尿管

C. 耐心安慰直至病人情绪稳定　　D. 迅速建立静脉通道

E. 去枕平卧

李某，女，28 岁，1 年来反复发生双下肢淤斑，月经量增多。血小板计数 50×10^9/L，血红细胞 3.0×10^9/L，血红蛋白 90 g/L。既往身体健康。初步诊断为慢性型特发性血小板减少性紫癜。

3. 与病人目前病情不符的护理诊断或合作性问题是（　　）。

A. 组织完整性受损　　B. 有受伤的危险　　C. 有感染的危险

D. 活动无耐力　　E. 潜在并发症：颅内出血

4. 若该病人服用药物半年以上，效果不明显，可采取以下什么措施治疗？（　　）

A. 减少药物剂量　　B. 加大药物剂量　　C. 脾切除

D. 给予吸氧　　E. 建立中心静脉通道

（四）简答题

1. 简述出血性疾病的临床分类。

2. 简述特发性血小板减少性紫癜急重症的主要表现形式及处理方法。

3. 简述过敏性紫癜的常见类型及其临床表现。

参考答案

（朱娟平）

第四节　白血病病人的护理

一、白血病病人的护理学习框架

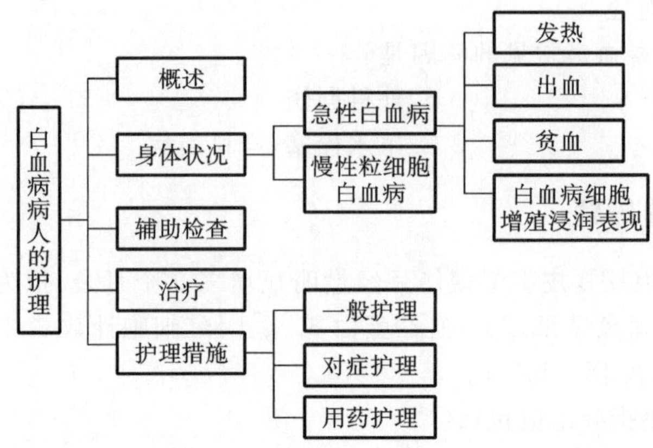

二、同步练习题

(一)填空题

1. 白血病在临床上主要表现为________,________,________和________。

2. 急性白血病分为________和________。

3. 慢性粒细胞白血病分为________、________和________三期,第一期最突出的体征为________。

4. 慢性淋巴细胞白血病起病缓慢,多无自觉症状,________常为就诊的首发症状。

5. 列举2种白血病常用的化疗药物的不良反应,如________、________。

(二)单项选择题

1. 下列白血病出现并发症的护理中,最重要的措施是预防和观察有无(　　)。

A. 药物不良反应　　B. 颅内出血　　C. 感染情况

D. 贫血情况　　E. 口腔溃疡

2. 目前认为除下列哪项外,均和白血病发病有关?(　　)

A. 药物化学因素　　B. 病毒因素　　C. 物理因素

D. 免疫功能亢进　　E. 遗传因素

3. 急性白血病贫血的主要原因为(　　)。

A. 红细胞生成减少　　B. 红细胞寿命缩短

C. 出血致红细胞丢失过多　　D. 促红细胞生成素减少

E. 铁摄入不足或吸收不良

4. 急性白血病出血的主要原因是（　　）。

A. 血小板减少　　B. 白血病细胞浸润　　C. 感染

D. 免疫力下降　　E. 弥散性血管内凝血

5. 病人，女，20 岁。感冒后持续高热，咳嗽，胸痛，鼻出血，面色苍白。抗生素治疗无效。查体：胸骨压痛，右中肺叩诊浊音，闻及湿啰音，肝脾肋下触及。化验：全血细胞减少。胸片显示右中肺片状渗出性改变。应高度怀疑患有（　　）。

A. 急性白血病　　B. 肺炎　　C. 败血症

D. 再生障碍性贫血　　E. 血友病

6. 病人，男，20 岁，发热 2 周，伴皮肤出血；胸骨下段压痛（＋），脾肋下 1.5 cm，血红蛋白 80 g/L，白细胞 2.0×10^9/L。血小板 35×10^9/L。该病人最可能的诊断是（　　）。

A. 再生障碍性贫血　　B. 阵发性睡眠性血红蛋白尿

C. 急性白血病　　D. 脾功能亢进

E. 营养性巨幼细胞性贫血

7. 白血病病人静脉注射柔红霉素时，药液漏出血管外，下列处理措施哪项不妥？（　　）

A. 尽量回抽局部渗液　　B. 局部用利多卡因封闭　　C. 局部热敷

D. 25％硫酸镁湿敷　　E. 抬高患肢

8. 下列与急性淋巴细胞白血病发病无关的是（　　）。

A. 药物化学因素　　B. 病毒因素　　C. 物理因素

D. 免疫功能亢进　　E. 遗传因素

9. 病人，男，43 岁。患慢性粒细胞白血病，现病情缓解，准备出院。出院前护士应向病人着重指导（　　）。

A. 以休息为主，不可过劳　　B. 按时服药

C. 进食高蛋白质、高维生素食物　　D. 每日饮水 3000 mL 以上

E. 培养积极乐观的生活态度

10. 下列哪种类型白血病最易并发弥散性血管内凝血？（　　）

A. 慢性粒细胞白血病　　B. 急性早幼粒细胞白血病

C. 急性粒细胞白血病　　D. 急性淋巴细胞白血病

E. 急性单核细胞白血病

11. 某男性诊断为慢性粒细胞白血病，身体评估时发现下列哪项表现是该病的特征性表现？（　　）

A. 牙龈渗血　　B. 脾大　　C. 淋巴结肿大

D. 胸骨压痛　　E. 面色苍白

12. 护理白血病需要化疗病人的措施中，下列不妥的是（　　）。

A. 药液必须新鲜配制

B. 呕吐后鼓励进食

C. 定期做肝功能检查

D. 有明显脱发者应暂停化疗

E. 进食高蛋白质、高热量、低脂肪的食物

13. 病人，男，37 岁，诊断为急性白血病。身体评估发现胸骨压痛，可触及肝和脾。血象检

查:全血细胞减少。应首选的检查项目是(　　)。

A. 抗核抗体　　B. 出血时间　　C. 骨髓穿刺

D. 凝血时间　　E. X 线检查

14. 病人,男,50 岁,患急性白血病。住院期间病人活动时突然出现头痛、呕吐、昏迷。查体:双侧瞳孔大小不等,瘫痪。病人可能出现了(　　)。

A. 失血性休克　　B. 脑炎　　C. 脑膜炎

D. 颅内出血　　E. 神经麻痹症

15. 病人,男,急性高热,皮肤苍白和出血。以下哪一项是病人诊断为急性白血病的常见表现?(　　)

A. 肝、脾大　　B. 四肢关节痛　　C. 皮肤结节

D. 胸骨疼痛　　E. 精神萎靡、消瘦

16. 病人,女,46 岁,因发热咽痛 1 周入院。查体:体温 39.6 ℃,脉搏 115 次/分,中度贫血貌,四肢可见多处紫癜,胸骨压痛明显,心尖部闻及收缩期杂音,肺部听诊湿啰音,腹软,肝肋下 3 cm 可触及。血常规:白细胞 86×10^9/L,原幼淋巴细胞占 70%,血红蛋白 78 g/L,血小板 20×10^9/L。诊断为急性淋巴细胞白血病。下列高热时不妥的降温措施是(　　)。

A. 大动脉冷敷　　B. 冰帽　　C. 温水擦浴

D. 乙醇擦浴　　E. 局部退热贴贴敷

17. 某急性白血病并发脑出血的病人,下列针对该病人采取的护理措施,错误的是(　　)。

A. 绝对安静平卧　　B. 头戴冰帽　　C. 吸氧

D. 安置头低脚高位　　E. 遵医嘱予以甘露醇等脱水剂

18. 对白血病病人进行健康教育,下列哪项错误?(　　)

A. 注意保暖,预防感染

B. 坚持服药,了解不良反应

C. 化疗前后 2 h 内避免进食

D. 化疗期间每天饮水量应少于 1500 mL

E. 以休息为主,不可过劳

(三)共用题干选择题

胡某,男,55 岁。诊断为急性单核细胞白血病。医嘱予以 DAE 方案化疗,化疗后第 7 天出现发热,体温最高达 39.7 ℃,伴肛门疼痛,无咳嗽,咳脓痰,肺部体检无异常体征。血象:血红蛋白 58 g/L,白细胞计数 0.8×10^9/L,血小板计数 15×10^9/L。

1. 护士在进行身体评估时应特别关注的部位是(　　)。

A. 肛周　　B. 骨骼关节　　C. 心脏

D. 膀胱　　E. 肺部

2. DAE 方案的药物组合下列正确的是(　　)。

A. 柔红霉素+阿糖胞苷+阿拉克

B. 柔红霉素+阿糖胞苷+足叶乙甙

C. 阿霉素+长春新碱+足叶乙甙

D. 去甲氧柔红霉素+长春新碱+环磷酰胺

E. 去甲氧柔红霉素+左旋门冬酰胺酶+长春新碱

3. 此病人目前最恰当的休息与活动指导是(　　)。

A. 绝对卧床休息　　B. 劳逸结合,适当室外活动

C. 限制在室内活动　　D. 加强运动

E. 不限制活动

林某,男,32岁,2年前诊断为慢性粒细胞白血病,因工作忙而不规则使用羟基脲、干扰素治疗。1周前出现发热,体温最高达39.2 ℃,伴全身骨骼酸痛。身体评估:体温39 ℃,中度贫血貌,胸骨下端明显压痛,心肺听诊无异常,腹软,肝肋下2指触及,脾大至平脐。血象:血红蛋白65 g/L,白细胞计数4.0×10^9/L,血小板计数2×10^9/L。

4. 根据现有的临床资料,下列哪个护理诊断的依据不足?(　　)

A. 知识缺乏　　B. 体温过高　　C. 疼痛:骨骼疼痛

D. 活动无耐力　　E. 潜在并发症:脾破裂

5. 若病人住院期间突感腹痛加剧、面色苍白、大汗,体温38.5 ℃,血压85/50 mmHg。你认为此病人最有可能发生的并发症是(　　)。

A. 肝破裂出血　　B. 脾破裂出血　　C. 胃肠道穿孔

D. 尿酸性肾病　　E. 白细胞淤滞症

(四)简答题

1. 简述白血病肿瘤性发热的原因及特点。

2. 简述急性白血病继发感染的常见部位及表现。

3. 简述慢性粒细胞白血病加速期的临床表现。

参考答案

(朱娟平)

第六章

内分泌系统疾病病人的护理

第一节　内分泌代谢疾病常见症状、体征的护理

一、内分泌代谢疾病常见症状、体征的护理学习框架

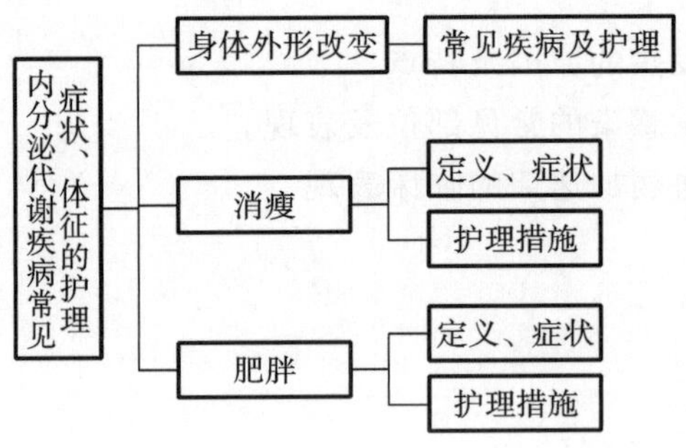

二、同步练习题

(一)填空题

1. 消瘦指实际体重低于标准体重的________。

2. 消瘦是指体重指数________。

3. 肥胖是体内脂肪堆积过多或分布异常,体重指数________,或体重超过理想体重的________。

(二)单项选择题

1. 下列哪种激素不是由下丘脑促垂体区的神经细胞合成的?(　　)

A. 促肾上腺皮质激素　　B. 生长素释放激素　　C. 泌乳素释放因子
D. 促性腺激素释放激素　　E. 促甲状腺激素释放激素

2. 下列不属于腺垂体分泌的激素是(　　)。

A. 生长激素　　B. 泌乳素　　C. 催产素
D. 黄体生成素　　E. 促甲状腺激素

3. 垂体性侏儒症与下列哪个原因有关？(　　)
A. 生长激素及生长激素释放激素缺乏
B. 甲状腺素分泌不足
C. 性激素分泌不足
D. 促甲状腺素分泌过多
E. 糖皮质激素分泌过多

4. 下列哪个不是人体的内分泌腺体？(　　)
A. 垂体　　B. 下丘脑　　C. 胰腺　　D. 肾上腺　　E. 甲状旁腺

5. 呆小病是由于婴幼儿时期何种激素分泌不足所致？(　　)
A. 生长激素释放激素　　B. 甲状腺激素　　C. 胰岛素
D. 肾上腺素　　E. 盐皮质激素

6. 下列关于肥胖的护理，不妥的是(　　)。
A. 宣传肥胖的危害性
B. 改进进食行为
C. 必须长期严格控制每日总热量
D. 指导病人进行体育锻炼
E. 遵医嘱给予减肥药

7. 人体最重要的神经内分泌器官是(　　)。
A. 腺垂体　　B. 神经垂体　　C. 下丘脑
D. 肾上腺皮质　　E. 肾上腺髓质

8. 下列哪种激素不是由下丘脑促垂体区的神经细胞合成的？(　　)
A. 促肾上腺皮质激素　　B. 生长素释放激素
C. 泌乳素释放因子　　D. 促性腺激素释放激素
E. 促甲状腺激素释放激素

9. 下列不属于腺垂体分泌的激素是(　　)。
A. 生长激素　　B. 泌乳素　　C. 催产素
D. 黄体生成素　　E. 促甲状腺激素

10. 幼年时生长激素分泌不足会导致(　　)。
A. 肢端肥大症　　B. 黏液性水肿　　C. 向心性肥胖
D. 侏儒症　　E. 巨人症

(三)简答题

简述肥胖病人的护理措施有哪些？

参考答案

(张雪珍)

第二节　腺垂体功能减退症病人的护理

一、腺垂体功能减退症病人的护理学习框架

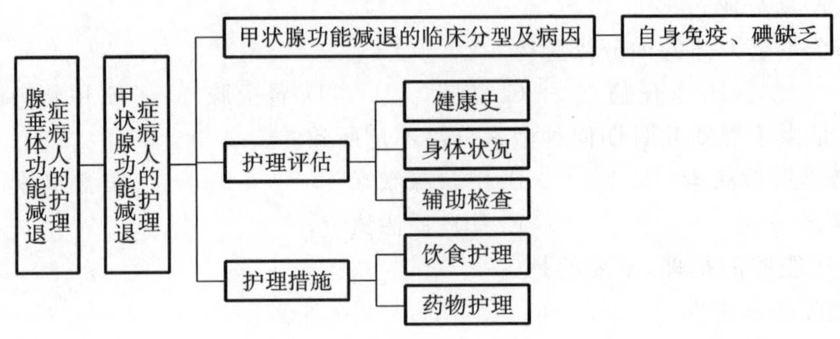

二、同步练习题

(一)填空题

1. WHO 推荐的成年人每日碘摄入量为________。

2. 甲状腺功能减退症病人首选的治疗措施是________。

3. 甲状腺功能减退症病人首选的用药是________。

(二)单项选择题

1. 内分泌疾病功能减退时,首选的治疗是(　　)。

A. 放疗　　B. 对症治疗　　C. 病因治疗

D. 替代治疗　　E. 手术治疗

2. 产生明显临床症状,说明腺垂体组织破坏达(　　)。

A. 50%　　B. 65%　　C. 75%　　D. 85%　　E. 95%

3. 腺垂体功能减退症的特点是(　　)。

A. 最早表现为促性腺激素、生长激素和催乳素缺乏

B. 最早表现为促甲状腺激素缺乏

C. 最早表现为促肾上腺皮质激素缺乏

D. 最早表现为性腺激素缺乏

E. 最早表现为促甲状旁腺激素缺乏

4. 下列关于腺垂体功能减退症的护理,错误的是(　　)。

A. 应规律生活，避免过度疲劳

B. 注意保暖，以免受凉感冒

C. 严禁给予高热量、高蛋白质、高维生素饮食

D. 血压较低者适当补充钠盐，以利于血压稳定

E. 告知病人要终身激素替代治疗

5. 病人，女，41 岁，因甲状腺肿大就诊，查甲状腺Ⅱ度肿大，无结节，促甲状腺激素（TSH）在正常范围，甲状腺功能正常，其诊断首先考虑（　　）。

A. 甲状腺功能亢进症　　B. 单纯性甲状腺肿　　C. 慢性甲状腺炎

D. 甲状腺功能减退症　　E. 亚急性甲状腺炎

6. 病人，女，39 岁，既往体健，近 1 个月出现记忆力减退、反应迟钝、乏力、畏寒，查体：体温 35.6 ℃，心率 56 次/分，黏液水肿，血 TSH 升高，血清游离甲状腺素（FT4）降低，考虑最可能的诊断是（　　）。

A. 甲状腺功能亢进症　　B. 甲状腺功能减退症　　C. 呆小症

D. 痴呆　　E. 幼年型甲状腺功能减退症

7. 合成甲状腺激素的原料是（　　）。

A. 碘和铁　　B. 铁和球蛋白　　C. 球蛋白和维生素 A

D. 碘和甲状腺球蛋白　　E. 维生素 B_1 和甲状腺球蛋白

8. 病人，女，58 岁，喜热畏寒、言行迟缓、表情淡漠、黏液性水肿，应考虑下列哪种疾病？（　　）

A. 地方性甲状腺肿　　B. 肾上腺皮质功能减退症　　C. 侏儒症

D. 甲状腺功能减退症　　E. 甲状腺功能亢进症

9. 病人，女，38 岁。患有单纯性甲状腺肿 10 年，近 1 个月来出现声音嘶哑，吞咽食物有异物感，其适宜的治疗方法是（　　）。

A. 碘化食盐　　B. 大剂量碘　　C. 左甲状腺片

D. 甲状腺片　　E. 手术切除

10. 病人，女，16 岁。偶然发现甲状腺轻度肿大，表面平软，无压痛，考虑为单纯性甲状腺肿，则病人不宜食用的食物是（　　）。

A. 海带　　B. 紫菜　　C. 鱼虾　　D. 萝卜　　E. 西红柿

（三）简答题

简述甲状腺功能减退症的主要病因。

参考答案

（张雪珍）

第三节　甲状腺功能亢进症病人的护理

一、甲状腺功能亢进症病人的护理学习框架

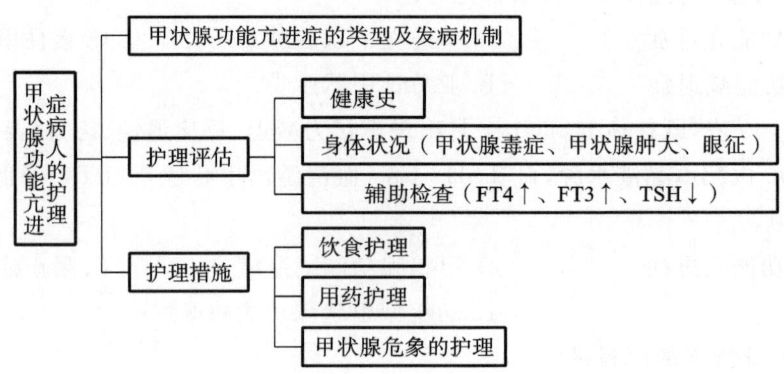

二、同步练习题

(一)填空题

1. 治疗甲状腺功能亢进症有效的指标是________、________。
2. 甲状腺功能亢进症最常见的类型是________。
3. 甲状腺功能亢进症病人甲状腺呈现________、________肿大。
4. 甲状腺功能亢进症的基础治疗是________。
5. 治疗甲状腺危象首选的药物是________。
6. 甲状腺功能亢进症最严重的并发症是________。

(二)单项选择题

1. 甲状腺功能亢进症病人最具特征性的表现是(　　)。
A. 甲状腺肿大　B. 烦躁易怒　C. 突眼
D. 紧张焦虑　E. 腱反射活跃
2. 下列关于甲状腺功能亢进症的临床表现错误的是(　　)。
A. 食欲亢进　B. 脉压减小　C. 突眼征
D. 甲状腺肿大　E. 心率增快
3. 甲状腺功能亢进症病人不宜饮用下列哪种饮料？(　　)
A. 蜂蜜　B. 咖啡　C. 豆浆　D. 果汁　E. 牛奶
4. 以下关于甲状腺功能亢进症病人的心理护理，错误的是(　　)。
A. 限制病人参与团体活动

B. 向病人家属解释病情

C. 与病人交谈，鼓励病人表达自己内心的感受

D. 指导病人家属勿提供兴奋、刺激的消息

E. 理解同情病人，保持情绪稳定

5. 下列哪项不符合甲状腺功能亢进症所致甲状腺肿大的特征？（　　）

A. 弥漫性对称性肿大　　B. 局部触及震颤　　C. 质地硬，可触及结节

D. 可随吞咽上下移动　　E. 可听到血管杂音

6. 甲状腺功能亢进症病人代谢率升高的表现不包括（　　）。

A. 疲乏无力　　B. 怕热　　C. 多汗　　D. 心动过速　　E. 神志淡漠

7. 甲状腺功能亢进症危象的常见诱因不包括（　　）。

A. 精神刺激　　B. 感染　　C. 饥饿　　D. 手术　　E. 过度劳累

8. 对甲状腺功能亢进症突眼病人的护理下列不正确的是（　　）。

A. 外出时戴墨镜保护眼睛

B. 睡前点滴眼药水

C. 睡眠时采用头低脚高卧位

D. 低盐饮食

E. 眼睑不能闭合者，覆盖纱布或戴眼罩保护眼睛

9. 病人，女，22 岁。近 2 个月来怕热、多汗、易激动、心悸，有甲状腺功能亢进症家族史，为确诊是否患甲状腺功能亢进症，最好做下列哪项检查？（　　）

A. 血清总 T3、T4　　B. 血清游离 T3、T4　　C. 甲状腺摄入 131I

D. 基础代谢率（BMR）　　E. TRH 兴奋试验

10. 病人，女，诊断为甲状腺功能亢进症，现须服用抗甲状腺药物治疗，其总疗程一般需要多长时间？（　　）

A. 3～6 个月　　B. 6～9 个月　　C. 9～12 个月

D. 12～15 个月　　E. 1.5～2 年

11. 病人，女，33 岁，拟诊为甲状腺功能亢进症，下列哪项体征不可能出现？（　　）

A. 甲状腺肿大　　B. 心动过缓　　C. 消瘦

D. 低热　　E. 腱反射活跃

12. 病人，女，41 岁，患甲状腺功能亢进症 2 年，在进行病人饮食指导时应指导其限制（　　）。

A. 高热量　　B. 高蛋白质　　C. 高维生素

D. 高纤维素　　E. 富含钾、钙

13. 病人，男，26 岁，甲状腺功能亢进症，入院查体：甲状腺肿大，血压 140/70 mmHg，脉搏 100 次/分。该病人的基础代谢率为（　　）。

A. 19％　　B. 29％　　C. 39％　　D. 49％　　E. 59％

14. 病人，女，45 岁。拟诊为甲状腺功能亢进症，现使用甲硫氧嘧啶口服治疗，其药理作用是（　　）。

A. 抑制甲状腺素合成

B. 抑制组织 T4 转换为 T3

C. 降低周围组织对甲状腺激素的反应

D. 促进肾上腺素释放

E. 破坏甲状腺腺泡上皮

15. 病人，女，23 岁。心悸、多食、多汗、怕热、手抖 4 个月，确诊为甲状腺功能亢进症，护士为其进行饮食指导，其原则为（　　）。

A. 高热量、高维生素、高蛋白质饮食

B. 高热量、高维生素、低优质蛋白饮食

C. 低热量、高蛋白质、高维生素饮食

D. 高热量、高钙、低脂肪饮食

E. 高热量、低磷、高脂肪饮食

16. 甲亢病人重要的体征是（　　）。

A. 甲状腺肿大　　B. 烦躁易怒　　C. 突眼

D. 紧张焦虑　　E. 腱反射活跃

17. 下述甲状腺功能亢进症的临床表现错误的是（　　）。

A. 食欲亢进　　B. 脉压减小　　C. 突眼征

D. 甲状腺肿大　　E. 心率增快

18. 病人，男，35 岁。心悸、多食、多汗、怕热、手抖 4 个月，确诊为甲状腺功能亢进症，目前使用抗甲状腺药物治疗。护士应特别注意观察哪种不良反应？（　　）

A. 肾功能损害　　B. 肝功能损害　　C. 胃肠道反应

D. 粒细胞减少　　E. 药疹

19. 病人，女，58 岁，患有甲状腺功能亢进症 3 年，近来出现肌无力等甲状腺功能亢进症性肌病表现，护士在给予病人进行健康教育时，应让病人特别注意的症状是（　　）。

A. 进食水发呛　　B. 心动过速　　C. 多汗怕热

D. 手指细颤　　E. 腹泻

20. 甲状腺功能亢进症性周期性瘫痪多见于（　　）。

A. 老年男性　　B. 老年女性　　C. 青年男性

D. 青年女性　　E. 中年无论男女

(三)共用题干选择题

(1～3 题共用题干)

病人，男，50 岁。诊断为甲状腺功能亢进症，口服他巴唑治疗，护士给予了健康教育。

1. 护士在做健康教育时，应告诉病人要识别他巴唑引起的粒细胞减少，其早期主要表现是（　　）。

A. 皮肤瘙痒　　B. 剥脱性皮炎　　C. 中毒性肝炎

D. 咽痛、关节酸痛　　E. 高热

2. 指导病人定期检查血象变化，当引起粒细胞减少时，停药的白细胞指标是（　　）。

A. $1.5\times10^9/L$　　B. $2\times10^9/L$　　C. $2.5\times10^9/L$

D. $3\times10^9/L$　　E. $4\times10^9/L$

3. 应用抗甲状腺药物治疗有效的标志是（　　）。

A. 脉搏减慢、表情淡漠　　B. 脉搏减慢、体重增加　　C. 脉搏正常、怕冷

D. 表情淡漠、体重降低　　E. 脉搏减慢、肌肉松弛

（4～6 题共用题干）

病人，35 岁，患甲状腺功能亢进症 2 年，一直服用丙硫氧嘧啶治疗。最近由于家庭遭遇变故，病人突然出现烦躁不安、四肢无力、心慌气短、多汗等症状。入院查体：T39.2 ℃，HR150 次/分，嗜睡。

4. 该病人可能出现了（　　）。

A. 低血糖反应　　B. 甲状腺危象　　C. 急性心力衰竭
D. 酮症酸中毒　　E. 急性肺水肿

5. 针对该病人的护理措施，下列错误的是（　　）。

A. 将病人安置在安静低温的环境中
B. 物理降温，必要时可使用阿司匹林
C. 监测生命体征
D. 持续低流量给氧
E. 避免精神刺激

6. 该病人目前首选的用药为（　　）。

A. 甲硫氧嘧啶　　B. 丙硫氧嘧啶　　C. 他巴唑
D. 甲亢平　　E. 复方碘口服液

（四）简答题

1. 简述什么是甲状腺危象。
2. 简述浸润性突眼病人的护理。
3. 简述甲状腺功能亢进症病人的饮食护理。

参考答案

（张雪珍）

第四节　库欣综合征病人的护理

一、库欣综合征病人的护理学习框架

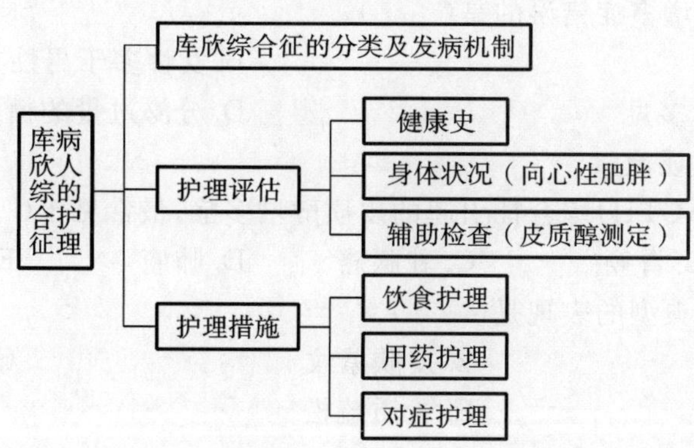

二、同步练习题

(一)填空题

1. 库欣综合征病人最典型的表现为________。
2. 库欣综合征的主要检查方法为________。
3. 库欣综合征病人的饮食应给予________钠、________钾的食物。

(二)单项选择题

1. 病人,女,30岁,因向心性肥胖伴高血压、大腿内侧见皮肤紫纹就诊。为了进一步确诊,最主要的检查是(　　)。

A. 24 h尿17-羟皮质类固醇　B. 24 h尿17-酮皮质类固醇　C. 血浆皮质醇
D. 血浆ACTH　E. 小剂量地塞米松抑制试验

2. 病人,女,45岁,确诊为库欣综合征。下列关于饮食护理的指导错误的是(　　)。

A. 高蛋白质　B. 低糖　C. 低钾　D. 高钙　E. 低能量

3. 库欣综合征病人的常见护理诊断一般不包括(　　)。

A. 有感染的危险　B. 有受伤的危险　C. 自我形象紊乱
D. 体液过多　E. 潜在并发症:肾衰竭

4. 病人,男,45岁,诊断为库欣综合征,以下哪项临床表现不可能出现?(　　)

A. 向心性肥胖　B. 多血质　C. 糖耐量降低
D. 低血钠、高血钾　E. 高血压

5. 病人,女,25岁,因诊断肾病综合征使用糖皮质激素治疗3年。查体:病人面部及双下肢水肿,背部明显增厚、四肢相对瘦小,皮肤菲薄,体毛增多,下腹两侧、大腿内外侧等处有紫纹形成。目前病人最主要的护理诊断/问题是(　　)。

A. 身体意像紊乱:与库欣综合征引起身体外观改变有关
B. 体液过多:与皮质醇增多引起水钠潴留有关
C. 有感染的危险:与机体免疫力下降有关
D. 有受伤的危险:与代谢异常引起钙吸收障碍,导致骨质疏松有关
E. 活动无耐力:与蛋白质代谢障碍引起肌肉萎缩有关

6. 下列关于皮质醇增多症错误的是(　　)。

A. 成人多于儿童　B. 女性多于男性
C. 垂体疾病所致者多见　D. 分泌过量的糖皮质激素
E. 分泌过量的盐皮质激素

7. 异位激素分泌(ACTH)综合征引起的皮质醇增多症,最常见于(　　)。

A. 胰腺癌　B. 胃癌　C. 乳腺癌　D. 肺癌　E. 肝癌

8. 皮质醇增多症最典型的表现是(　　)。

A. 向心性肥胖　B. 皮肤紫纹　C. 痤疮
D. 高血压　E. 骨质疏松

9. 皮质醇增多症的饮食要求为(　　)。

A. 进高钠、高钾、高蛋白质、低热量的食物
B. 进低钠、低钾、高蛋白质、低热量的食物
C. 进低钠、高钾、高蛋白质、低热量的食物
D. 进低钠、高钾、低蛋白质、低热量的食物
E. 进低钠、高钾、高蛋白质、高热量的食物

10. 张女士，18 岁，身高 160 cm，体重 92 kg。腹部可见淡红色条纹，高血压，尿糖阳性，小剂量地塞米松试验能被抑制，应考虑为（　　）。

A. 垂体性库欣病　　B. 肾上腺皮质腺瘤　　C. 肾上腺皮质癌
D. 异位 ACTH 综合征　　E. 单纯性肥胖

（三）简答题

简述库欣综合征病人的饮食护理。

参考答案

（张雪珍）

第五节　糖尿病病人的护理

一、糖尿病病人的护理学习框架

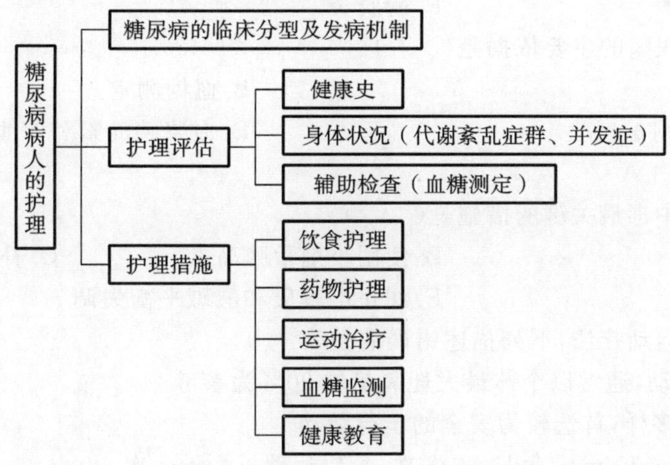

二、同步练习题

（一）填空题

1. 糖尿病的分类为________、________、________和________。

2. 糖尿病病人出现“三多一少”症状，即________、________、________、________。

3. ________是目前诊断糖尿病的主要依据。

4. 空腹血糖正常范围是________。

5. 糖尿病病人发生酮症酸中毒首要的关键措施是________。

6. 磺脲类药物主要的不良反应为________，硫脲类药物主要的不良反应为________、________。

7. 胰岛素治疗糖尿病最主要的不良反应是________，与________和(或)________有关。

8. 双胍类药物的主要不良反应是________。

(二)单项选择题

1. 关于1型糖尿病的理解，下列正确的是(　　)。

A. 起病缓慢　　B. “三多一少”症状明显
C. 多见于成年人与老年人　　D. 血糖浓度波动小
E. 主要病因为胰岛素抵抗

2. 关于酮症酸中毒，下列错误的描述是(　　)。

A. 1型糖尿病有自发酮症酸中毒倾向
B. 2型糖尿病在一定诱因下可发生酮症酸中毒
C. 酮症酸中毒可为糖尿病首发表现
D. 血糖多在33.3 mmol/L以上
E. 多数病人在发生意识障碍前有糖尿病症状加重表现

3. 糖尿病最易并发的感染为(　　)。

A. 肺结核　　B. 皮肤化脓性感染　　C. 肾盂肾炎
D. 真菌感染　　E. 膀胱炎

4. 目前诊断糖尿病的主要依据是(　　)。

A. 尿糖测定　　B. 血糖测定
C. 口服葡萄糖耐量试验　　D. 血浆胰岛素和C肽测定
E. 糖化血红蛋白A

5. 抢救酮症酸中毒最关键的措施是(　　)。

A. 消除诱因　　B. 使用小剂量胰岛素　　C. 补液
D. 纠正脑水肿　　E. 纠正电解质和酸碱平衡失调

6. 关于糖尿病运动疗法，下列描述错误的是(　　)。

A. 主张有氧运动，通常以个体最大耗氧量的90%为参考
B. 活动方式可多样，首选较为安全的步行活动
C. 时间每次15～30 min，每日1～3次，每周运动不少于3次
D. 并发急性感染、活动性肺结核、严重急/慢性并发症时，不宜剧烈运动
E. 随身携带糖尿病卡，以备急用

7. 下列关于糖尿病饮食护理的描述，错误的是(　　)。

A. 严格控制总热量
B. 因饮食控制而出现易饥的感觉时，可增加高糖食物
C. 忌吃油炸、油煎食物

D. 少食动物内脏、蟹黄、虾子、鱼子等含胆固醇高的食物

E. 限制饮酒，食盐摄入量<6 g/d

8. 下列应用胰岛素方式错误的是（　　）。

A. 皮下注射　　B. 常患部位　　C. 餐前使用　　D. 小量开始　　E. 室温保存

9. 酮症酸中毒病人经过运用胰岛素及生理盐水后，血糖降低，失水得到纠正，尿量增加，此时最应注意防止（　　）。

A. 低钠血症　　B. 低钾血症　　C. 低钙血症　　D. 低血糖　　E. 低血压

10. 寇女士，患 1 型糖尿病。胰岛素治疗期间突然心悸，出汗，手抖，面色苍白。首要的措施是（　　）。

A. 加大胰岛素剂量　　B. 换用口服降糖药物

C. 静脉注射 50%葡萄糖溶液　　D. 应用抗过敏药

E. 静脉滴注碳酸氢钠

11. 糖尿病酮症酸中毒多见于（　　）。

A. 1 型糖尿病　　B. 2 型糖尿病

C. 其他特殊类型糖尿病　　D. 妊娠糖尿病

E. 非胰岛素依赖型糖尿病

12. 糖尿病病人最基本的治疗措施为（　　）。

A. 体育锻炼　　B. 药物治疗　　C. 饮食治疗

D. 并发症治疗　　E. 注射胰岛素

13. 糖尿病饮食治疗的主要目的是（　　）。

A. 增加外周组织对葡萄糖的摄取和利用　　B. 抑制小肠葡萄糖苷酶活性

C. 维持标准体重，减轻胰岛负担　　D. 改善糖尿病病人胰岛素抵抗

E. 防治并发症

14. 糖尿病病人运动的适宜时间为（　　）。

A. 晨起　　B. 餐前 0.5 h　　C. 餐前 1 h

D. 餐后 0.5 h　　E. 餐后 1 h

15. 病人，男，18 岁，诊断 1 型糖尿病 3 年。2 d 前因感冒诱发糖尿病酮症酸中毒，其特征性表现是（　　）。

A. 食欲减退　　B. 恶心、呕吐　　C. 呼吸深快

D. 呼气有烂苹果味　　E. 眼球下陷

16. 病人，女，50 岁，因视力障碍入院，入院后查空腹血糖为 10 mmol/L，餐后 2 h 血糖为 18 mmol/L，该病人最可能是（　　）。

A. 老花眼　　B. 糖尿病视网膜病变　　C. 动脉硬化

D. 黄斑变性　　E. 角膜溃疡

17. 病儿，女，10 岁。患 1 型糖尿病 5 年，用胰岛素治疗。体能测试后，病儿出现了心悸、出汗、头晕、手抖、饥饿感。护士正确的判断是（　　）。

A. 胰岛素过量　　B. 饮食不足　　C. 过度劳累

D. 低血糖反应　　E. 心源性晕厥

18. 病儿，男，8 岁，多饮、多尿、多食，体重下降，被诊断为 1 型糖尿病收入院治疗，其饮食中全日热量的分配方法是（　　）。

A. 早餐 1/5，中餐 2/5，晚餐 2/5
B. 早餐 2/5，中餐 2/5，晚餐 1/5
C. 早餐 2/5，中餐 1/5，晚餐 2/5
D. 早餐 3/5，中餐 1/5，晚餐 1/5
E. 早餐 1/5，中餐 1/5，晚餐 3/5

19. 病儿，男，7 岁，近 1 年来多饮、多尿、多食，体重下降，被诊断为 1 型糖尿病，其治疗的关键点是（ ）。

A. 控制饮食　B. 保持体重　C. 运动治疗
D. 胰岛素治疗　E. 口服降糖药

20. 病人，男，55 岁，糖尿病不规则服药，血糖波动在 8.6～9.8 mmol/L，尿糖（＋＋）～（＋＋＋），近日感尿频、尿痛，昨日起突然神志不清，查血糖 28 mmol/L，尿素氮 7.8 mmol/L，血钠 148 mmol/L，尿糖（＋＋＋＋），酮体（＋＋）。其诊断为（ ）。

A. 低血糖昏迷　B. 糖尿病酮症酸中毒　C. 乳酸性酸中毒
D. 高渗性非酮症糖尿病昏迷　E. 急性脑血管病

（三）共用题干选择题

（1～3 题共用题干）

病人，胡某，男，27 岁。患 1 型糖尿病 10 年，长期接受胰岛素治疗。昨日因受凉后咳嗽，今日突感极度口渴，恶心、呕吐，呼气有烂苹果味，随之四肢厥冷，血压下降，脉搏细速，意识不清。

1. 该病人可能并发了（ ）。

A. 酮症酸中毒　B. 高渗性昏迷　C. 低血糖
D. 胰岛素过敏　E. 休克型肺炎

2. 此时，该病人应立即（ ）。

A. 静脉滴注低分子右旋糖酐
B. 小剂量胰岛素静脉滴注
C. 静脉推注 50%葡萄糖
D. 静脉滴注碳酸氢钠
E. 加用口服降糖药物

3. 护士在抢救配合时，首要的护理措施是（ ）。

A. 迅速建立静脉通道，输入生理盐水和胰岛素
B. 让病人卧床休息
C. 监测血糖
D. 监测血电解质变化
E. 控制感染

（4～6 题共用题干）

病人，女，50 岁。体态肥胖。近 3 个月饮水及尿量较多，半个月前因胆结石症行胆囊切除术，术后伤口不能愈合。因甲状腺功能亢进症收入院治疗。昨日洗澡受凉出现高热、咳嗽，遵医嘱予以抗感染对症治疗。今晨突然出现烦躁不安、大汗淋漓、恶心、呕吐胃内容物 2 次，测体温 39.2 ℃，脉搏 140 次/分，呼吸 26 次/分，血压 130/90 mmHg。

4. 为确诊是否为糖尿病，最主要的检查是（ ）。

A. 空腹血糖测定　B. 尿糖测定　C. OGTT
D. 糖化血红蛋白测定　E. 糖化血浆清蛋白测定

5. 该病人经查血糖 15.5 mmol/L，此时应采取的治疗方法是（ ）。

A. 单纯饮食控制　　B 饮食控制＋磺脲类降糖药物
C. 饮食控制＋双胍类降糖药物　　D. 饮食控制＋胰岛素治疗
E. 单纯胰岛素治疗

6. 病人近日出现清晨5～9时血糖、尿糖均升高，应该调整治疗为(　　)。
A. 加大晚间胰岛素用量　　B. 加大早晨胰岛素用量
C. 减少早晨胰岛素用量　　D. 减少晚间胰岛素用量
E. 加大运动量

(四)简答题

1. 简述糖尿病病人饮食注意事项。
2. 简述糖尿病病人的治疗原则有哪些。
3. 简述胰岛素用药注意事项。

参考答案

(张雪珍)

第六节　痛风病人的护理

一、痛风病人的护理学习框架

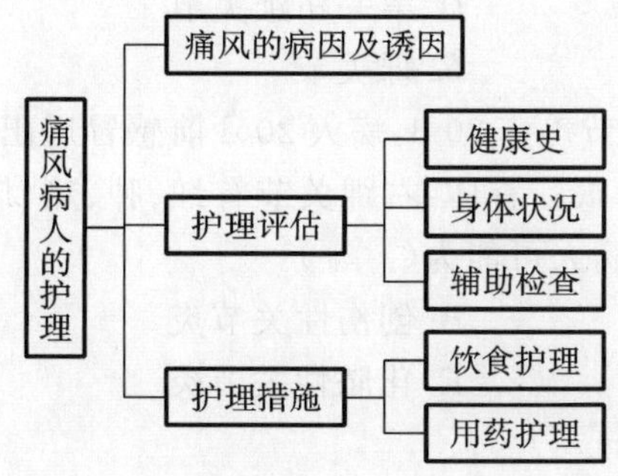

二、同步练习题

(一)填空题

1. 痛风的特征性损害为________。
2. 痛风石多见于________、________、________处。
3. 治疗痛风急性发作的特效药为________。

(二)单项选择题

1.痛风发生的关键原因是(　　)。

A.高尿酸血症　B.高脂血症　C.类风湿性关节炎

D.长期用别嘌醇、丙磺舒药　E.长期吃柑橘等水果

2.控制痛风急性发作的首选药是(　　)。

A.吲哚美辛　B.糖皮质激素　C.秋水仙碱

D.别嘌醇　E.丙磺舒

3.病人,男,45岁。痛风病史8年。该病人不必加以限制的食物有(　　)。

A.豆腐、蘑菇　B.土豆、鸡汤　C.红酒、牛排

D.鸡肝、米饭　E.水、空心菜

4.痛风发生的关键原因是血液中(　　)。

A.血脂长期升高　B.尿酸长期升高　C.血糖长期升高

D.血胆固醇长期升高　E.尿素氮长期升高

5.痛风与高尿酸血症的区别在于(　　)。

A.血尿酸含量的多少　B.尿酸含量的多少　C.尿酸排出量的多少

D.血嘌呤含量的多少　E.是否有尿酸盐结晶沉积

6.痛风好发于(　　)。

A.儿童　B.年轻男性　C.年轻女性

D.中老年男性　E.中老年女性

7.痛风病人最常发生的急性关节炎症是(　　)。

A.第一拇指关节　B.第一跖趾关节　C.腕关节

D.肘关节　E.踝关节

8.病人,男,47岁,右踝关节疼痛20 d,病人20 d前感冒后出现右踝关节剧烈疼痛,疼痛多在夜间发作,呈间歇性,影响睡眠。查体:右踝关节有红、肿、热、痛。其余关节无异常。病人有高血压、糖尿病病史。提示该病人可能为(　　)。

A.风湿性关节炎　B.创伤性关节炎　C.银屑病性关节炎

D.痛风性关节炎　E.化脓性关节炎

9.痛风的特征性损坏是(　　)。

A.高尿酸血症　B.急性关节炎　C.痛风石

D.尿酸盐结晶　E.痛风性肾病

10.病人,男,63岁,每于吃海鲜和饮啤酒后诱发跖趾关节疼痛。前日晚再次和朋友聚餐吃海鲜后,引发脚趾剧痛,并出现肾酸痛和血尿,提示病人可能为(　　)。

A.尿酸性尿路结石　B.肾盂肾炎　C.肾小球肾炎

D.痛风性肾病　E.过敏性紫癜

(三)共用题干选择题

(1～3题共用题干)

病人,男,45岁,糖尿病4年。2年前查体发现血尿酸升高。1年前在聚餐饮酒后出现夜间跖趾突发疼痛,且经常在摄入海产品后诱发跖趾疼痛。查体:在右脚跖趾和第一跖趾关节处

可触及包块。

1. 该病人在饮食上应尽量减少摄入的食物是(　　)。

A. 牛奶　　B. 鸡蛋　　C. 奶制品

D. 菠菜　　E. 土豆

2. 因病人对秋水仙碱过敏，为控制痛风的急性发作，建议病人应用非甾体类消炎药物进行治疗，最常应用的药物是(　　)。

A. 吡罗昔康　　B. 奈普生　　C. 布洛芬

D. 保泰松　　E. 吲哚美辛

3. 病人进行了尿液碱化治疗，应告知病人不能应用的药物是(　　)。

A. 丙磺舒　　B. 磺吡酮　　C. 氢氯噻嗪

D. 苯溴马隆　　E. 别嘌醇

(四)简答题

简述痛风病人身体状况的分期。

参考答案

(张雪珍)

第七章

风湿性疾病病人的护理

第一节　风湿性疾病病人常见症状、体征的护理

一、风湿性疾病病人常见症状、体征的护理学习框架

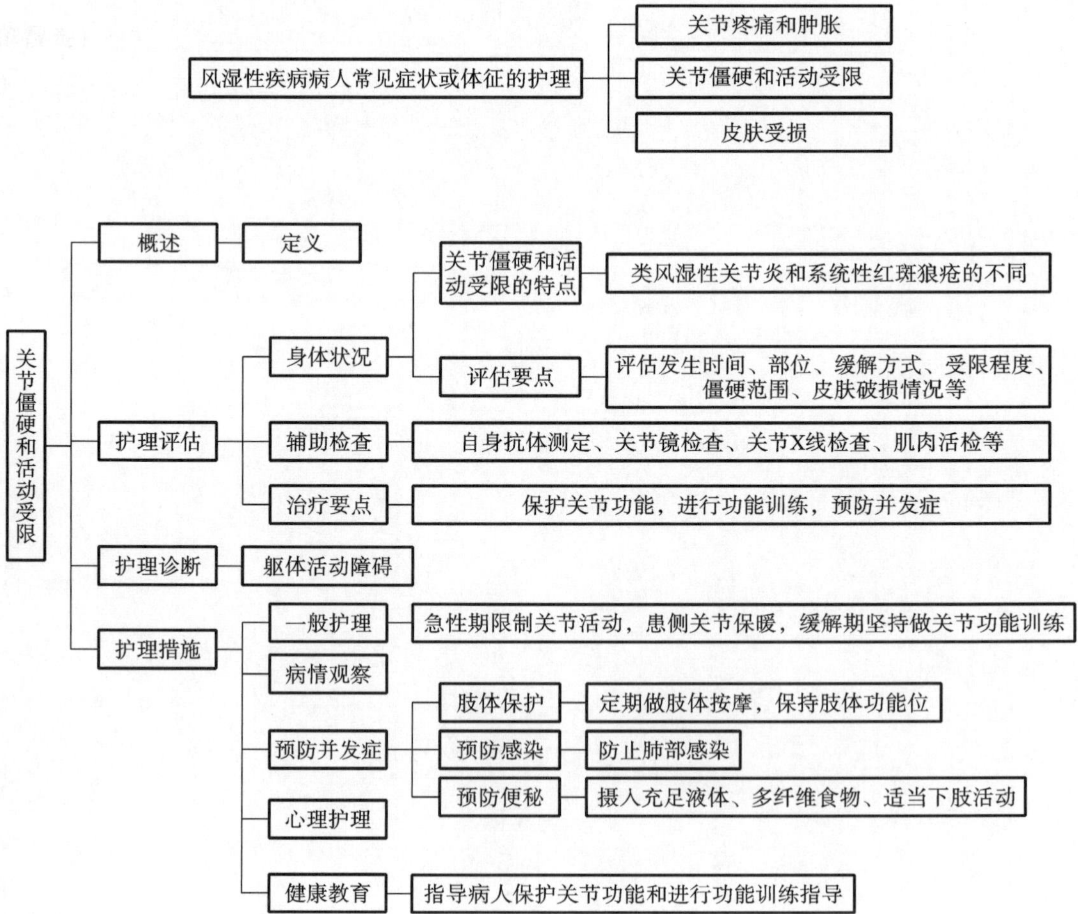

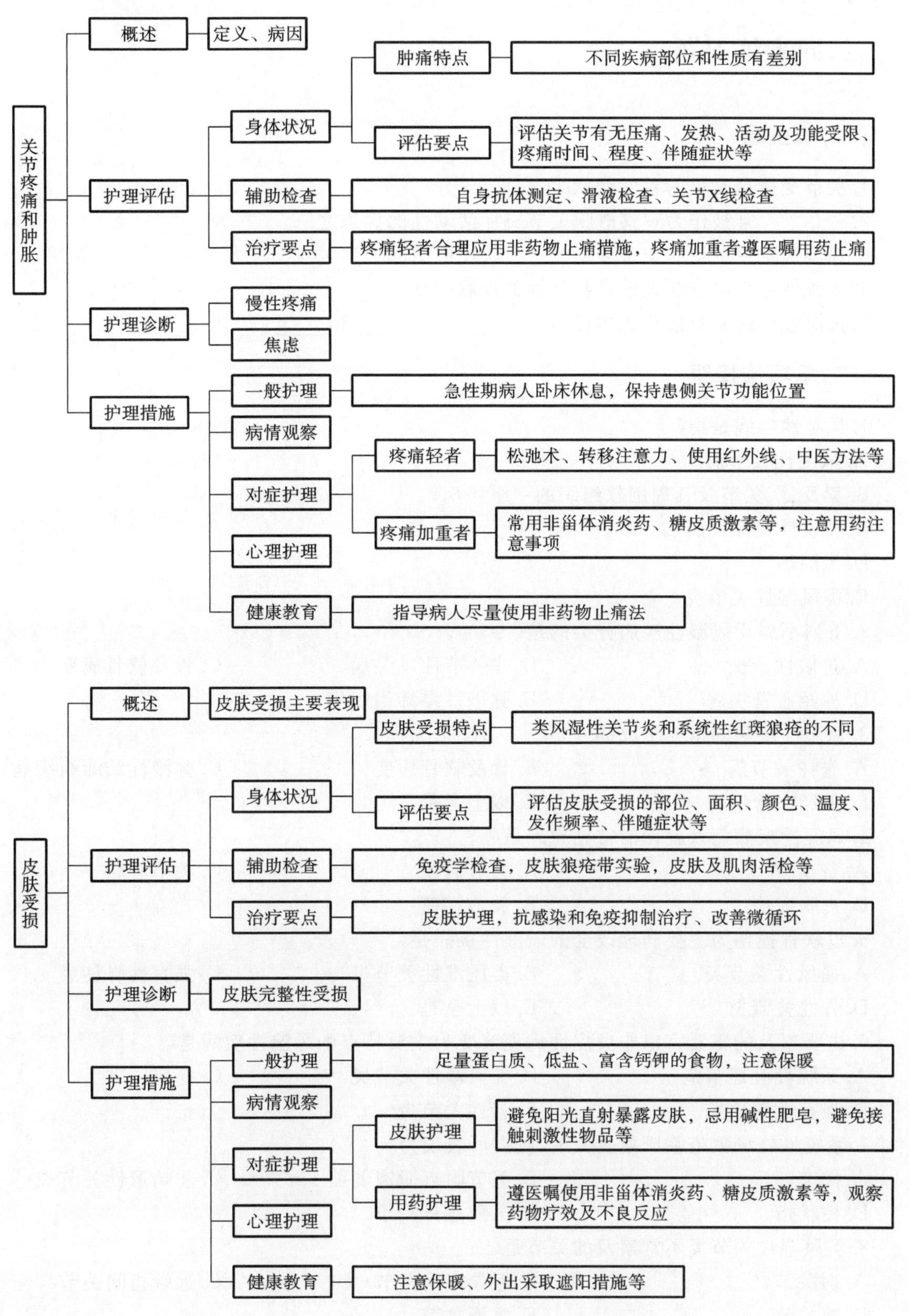
关节疼痛和肿胀
概述
定义、病因
护理评估
身体状况
肿痛特点
不同疾病部位和性质有差别
评估要点
评估关节有无压痛、发热、活动及功能受限、疼痛时间、程度、伴随症状等
辅助检查
自身抗体测定、滑液检查、关节X线检查
治疗要点
疼痛轻者合理应用非药物止痛措施，疼痛加重者遵医嘱用药止痛
护理诊断
慢性疼痛
焦虑
护理措施
一般护理
急性期病人卧床休息，保持患侧关节功能位置
病情观察
对症护理
疼痛轻者
松弛术、转移注意力、使用红外线、中医方法等
疼痛加重者
常用非甾体消炎药、糖皮质激素等，注意用药注意事项
心理护理
健康教育
指导病人尽量使用非药物止痛法
皮肤受损
概述
皮肤受损主要表现
护理评估
身体状况
皮肤受损特点
类风湿性关节炎和系统性红斑狼疮的不同
评估要点
评估皮肤受损的部位、面积、颜色、温度、发作频率、伴随症状等
辅助检查
免疫学检查，皮肤狼疮带实验，皮肤及肌肉活检等
治疗要点
皮肤护理，抗感染和免疫抑制治疗、改善微循环
护理诊断
皮肤完整性受损
护理措施
一般护理
足量蛋白质、低盐、富含钙钾的食物，注意保暖
病情观察
对症护理
皮肤护理
避免阳光直射暴露皮肤，忌用碱性肥皂，避免接触刺激性物品等
用药护理
遵医嘱使用非甾体消炎药、糖皮质激素等，观察药物疗效及不良反应
心理护理
健康教育
注意保暖、外出采取遮阳措施等

二、同步练习题

(一)填空题

1. 关节受累最常见的首发症状是________。

2. ________常被作为观察滑膜关节炎症活动性的标志之一。

3. 风湿病常见的皮肤损害多由________反应引起。

4. 系统性红斑狼疮病人最具特征性的皮肤损伤是________。

5. 风湿性疾病常见症状或体征为________、________和________。

(二)单项选择题

1. 风湿性疾病是指(　　)。
A. 风湿性关节病
B. 累及骨、关节及其周围软组织的一组疾病
C. 特发性炎症性肌病
D. 风湿热
E. 类风湿性关节炎

2. 下列不属于风湿性疾病分类的是(　　)。
A. 过敏性紫癜　B. 非关节性风湿病　C. 骨及软骨病变
D. 神经血管疾病　E. 弥漫性结缔组织病

3. 风湿性疾病的重要组成部分是(　　)。
A. 脊柱关节病　B. 骨及软骨病变　C. 弥漫性结缔组织病
D. 神经血管疾病　E. 以上全是

4. 风湿性疾病病人就诊的常见原因是(　　)。
A. 贫血　B. 关节僵硬　C. 关节肿胀
D. 皮肤损伤　E. 关节疼痛

5. 以软骨损伤为主要病理改变的风湿性疾病是(　　)。
A. 痛风性关节炎　B. 类风湿性关节炎　C. 强直性脊柱炎
D. 骨性关节炎　E. 以上全是

6. 主要累及的靶器官以非炎症性病理改变为主要特点的风湿性疾病是(　　)。
A. 系统性红斑狼疮　B. 类风湿性关节炎　C. 痛风
D. 强直性脊柱炎　E. 骨性关节炎

7. 系统性红斑狼疮临床累及关节、肌肉可表现为(　　)。
A. 关节畸形　B. 关节附近肌肉萎缩　C. 非畸形性关节炎
D. 梭状指　E. 天鹅颈样畸形

8. 类风湿性关节炎不常累及的关节是(　　)。
A. 肘关节　B. 近端指间关节　C. 远端指间关节
D. 腕关节　E. 掌指关节

9. 雷诺现象的皮肤颜色变化顺序为(　　)。

A. 红→白→紫　　B. 紫→红→白　　C. 紫→白→红
D. 红→紫→白　　E. 白→紫→红

10. 下列药物不属于抗风湿药的是(　　)。
A. 双氯芬酸　　B. 萘普生　　C. 阿司匹林
D. 布洛芬　　E. 倍他乐克

(三)简答题

简述风湿性关节炎的治疗原则和常用药物。

参考答案

(李泽钏)

第二节　系统性红斑狼疮病人的护理

一、系统性红斑狼疮病人的护理学习框架

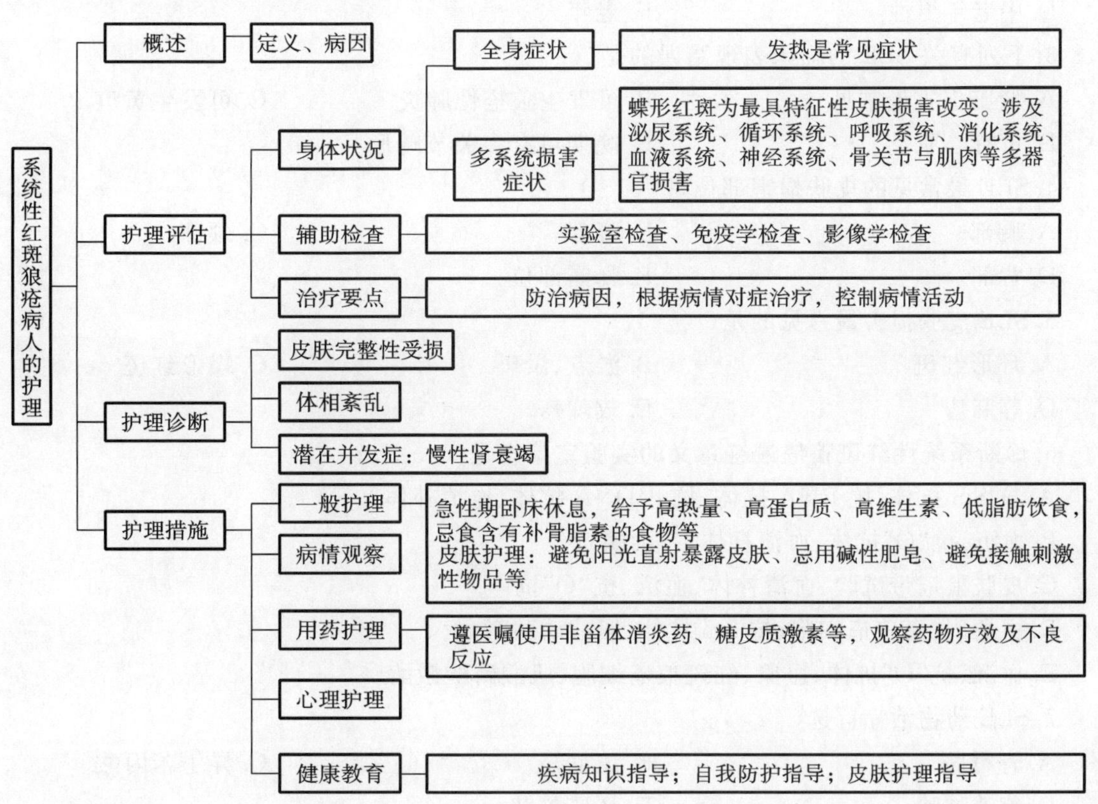

二、同步练习题

(一)填空题

1. 系统性红斑狼疮是一种具有________________疾病。
2. 系统性红斑狼疮病人血清具有以________为代表的多种自身抗体。
3. 系统性红斑狼疮的病因未明确,可能与________、________、________等有关。
4. 系统性红斑狼疮的基本病理变化为________和________。
5. 目前治疗重症自身免疫疾病的首选药物是________。

(二)单项选择题

1. 下列关于系统性红斑狼疮(SLE)的表述不正确的是(　　)。
A. 体内有自身抗体　　B. 多见于育龄女性
C. 属于弥漫性结缔组织病　　D. 高发人群为青壮年男性
E. 是自身免疫性疾病
2. SLE 发病年龄多见于(　　)。
A. 婴儿　　B. 儿童　　C. 育龄妇女
D. 中老年男性　　E. 老年人
3. 下列有关 SLE 的临床表现错误的是(　　)。
A. 肾脏损害最常见　　B. 可发生狼疮性肺炎　　C. 可发生黄疸
D. 可有心肌炎　　E. 晚期可有多关节畸形
4. SLE 最常见的皮肤损害部位是(　　)。
A. 胸部　　B. 腹部　　C. 颈部
D. 背部　　E. 暴露部位
5. SLE 皮肤损害最常见的是(　　)。
A. 环形红斑　　B. 淤点、淤斑　　C. 蝶形红斑
D. 荨麻疹　　E. 玫瑰疹
6. 诊断系统性红斑狼疮最有意义的实验室检查是(　　)。
A. 抗 Sm 抗体、抗 RNA 抗体、抗 dsDNA 抗体、血清补体
B. 血沉、抗“O”抗体、血清补体、谷丙酶
C. 皮肤狼疮带试验、血清补体、血沉、抗“O”抗体
D. 血象、红斑狼疮细胞、抗 Sm 抗体、肌酸磷酸激酶
E. 血沉、抗“O”抗体、血象、红斑狼疮细胞、肌酸磷酸激酶
7. SLE 药物治疗首选(　　)。
A. 青霉胺　　B. 泼尼松　　C. 异丁苯丙酸
D. 硫唑嘌呤　　E. 环磷酰胺
8. SLE 病人长期应用糖皮质激素治疗可引发(　　)。

A. 股骨头无菌性坏死　　B. 体位性低血压　　C. 雷诺现象
D. 面部表情丧失呈假面具样　　E. 关节畸形、关节固定于屈位

9. 关于 SLE 一般治疗的说法不正确的是(　　)。
A. 活动期病人应卧床休息
B. 慢性期或病情稳定的病人可适当活动或工作
C. 处于缓解期病人不可进行疫苗注射
D. 应避免日晒
E. 有感染时应积极治疗

10. 不适合 SLE 病人的饮食是(　　)。
A. 芹菜、香菜　　B. 鸡蛋、豆腐　　C. 牛奶、豆浆
D. 杂粮饭、米饭　　E. 鱼肉、鸡肉

(三)共用题干选择题

病人,黄某,女,26 岁。间歇性发热、食欲不振,伴腕膝关节酸痛 1 个月余。查体:头发稀少,口腔有溃疡灶;左膝及右腕关节局部红肿,压痛明显,但无畸形。实验室检查:尿蛋白(+),血白细胞 3.7×10^9/L,ALT 60U/L,红细胞沉降率 45 mm/h,LE 细胞(−),抗 Sm 抗体(+)。

1. 该病人首先考虑的诊断是(　　)。
A. 急性肾小球肾炎　　B. 强直性脊柱炎
C. 系统性红斑狼疮　　D. 类风湿性关节炎
E. 风湿性关节炎

2. 经检查确诊后该病人整日以泪洗面,不吃不睡,此时最主要的护理措施是(　　)。
A. 增加营养　　B. 心理护理
C. 注意休息　　D. 控制水的摄入
E. 遵医嘱给予抗生素药物治疗

3. 护士对该病人的健康指导下列不正确的是(　　)。
A. 须终身治疗
B. 避免皮肤直接阳光照射
C. 定期复查血、尿常规,遵医嘱服药
D. 可多吃胡萝卜、芹菜
E. 忌用可能诱发本病的药物及食物

(四)简答题

1. 简述系统性红斑狼疮病人的免疫学检查内容。
2. 简述系统性红斑狼疮病人的用药护理。
3. 简述系统性红斑狼疮病人的口腔护理。

参考答案

(李泽钏)

第三节　类风湿性关节炎病人的护理

一、类风湿性关节炎病人的护理学习框架

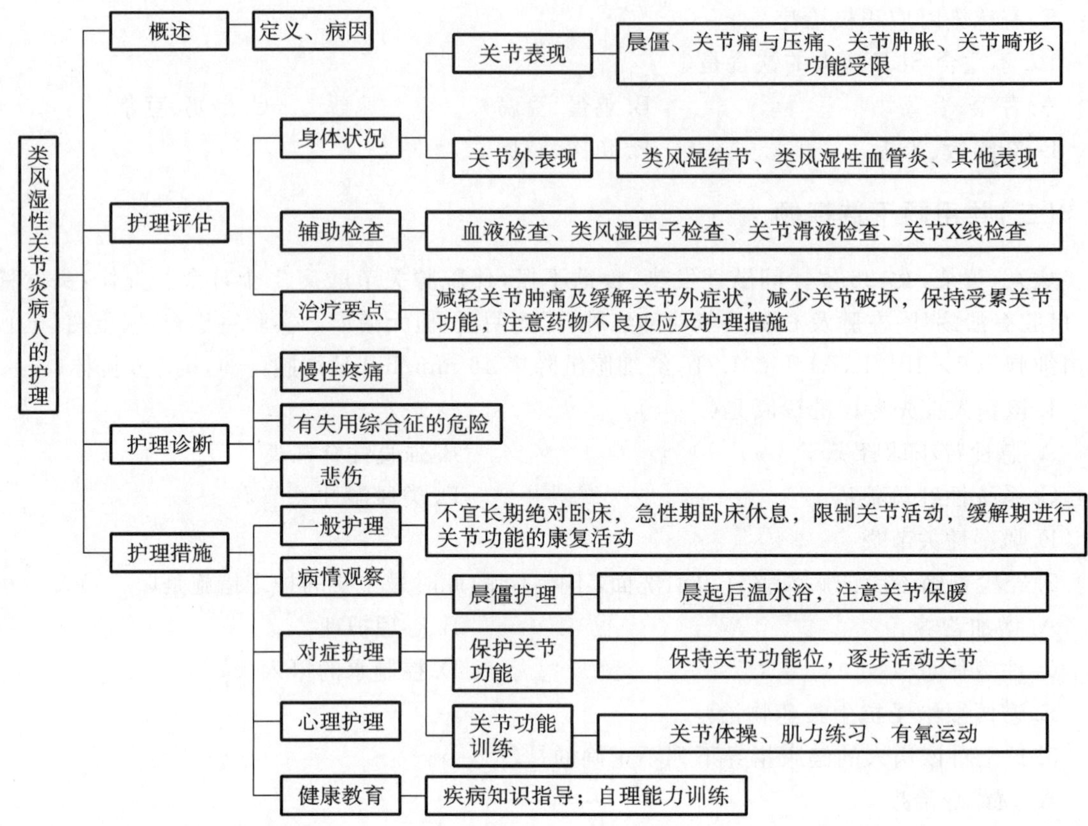

二、同步练习题

(一)填空题

1. 可作为观察类风湿性关节炎活动度的重要指标是________。

2. 类风湿性关节炎的基本病理改变是________。当出现关节软骨和骨破坏时，最终可能导致________。

3. 类风湿性关节炎较特异的皮肤表现是________。

4. 诊断类风湿性关节炎最有价值的检查方法是________。

5. 类风湿结节好发于________。

(二)单项选择题

1.病人,女,50 岁。近日出现腕掌指关节疼痛,近端指间关节肿胀,关节活动障碍,影响病人的日常生活,查类风湿因子(+),C 反应蛋白升高,初步诊断为类风湿性关节炎。该病最早出现的关节表现是(　　)。

A.关节僵硬　　B.关节疼痛　　C.关节肿胀
D.关节畸形　　E.关节活动障碍

2.类风湿性关节炎最常累及的关节是(　　)。

A.髋关节　　B.肩关节　　C.腕、踝、肘关节
D.四肢小关节　　E.脊柱小关节

3.类风湿性关节炎最早侵犯的关节是(　　)。

A.髋关节　　B.踝关节　　C.掌指关节
D.腕、肘关节　　E.近端指间关节

4.下列关于类风湿性关节炎描述正确的是(　　)。

A.35～50 岁男性多见
B.常从掌指关节及远侧指关节起病
C.关节病变多为对称性,伴肿胀、压痛
D.关节结构破坏常可逆
E.关节滑膜症状少见

5.病人,女,60 岁。掌指和腕关节反复肿痛 10 年余,晨起时出现双手关节僵硬,活动后可缓解,手指关节变形如天鹅颈样改变。近 1 个月病情加重来院就诊,拟诊断为类风湿性关节炎。请问确诊该病最有价值的检查是(　　)。

A.血液检查　　B.B 超检查　　C.免疫学检查
D.关节 X 线检查　　E.确切的病史及体征

6.下列哪项是类风湿性关节炎活动期的标志?(　　)

A.自发痛　　B.痛与压痛　　C.梭状指
D.晨僵　　E.关节畸形

7.病人,女,65 岁。类风湿性关节炎病史 15 年,目前因关节肿胀、疼痛、功能障碍而影响生活和工作,常感未来治疗无望、忧虑和孤独。其首优的护理诊断是(　　)。

A.预感性悲哀　　B.清理呼吸道无效　　C.皮肤完整性受损
D.体温过高　　E.潜在并发症:肾衰竭

8.下列属于类风湿性关节炎特征性改变的是(　　)。

A.游走性大关节肿痛,反复发作
B.对称性大关节酸痛
C.对称性小关节肿痛,反复发作
D.多发性大小关节肿痛,反复发作
E.指掌及腕关节尺侧偏向畸形

9.病人,女,48 岁。因双腕关节、掌指关节、手指近端指间关节肿痛 4 年,加重 1 个月,以类风湿性关节炎收入院。经治疗病人疼痛消失、病情缓解。对于该病人主要的护理措施是(　　)。

A. 减轻疼痛　B. 缓解症状　C. 卧床休息
D. 抬高膝部　E. 功能锻炼

10. 病人，女，55 岁，双手关节呈梭状肿胀、疼痛 4 年，诊断为“类风湿性关节炎”。最近 1 周因天气变凉病情加重。下列对于该病人的处理不正确的是(　　)。

A. 应卧床休息　B. 保持关节处于功能位
C. 限制受累关节活动　D. 加强功能锻炼
E. 添加衣物，避免受凉

11. 下列哪项不属于类风湿性关节炎的关节表现？(　　)

A. 晨僵　B. 关节疼痛　C. 活动后疼痛加剧
D. 关节功能障碍　E. 严重时可导致关节畸形

12. 病人，女，45 岁，患类风湿性关节炎 8 年。查体发现病人跟腱部出现皮下结节，质硬、无压痛，该病人可能出现了(　　)。

A. 腱鞘炎　B. 痛风石　C. 类风湿结节
D. 关节畸形　E. 纤维瘤

13. 类风湿性关节炎除关节受损外还有关节外病变，主要是(　　)。

A. 中度贫血　B. 血沉快　C. 类风湿性血管炎
D. 低热　E. 类风湿结节

14. 类风湿性关节炎在明显的关节症状出现前可有的全身症状是(　　)。

A. 疼痛　B. 四肢末梢麻木
C. 乏力、低热、食欲欠佳　D. 关节畸形
E. 类风湿结节

15. 类风湿性关节炎急性发作期受累关节炎性肿胀呈(　　)。

A. 梭状指　B. “天鹅颈”样畸形　C. “纽扣花”样畸形
D. 爪形手　E. 银叉样

16. 病人，王某，女，68 岁。类风湿性关节炎病史 5 年，门诊定期随诊，最近 1 周因天气变冷反复出现双手指关节肿痛，活动 1 h 后可缓解。查体：病人双手近端指间关节呈梭形样肿胀，活动受限，有压痛。请问该病人双手近端指间关节呈梭形肿胀是由于(　　)。

A. 关节剧烈疼痛　B. 关节畸形　C. 长期不活动
D. 关节僵硬　E. 关节腔积液引起的炎性肿胀

17. 类风湿性关节炎病人体内最常见的自身抗体是(　　)。

A. 抗核抗体　B. 抗单链-DNA 抗体　C. 抗双链-DNA 抗体
D. 抗 Sm 抗体　E. 类风湿因子

18. 病人，王某，女，50 岁。出现掌指关节和近端指关节对称性疼痛，类风湿因子(＋)。初步诊断为类风湿性关节炎。临床上主要检测的类风湿因子是(　　)。

A. IgA　B. IgD　C. IgE
D. IgG　E. IgM

19. 下列关于类风湿性关节炎关节外表现哪项不常见？(　　)

A. 贫血　B. 胸腔积液　C. 心包炎
D. 肾功能损害　E. 周围神经病变

20. 下列哪项不是治疗类风湿性关节炎的常用药物？(　　)

A. 阿司匹林　　B. 青霉素　　C. 雷公藤
D. 甲氨蝶呤　　E. 强的松

(三)共用题干选择题

病人，王某，女，48 岁，对称性全身小关节肿痛反复发作 6 年，早起关节僵硬，热水浸泡后症状减轻。经检测：类风湿因子(＋)。拟诊断为类风湿性关节炎。

1. 类风湿性关节炎的基本病理改变是(　　)。
A. 肌炎　　B. 软组织炎　　C. 滑膜炎
D. 肌腱炎　　E. 骨膜炎

2. 后期查体发现病人腕部及踝部出现皮下结节，提示病情(　　)。
A. 处于活动期　　B. 处于缓解期　　C. 已累及内脏
D. 出现并发症　　E. 发生癌变

3. 类风湿性关节炎急性期下列护理措施不妥的是(　　)。
A. 按摩关节　　B. 保持关节功能位　　C. 听音乐缓解情绪
D. 注意活动四肢　　E. 给予止痛消炎药

病人，张某，女，49 岁。4 年前，无明显诱因反复出现两侧近端指关节及足关节酸痛，手持筷子困难，晨起尤为明显，活动 1 h 后可缓解。最近 1 周因天气变冷上述症状加重。查体：病人双手近端指间关节呈梭形样肿胀，活动受限，局部皮肤红肿明显，触之微热，有压痛。实验室检查：血沉 70 mm/h，白细胞 8.1×10^{9}/L，X 线检查：关节周围软组织肿胀，关节腔变窄。

4. 该病人最可能的诊断为(　　)。
A. 风湿性关节炎　　B. 类风湿性关节炎　　C. 化脓性关节炎
D. 关节结核　　E. 痛风

5. 病人的实验室检查常有下列异常，但除(　　)外。
A. 类风湿因子(＋)　　B. 贫血　　C. C 反应蛋白升高
D. 血沉加快　　E. 找到抗 Sm 抗体

6. 下列护理措施对处于该病急性期的病人不合适的是(　　)。
A. 注意保暖，防止受凉
B. 服用止痛药
C. 每天热水泡手 15 min
D. 进行日常的生活训练
E. 给予心理安慰

(四)简答题

1. 简述类风湿性关节炎的关节表现。
2. 简述类风湿性关节炎的护理目标。
3. 简述类风湿性关节炎病人的关节护理。

参考答案

(刘叶)

第八章 传染病病人的护理

第一节 传染病概述

一、传染病概述学习框架

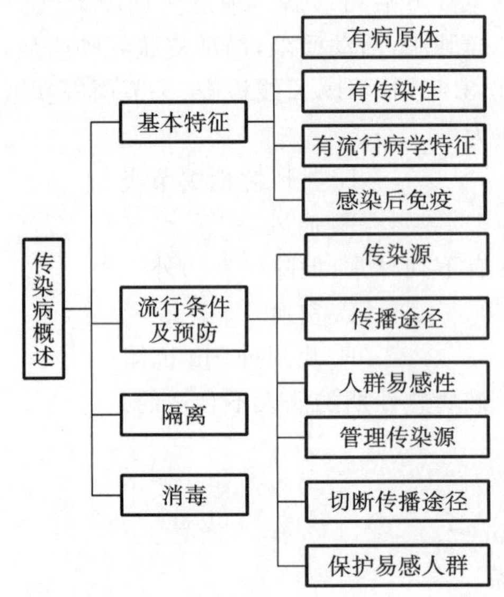

二、同步练习题

(一)填空题

1. 传染病流行过程的三个基本条件是________,________,________。
2. 传染病隔离病室的粉色标志为________传播的隔离。
3. 甲类传染病包括________和________两种。

(二)单项选择题

1. 传染病与其他感染性疾病的主要区别是(　　)。

A. 有病原体　　B. 有传染性　　C. 有地方性

D. 有季节性　　E. 有感染免疫

2. 我国规定管理的传染病分为(　　)。

A. 甲类 1 种、乙类 23 种、丙类 11 种

B. 甲类 2 种、乙类 24 种、丙类 9 种

C. 甲类 3 种、乙类 28 种、丙类 9 种

D. 甲类 3 种、乙类 24 种、丙类 9 种

E. 甲类 2 种、乙类 22 种、丙类 11 种

3. 关于消化道隔离,下列哪项是错误的?(　　)

A. 最好同一病种病人收住同一病室

B. 工作人员密切接触病人时应穿隔离衣、戴帽子及口罩、穿隔离鞋

C. 病人的用品、食具、便器、排泄物、呕吐物均须消毒

D. 病室应有防蝇及灭蝇设施

E. 病人可交换使用物品

4. 传染病在发病前出现一般轻微症状的阶段称为(　　)。

A. 潜伏期　　B. 前驱期　　C. 症状明显期

D. 恢复期　　E. 以上都不是

5. 国务院规定报告传染病疫情的时限是(　　)。

A. 甲类传染病在城市 6 h 内,农村 12 h 内

B. 甲类传染病在城市、农村均应在 12 h 以内

C. 甲类传染病在城市 12 h 内,农村 24 h 内

D. 乙类传染病在城市 6 h 内,农村 12 h 内

E. 乙类传染病在城市 8 h 内,农村 16 h 内

6. 确定一种传染病的隔离期是根据(　　)。

A. 该病传染性的大小　　B. 病程的长短　　C. 病情严重程度

D. 潜伏期的长短　　E. 以上都不是

7. 关于消毒的概念,下列哪项是错误的?(　　)

A. 消毒的种类包括疫源地消毒和预防性消毒

B. 疫源地消毒包括随时消毒和终末消毒

C. 终末消毒指预防性消毒

D. 预防性消毒是指对可能受病原体污染的场所、物品所做的消毒措施

E. 病室的日常:卫生处理、餐具消毒等属预防性消毒

8. 传染病在较小范围、短时间内突然出现大批同类病例,称为(　　)。

A. 流行　　B. 大流行　　C. 散发

D. 暴发流行　　E. 以上都不是

9. 传染病感染后最易识别的是(　　)。

A. 潜在性感染　　B. 亚临床感染　　C. 慢性病原携带者

D. 隐性感染　　　　E. 显性感染

10. 确定一种传染病的检疫期是根据该病的(　　)。

A. 潜伏期　　　　B. 传染期　　　　C. 症状明显期

D. 恢复期　　　　E. 前驱期

(三)简答题

简述传染病的预防措施。

参考答案

(张梓欣)

第二节　病毒性肝炎病人的护理

一、病毒性肝炎病人的护理学习框架

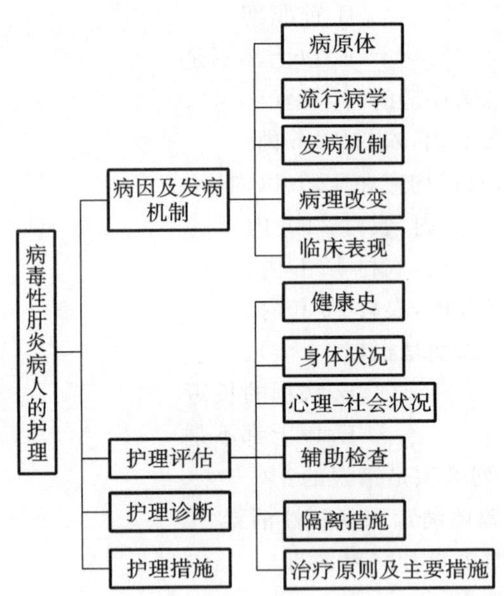

二、同步练习题

(一)填空题

1. 病毒性肝炎的病原体，目前已确定为 5 种类型，即________、________、________、

________及________。

2. 饮用水污染是________肝炎暴发流行的主要传播方式，乙型、丙型和丁型肝炎主要通过________传播。

3. HBV 为________病毒，分________和________两个部分，________含 HBsAg，________含 HBcAg 和 HBeAg，是病毒复制的________。

4. 病毒性肝炎中，________肝炎与________肝炎主要表现为急性肝炎，________肝炎、________肝炎、________肝炎主要表现为慢性肝炎并可发展为肝硬化和肝癌。

5. 甲型肝炎病人应按________隔离，隔离期为________周。

(二)单项选择题

1. 急性黄疸型肝炎黄疸前期最突出的症状是(　　)。

A. 呼吸道症状　　B. 消化道症状　　C. 神经系统症状
D. 精神症状　　E. 皮肤瘙痒症状

2. 急性病毒性肝炎早期最主要的治疗措施是(　　)。

A. 卧床休息　　B. 保肝药物　　C. 免疫制剂
D. 维生素类药物　　E. 抗病毒治疗

3. 急性病毒性肝炎病人，最恰当的饮食是(　　)。

A. 高蛋白质、高碳水化合物饮食
B. 高蛋白质、高脂肪饮食
C. 适合病人口味、富含维生素清淡饮食
D. 高蛋白质、低脂肪饮食
E. 高碳水化合物、高维生素饮食

4. 对人体有保护作用的抗体是(　　)。

A. 抗 HBs　　B. 抗 HBe　　C. 抗 HBc-IgM
D. 抗 HBc-IgG　　E. 抗 HBV-DNA

5. 甲型肝炎的传播途径是(　　)。

A. 经唾液传播　　B. 经蚊虫叮咬传播　　C. 经粪-口途径传播
D. 经呼吸道传播　　E. 经皮肤接触传播

6. 下列症状与体征哪项与甲型病毒性肝炎不相关？(　　)

A. 起病发热，乏力、厌食、巩膜黄染　　B. 乏力、厌食、恶心、尿色加深
C. 腹胀、肝质地硬、脾大　　D. 皮肤黄染、轻度瘙痒
E. 腹软、肝大质软、轻度叩击痛

7. 下列哪项检查结果阳性，表明乙型肝炎病人有较强的传染性？(　　)

A. 抗 HBe　　B. 抗 HBc　　C. HBeAg
D. 抗 HBs　　E. HBsAg

8. 能保护人体免受乙型肝炎病毒感染的抗体是(　　)。

A. 抗 HBs　　B. 抗 HBc　　C. 抗 HBe
D. 抗 HBV　　E. DNA 抗体

9. 下列哪项可用于生产乙型肝炎疫苗？(　　)

A. HBeAg　　B. HBsAg　　C. HBcAg

D. HBV　　E. HBV-DNA

10. 下列急、慢性肝炎的治疗原则中哪项是错误的？（　　）

A. 应加强锻炼，增强体质　　B. 适当服用保肝药物

C. 忌酒　　D. 不要服用损肝药物

E. 足够休息

11. 下列重型肝炎病人的护理措施哪项不妥？（　　）

A. 观察黄疸是否进行性加深　　B. 消化道症状是否改善

C. 给予高脂、高蛋白质饮食　　D. 病人绝对卧床休息

E. 专人陪护

12. 诊断慢性肝炎，其肝炎病程应超过（　　）。

A. 3 个月　　B. 6 个月　　C. 12 个月

D. 18 个月　　E. 24 个月

13. 可转为慢性肝炎并发展为肝硬化和肝癌的病毒性肝炎类型是（　　）。

A. 甲型、乙型、丙型　　B. 乙型、丙型、丁型

C. 丙型、丁型、戊型　　D. 甲型、丙型、戊型

E. 乙型、丁型、戊型

14. 接种乙型肝炎疫苗对预防乙型肝炎的传播有重要意义，其重点接种对象是（　　）。

A. 急性乙型肝炎病人

B. 慢性乙型肝炎病人

C. 乙型肝炎病毒携带者

D. HBsAg 阳性母亲生下的新生儿

E. 接受过输血或应用血制品的病人

15. 甲型和戊型病毒性肝炎的主要传播途径为（　　）。

A. 经血液传播　　B. 经体液传播　　C. 经粪-口传播

D. 经虫媒传播　　E. 经生活接触传播

16. 病毒性肝炎的饮食护理中，下列哪项错误？（　　）

A. 慢性肝炎病人只用清淡饮食

B. 急性肝炎病人应多食新鲜水果、蔬菜

C. 肝硬化晚期病人应限制蛋白质的摄入量

D. 鼓励多饮水，成人每日 2000 mL 左右

E. 有腹腔积液者应给予低盐饮食

17. 下列哪项在急性肝炎病人中不应见到？（　　）

A. 疲倦乏力　　B. 肝病面容　　C. 肝区压痛

D. 食欲减退　　E. 厌油腻

18. 除哪项外均为重型肝炎的临床表现？（　　）

A. 有明显出血倾向　　B. 肝功能严重损害　　C. 肝肾综合征

D. 蜘蛛痣　　E. 脑水肿

19. 感染 HAV 后，最常见的表现是（　　）。

A. 亚临床感染　　B. 急性无黄疸型肝炎　　C. 急性黄疸型肝炎

D. 淤胆型肝炎　　E. 重症型肝炎

20. 病毒性肝炎病人卧床休息的目的应除(　　)外。

A. 卧床休息能使全身及肝脏分解代谢降低　　B. 只有卧床才能使体温下降

C. 减少肝脏功能的负荷　　D. 增强肝脏的血液供应量

E. 缓解肝脏淤血,促进肝脏病损的恢复

(三)共用题干选择题

(1~4 题共用题干)

病人,女,15 岁,发热、食欲减退 1 周,神志欠清 1 d,查体:皮肤、巩膜轻度黄染,躁动不安,手有扑翼样震颤,肝右肋下未扪及。实验室检查:ALT160 U/L,总胆红素 90 μmol/L,抗 HBs 阳性,抗 HBc 阳性,抗 HAV IgG 阴性、IgM 阳性,抗 HEV-IgG 阴性。既往体健,无输血史。

1. 最可能的临床诊断是(　　)。

A. 急性黄疸型肝炎　　B. 急性重症型肝炎　　C. 亚急性重症肝炎

D. 慢性重症型肝炎　　E. 淤胆型肝炎

2. 最可能的病原学诊断是(　　)。

A. 甲型病毒性肝炎　　B. 乙型病毒性肝炎　　C. 丙型病毒性肝炎

D. 丁型病毒性肝炎　　E. 戊型病毒性肝炎

3. 对本例病人临床诊断分型最有价值的实验室检查是(　　)。

A. 血常规　　B. 尿常规　　C. 脑脊液检查

D. 凝血酶原活动度　　E. 血浆蛋白测定

4. 下列哪种药物处理不恰当?(　　)

A. 精氨酸　　B. 西咪替丁　　C. 肝脑清注射剂

D. 苯巴比妥　　E. 20%甘露醇

(5~7 题共用题干)

某幼儿园近半个月来连续发现 20 余名 3~4 岁幼儿精神差、食欲减退,其中 5 人眼睛发黄、发热。

5. 病人最可能是(　　)。

A. 甲型肝炎病毒感染　　B. 乙型肝炎病毒感染

C. 丙型肝炎病毒感染　　D. 丁型肝炎病毒感染

E. 戊型肝炎病毒感染

6. 为尽快作出诊断,应立即进行哪项检查?(　　)

A. 血清胆红素　　B. 血清谷丙转氨酶

C. 血清碱性磷酸酶　　D. 血清总蛋白

E. 血清胆碱酯酶

7. 对于该幼儿园的幼儿,下列哪项处理最为合适?(　　)

A. 立即口服抗病毒中成药

B. 立即检查肝功能

C. 立即注射甲肝疫苗

D. 立即注射乙型肝炎疫苗

E. 立即注射免疫球蛋白,然后注射甲型肝炎疫苗

(四)简答题

1. 简述重型肝炎预防感染的措施。
2. 简述病毒性肝炎病人的护理诊断。
3. 简述病毒性肝炎病人营养失调时应采取的护理措施。

（张梓欣）

第三节　艾滋病病人的护理

一、艾滋病病人的护理学习框架

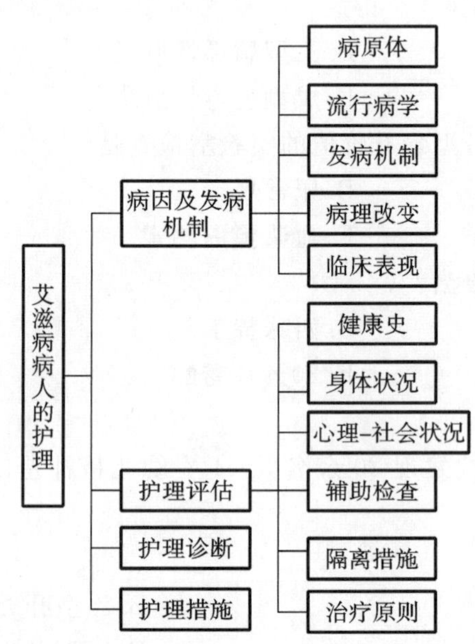

二、同步练习题

(一)填空题

1. 艾滋病传染源为________及________。
2. 艾滋病的三种传播方式为________、________、________。
3. 医务人员发生艾滋病职业暴露后如有伤口,可由________端向________端方向挤出损伤处的血液。

(二)单项选择题

1. 艾滋病最常见的机会性感染是(　　)。

A. 口腔念珠菌病　B. 外阴部疱疹病毒感染　C. 卡氏肺孢子虫肺炎
D. 巨细胞病毒性视网膜炎　E. 疱疹性直肠炎

2. 艾滋病最主要的预防措施是(　　)。
A. 治疗和隔离病人　B. 治疗和隔离无症状病毒携带者
C. 切断传播途径　D. 对高危人群进行人工主动免疫
E. 对接触者采用人工被动免疫

3. 对艾滋病病人和艾滋病病毒感染者应采取的隔离措施是(　　)。
A. 接触隔离　B. 呼吸道隔离　C. 肠道隔离
D. 血液、体液隔离　E. 虫媒隔离

4. 艾滋病属于哪种隔离？(　　)
A. 肠道隔离　B. 虫媒隔离　C. 接触隔离　D. 血液隔离　E. 呼吸道隔离

5. 目前认为艾滋病的传播途径不包括(　　)。
A. 性传播　B. 静脉滥用毒品而传播　C. 输血及血制品
D. 母婴垂直传播　E. 昆虫叮咬传播

6. 确诊艾滋病的依据是(　　)。
A. 周围血象淋巴细胞减少
B. 血清艾滋病病毒抗体阳性，病毒分离阳性
C. 咽拭子涂片检查
D. 血培养阳性
E. 进行分泌物培养

7. HIV 是(　　)。
A. 人体免疫缺陷病毒　B. 狂犬病毒　C. 汉坦病毒
D. 伤寒杆菌　E. 沙门氏菌

8. 下述除哪项外，均系艾滋病的易感者？(　　)
A. 男性同性恋者　B. 有多个性伴侣者　C. 静脉吸毒者
D. 血友病病人　E. 病毒性肝炎

9. HIV 侵入人体后，主要侵犯(　　)。
A. T 淋巴细胞　B. 中性粒细胞　C. 单核细胞　D. 巨噬细胞　E. 嗜酸性细胞

10. 艾滋病病人发热时的护理措施中，下列哪项错误？(　　)
A. 强调卧床休息，减少不必要活动　B. 保持室内空气新鲜
C. 鼓励多饮水及饮料，以补充体液消耗　D. 给予物理降温，可用温水浴
E. 每天测量体温、脉搏 1 次

(三)简答题

1. 简述艾滋病的诊断要点。
2. 简述艾滋病病人的护理诊断。

参考答案

(张梓欣)

第四节　中毒型细菌性痢疾病人的护理

一、中毒型细菌性痢疾病人的护理学习框架

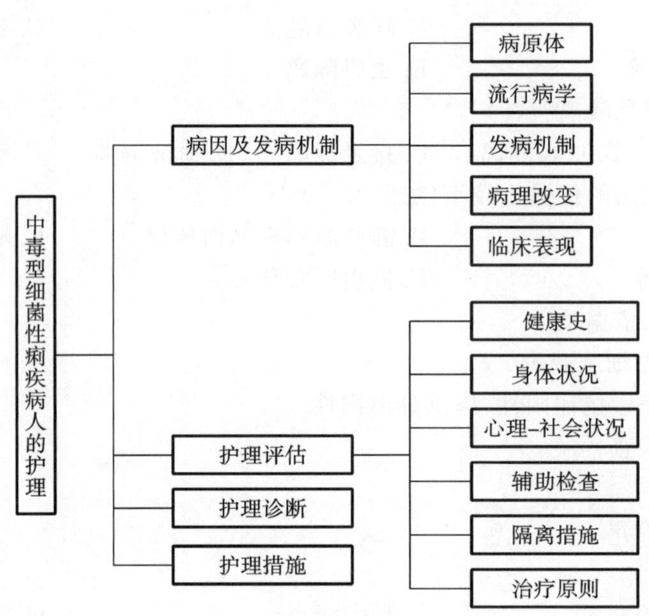

二、同步练习题

(一)填空题

1. 细菌性痢疾粪便检查，外观多为________，镜下可见大量________、________和________。

2. 细菌性痢疾是由________引起的肠道传染病。

3. 中毒型细菌性痢疾的传染源为________、________和________。

4. 中毒型细菌性痢疾的传染途径为________传播。

5. 中毒型细菌性痢疾又可细分为________、________和________三型。

(二)单项选择题

1. 痢疾杆菌侵入人体后，主要侵犯(　　)。

A. 空肠和回肠　　B. 回肠和升结肠　　C. 升结肠和横结肠

D. 降结肠和乙状结肠　　E. 乙状结肠和直肠

2. 中毒型细菌性痢疾病人的典型粪便呈(　　)。

A. 稀水样便　　B. 糊状便　　C. 黏液脓血便　　D. 果酱样便　　E. 柏油样便

3. 中毒型细菌性痢疾多见于(　　)。
A. 老年人　B. 青壮年　C. 营养不良的病人
D. 新生儿　E. 2～7 岁儿童

4. 中毒型细菌性痢疾的潜伏期为(　　)。
A. 1～4 d　B. 3～4 d　C. 4～5 d　D. 6 d　E. 7 d 以上

5. 对于中毒型细菌性痢疾病人下列哪项护理措施不妥?(　　)
A. 严密观察生命体征　B. 吸氧
C. 为减轻呼吸困难应取半坐位　D. 迅速建立静脉通道
E. 降温、止痉

6. 迅速控制中毒型细菌性痢疾流行,最主要的措施是(　　)。
A. 加强门诊工作　B. 及时隔离治疗病人　C. 管理传染源
D. 切断传播途径　E. 口服痢疾减毒活疫苗

7. 急性细菌性痢疾肠道病变的主要部位在(　　)。
A. 结肠　B. 回盲部　C. 乙状结肠
D. 乙状结肠和直肠　E. 十二指肠

8. 中毒型细菌性痢疾腹泻的特点不包括(　　)。
A. 每日可达 10～20 次　B. 每次量少　C. 伴有明显里急后重
D. 黏液脓血便　E. 有腥臭味

9. 典型急性细菌性痢疾病人的粪便呈(　　)。
A. 米泔水样便　B. 柏油样黑便　C. 少量黏液脓血便
D. 果酱样腥臭便　E. 灰陶土样便

10. 中毒型细菌性痢疾常见的主要临床表现是(　　)。
A. 高热　B. 严重脓血便　C. 感染性休克　D. 吐泻不止　E. 惊厥

11. 中毒型细菌性痢疾出现里急后重,说明病变在(　　)。
A. 乙状结肠　B. 直肠　C. 降结肠　D. 升结肠　E. 结肠脾曲

12. 中毒型细菌性痢疾采用山莨菪碱的主要作用是(　　)。
A. 控制抽搐　B. 兴奋呼吸中枢　C. 解除肠道痉挛
D. 抑制频繁的腹泻　E. 解除微血管痉挛

13. 确诊中毒型细菌性痢疾最可靠的依据是(　　)。
A. 脓血便　B. 清水样便
C. 粪便痢疾杆菌培养阳性　D. 免疫检查阳性
E. 明显里急后重

14. 下列中毒型细菌性痢疾的临床表现中,哪项错误?(　　)
A. 面色苍白　B. 四肢厥冷　C. 唇指发绀　D. 血压升高　E. 皮肤花纹

15. 在我国,多年来多数地区中毒型细菌性痢疾流行的致病菌群是(　　)。
A. 志贺菌属 A 群　B. 志贺菌属 B 群　C. 志贺菌属 C 群
D. 志贺菌属 D 群　E. 以上都不是

(三)共用题干选择题

(1～3 题共用题干)

病人,男,5 岁。7 月 20 日因突然高热及惊厥 1 次入院。测得体温 39.5 ℃,面色苍白,四肢厥冷，意识模糊。

1. 为明确诊断，医生让护士为患儿留取大便，护士正确的做法是（　　）。

A. 病人无大便时，口服致泻剂留取大便　　B. 多次采集标本，集中送检
C. 可用开塞露灌肠取便　　D. 如标本未采集，可取其隔日大便送检
E. 选取大便黏液脓血部分送检

2. 如粪检结果为脓细胞 8～10 个/HP。护士考虑该病人是（　　）。

A. 中毒型细菌性痢疾　　B. 水痘并发脑炎　　C. 腮腺炎脑炎
D. 麻疹脑炎　　E. 高热惊厥

3. 目前病人临床症状好转出院，解除隔离返回幼儿园的时间为（　　）。

A. 目前即可　　B. 临床症状消失　　C. 1 次便培养阴性
D. 连续 2 次便培养阴性　　E. 连续 3 次便培养阴性

（四）简答题

1. 简述中毒型细菌性痢疾的护理措施。
2. 简述中毒型细菌性痢疾的预防措施。

参考答案

（张梓欣）

第五节　流行性脑脊髓膜炎病人的护理

一、流行性脑脊髓膜炎病人的护理学习框架

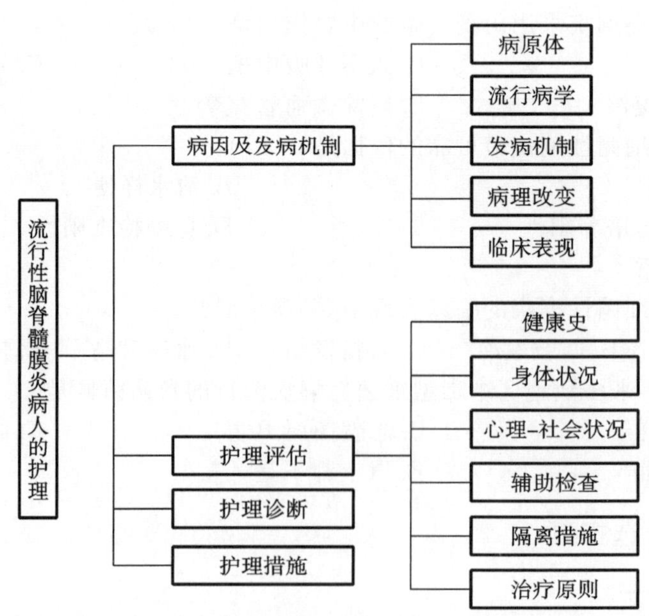

二、同步练习题

(一)填空题

1. 流行性脑脊髓膜炎普通期,临床上最多见,占________,病程经过可分为3期,即________、________和________。

2. 流行性脑脊髓膜炎暴发型,多见于________,临床经过可分为3型,即________、________和________。

3. 流行性脑脊髓膜炎的传播途径是________。

(二)单项选择题

1. 流行性脑脊髓膜炎最常见的皮疹为( )。
A. 玫瑰色斑丘疹　B. 淤点和淤斑　C. 单纯疱疹
D. 脓疱疹　E. 鸡皮疹

2. 普通型流行性脑脊髓膜炎的临床特点是( )。
A. 明显上呼吸道症状、头痛、呕吐、颈强直
B. 急性发热、头痛、呕吐、嗜睡、抽搐
C. 高热、头痛、呕吐、皮肤出血点、脑膜刺激征
D. 突发高热、精神萎靡、大块淤斑、休克
E. 发热、全身疼痛、乏力、咽充血、结膜充血、淋巴结肿大

3. 流行性脑脊髓膜炎病人出现昏迷、潮式呼吸、一侧瞳孔扩大,紧急处理措施应为( )。
A. 静脉注射速尿　B. 静脉注射20%甘露醇
C. 静脉滴注地塞米松　D. 立即气管切开
E. 使用人工呼吸机

4. 流行性脑脊髓膜炎在哪个年龄组发病率最高?( )
A. 新生儿　B. 2～6个月　C. 6个月～2岁
D. 2～4岁　E. 10岁

5. 流行性脑脊髓膜炎败血症期的主要表现为( )。
A. 发热、头痛、呕吐　B. 发热、惊厥　C. 发热、关节痛
D. 发热、淤点、淤斑　E. 发热、皮肤感觉过敏

6. 在我国目前治疗普通型流行性脑脊髓膜炎多选用( )。
A. 青霉素　B. 甲硝唑　C. 红霉素　D. 阿莫西林　E. 磺胺嘧啶

7. 当暴发型、败血症型流行性脑脊髓膜炎病人,出现淤点迅速增加融合时,应尽早使用( )。
A. 维生素　B. 止血敏　C. 肝素
D. 输新鲜全血　E. 抗血纤溶芳酸

8. 在流行性脑脊髓膜炎的传播上属于重要传染源的是( )。
A. 潜伏期带菌者　B. 急性期病人　C. 慢性带菌者
D. 健康带菌者　E. 恢复期带菌者

9. 流行性脑脊髓膜炎败血症休克型的主要表现是(　　)。

A. 休克　B. 皮肤淤点、淤斑　C. 寒战、高热

D. 脑膜刺激征　E. 严重颅内高压

10. 流行性脑脊髓膜炎病人的护理诊断中,应除(　　)外。

A. 营养失调　B. 组织灌流量改变　C. 体温过高

D. 清理呼吸道无效　E. 有皮肤完整性受损的危险

(三)共用题干选择题

(1～3 题共用题干)

病人,男,8 岁,突起发热、头痛、呕吐、腹泻 3 d,烦躁不安 1 d 入院。查体:体温 39.5 ℃,血压 98/60 mmHg,精神萎靡,瞳孔等大,光反应好,颈有抵抗感,胸腹部可见散在性出血点,克氏征阳性,布氏征阴性,巴彬氏征阴性,血象:WBC 15.0×10^9/L,中性粒细胞数 0.90,淋巴细胞数 0.10。

1. 本例最可能的诊断是(　　)。

A. 中毒型细菌性痢疾　B. 革兰阴性杆菌败血症

C. 流感嗜血杆菌脑膜炎　D. 结核性脑膜炎

E. 流行性脑脊髓膜炎

2. 为及时明确诊断,最重要的检查是(　　)。

A. 脑脊液常规+涂片革兰染色　B. 脑脊液常规+生化

C. 血培养　D. 脑脊液培养

E. 咽拭子培养

3. 此例病人病原治疗应首选(　　)。

A. 庆大霉素　B. 大剂量青霉素　C. 氯霉素

D. 红霉素　E. 头孢菌素

(4～6 题共用题干)

病人,6 岁,2 月份急起畏寒、高热、头痛、呕吐 6 h。查体:体温 40 ℃,神志淡漠,全身皮肤黏膜有散在淤点、淤斑,颈软,脑膜刺激征阴性,血象:WBC 15.0×10^9/L,中性粒细胞数 0.95,淋巴细胞数 0.05,疑为中枢神经系统感染。

4. 但不做腰椎穿刺检查,其原因是考虑(　　)。

A. 病人年龄小,不合作　B. 可以确诊,不必要

C. 容易诱发脑疝　D. 无脑膜刺激征

E. 此时脑脊液多为正常,对诊断无参考价值

5. 次日头痛加剧,频繁呕吐,查体:颈部抵抗,克氏征阳性,腰椎穿刺脑脊液检查:蛋白含量 2.0 g/L,氯化物 112 mmol/L,糖 0.55 mmol/L。结合临床表现,本病应考虑(　　)。

A. 流行性出血热　B. 流行性脑脊髓膜炎

C. 肺炎链球菌脑膜炎　D. 结核性脑膜炎

E. 散发性病毒性脑炎

6. 查血压 122 /99 mmHg,本例除了病原治疗外,最重要的对症治疗措施是(　　)。

A. 输新鲜全血　B. 肝素抗凝　C. 糖皮质激素

D. 20%甘露醇脱水　E. 低分子右旋糖酐

(四)简答题

简述暴发型流行性脑脊髓膜炎的组织灌注量不足的护理措施。

参考答案

(张梓欣)

第六节 肺结核病病人的护理

一、肺结核病病人的护理学习框架

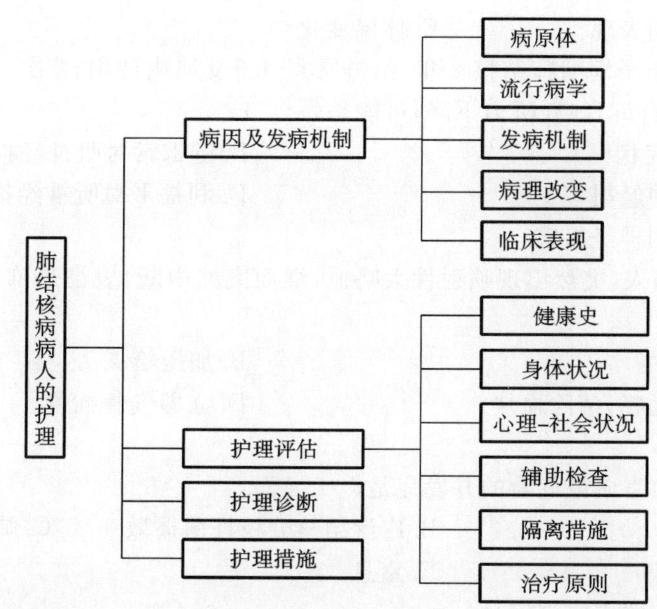

二、同步练习题

(一)填空题

1.结核分枝杆菌分为4类,其中引起人类结核病的主要是________结核分枝杆菌。

2.________是肺结核病最重要的传播途径。

3.________和________是肺结核病最常见的症状。

4.肺结核病病人化疗必须遵循的五大原则为________,________,________,________,和________。

5.肺结核病中的原发综合征是指________,________和________。

(二)单项选择题

1.肺结核病病人痰结核分枝杆菌阳性,下列说法错误的一项是(　　)。

A.病灶具有活动性　　B.应进行抗结核治疗

C.须接种卡介苗　　D.加强隔离制度

E.加强营养

2.肺结核病病人痰液最简单、有效的灭菌方法是(　　)。

A.掩埋　　B.煮沸　　C.阳光下暴晒

D.纸包后焚烧　　E.1‰过氧乙酸浸泡

3.观察结核菌素试验正确的时间是(　　)。

A.6～12 h　　B.13～24 h　　C.25～36 h

D.37～47 h　　E.48～72 h

4.对肺结核病咯血的病人的病情观察,要密切注意(　　)。

A.有无窒息先兆表现　　B.脉搏变化　　C.呼吸变化

D.有无休克早期表现　　E.体温变化

5.病人,30岁,患浸润型肺结核2年,给链霉素0.5 g肌内注射,2次/天,口服异烟肼、利福平治疗半年,近来自诉耳鸣、听力下降,可能是(　　)。

A.肺结核临床症状　　B.链霉素对听神经损害

C.异烟肼对听神经损害　　D.利福平对听神经损害

E.异烟肼对周围神经损害

6.某肺结核病病人,突然出现喷射性大咯血,继而突然中断,表情恐怖,大汗淋漓,此时首要的护理措施是(　　)。

A.立即取半卧位　　B.加压给氧

C.保持呼吸道通畅,清除血块　　D.立即气管插管

E.人工呼吸

7.肺结核病中大咯血最危险的并发症是(　　)。

A.出血性休克　　B.广泛结核分枝杆菌播散　　C.肺不张

D.合并肺部感染　　E.窒息

8.预防肺结核病的主要措施是(　　)。

A.卫生宣传,劝止随地吐痰　　B.登记管理

C.建立、健全防痨组织　　D.接种卡介苗、化疗

E.隔离排菌病人

9.肺结核病发热的特点是(　　)。

A.稽留热型　　B.弛张热型　　C.间歇热型

D.午后低热　　E.波状热

10.肺结核病大咯血病人首优的护理问题是(　　)。

A.体温过高　　B.知识缺乏

C.有窒息的危险　　D.活动无耐力

E.营养失调:低于机体需要量

11.病人,男,70岁。患肺结核病20年,近年来病情反复,经常咯血,表现为烦躁、焦虑。

护士在护理的过程中，应注意的是（　　）。

A. 采取严密隔离　　B. 讲解疾病知识，给予鼓励和帮助
C. 采取健侧卧位　　D. 病人咯血时可进温软饮食
E. 高流量、高浓度吸氧

12. 病人，女，32 岁。肺结核病大咯血过程中突然出现咯血不畅，情绪紧张，面色灰暗，胸闷气促，喉头痰鸣。应首先考虑出现（　　）。

A. 窒息先兆　　B. 肺性脑病　　C. 失血性休克
D. 气胸　　E. 呼吸衰竭

13. 病人，男，36 岁。入院诊断：肺结核病。护士在巡视时发现其大咯血窒息，护士须立即安置病人体位为（　　）。

A. 去枕平卧位　　B. 半卧位　　C. 俯卧位
D. 患侧卧位　　E. 头低足高位

14. 病人，男，46 岁。患肺结核病。出院时护士对其进行饮食指导，正确的是（　　）。

A. 控制热量的摄入　　B. 少摄入牛奶、豆浆、鸡蛋等　　C. 禁止脂肪摄入
D. 高蛋白质饮食　　E. 减少维生素的摄入

15. 病人，男，20 岁。因肺结核病入院，护士对他进行健康教育，下列关于消毒隔离措施不正确的是（　　）。

A. 严禁随地吐痰　　B. 接触痰液后用流水清洗双手
C. 咳嗽或打喷嚏用纸掩住口鼻　　D. 被褥及书籍经常在烈日下暴晒
E. 将痰吐在纸上用火焚烧

（三）共用题干选择题

病人，女，38 岁。因肺结核病咯血收住院。夜班护士查发现该病人咯血约 200 mL 后突然中断，呼吸极度困难，喉部有痰鸣音，表情恐怖，两手乱抓。

1. 护士应首先采取的措施是（　　）。

A. 立即通知医师　　B. 立即气管插管　　C. 清除呼吸道积血
D. 给予高流量氧气吸入　　E. 应用呼吸兴奋剂

2. 此病人最有可能发生的并发症是（　　）。

A. 出血性休克　　B. 窒息　　C. 肺不张　　D. 肺部感染　　E. 贫血

3. 此时应协助病人将体位放置为（　　）。

A. 仰卧位，头偏一侧　　B. 半坐位　　C. 中凹卧位
D. 俯卧位，头低脚高　　E. 患侧卧位

（四）简答题

简述常用抗结核药的种类及副作用。

参考答案

（张梓欣）

第九章 神经系统疾病病人的护理

第一节　神经系统疾病病人常见症状、体征的护理

一、神经系统疾病病人常见症状、体征的护理学习框架

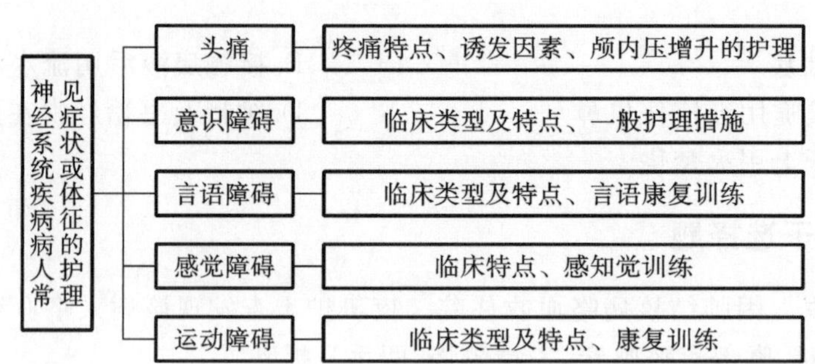

二、同步练习题

(一)填空题

1.神经系统疾病的常见症状有________、________、________、________和________。

2.头痛可分为________、________、________和________。

3.颅内压升高时,呕吐呈________。

4.颅内高压病人床头应抬高________。

5.意识障碍的程度可分为________、________、________和________。

6.言语障碍可分为________和________。

7.感觉障碍的临床表现可分为________和________。

8.瘫痪的程度常用________来判断,肌力通常可分为________级。

(二)单项选择题

1.眼源性头痛属于下列哪种类型?(　　)

A. 偏头痛　　B. 神经性头痛　　C. 精神性头痛
D. 颅内高压性头痛　　E. 颅外因素所致的头痛

2. 对于头痛病人的护理，下列措施不妥的是（　　）。
A. 将病人安置在安静、光线明亮的环境中休息　　B. 伴颅内高压者，床头抬高 15°～30°
C. 静脉滴注脱水剂速度宜快　　D. 可用开塞露通便
E. 密切观察意识、瞳孔等变化

3. 头痛病人避免用力排便主要是为了防止（　　）。
A. 呕吐　　B. 脑血栓形成　　C. 颅内压增高
D. 心脏负荷增加　　E. 心绞痛发作

4. 下列表现中，属于最轻的意识障碍的是（　　）。
A. 嗜睡　　B. 昏睡　　C. 浅昏迷　　D. 中昏迷　　E. 深昏迷

5. 病人，男，70 岁。因“脑出血”入院。该病人的意识障碍为对外界任何刺激均无反应，全身肌肉松弛，各种反射均消失，大小便失禁。该病人的意识障碍处于（　　）。
A. 嗜睡　　B. 昏睡　　C. 意识模糊　　D. 深昏迷　　E. 浅昏迷

6. 最能反应昏迷病人病情的体征变化是（　　）。
A. 体温　　B. 脉搏　　C. 呼吸　　D. 瞳孔　　E. 神志

7. 下列哪项属于深昏迷时的重要体征？（　　）
A. 瞳孔对光反射消失　　B. 压眶反射迟钝　　C. 对声、光刺激无反应
D. 角膜反射减弱　　E. 吞咽反射减弱

8. 下列属于浅感觉的是（　　）。
A. 运动觉　　B. 位置觉　　C. 平衡觉
D. 触觉　　E. 两点辨别觉

9. 下列属于深感觉的是（　　）。
A. 痛觉　　B. 温度觉　　C. 触觉　　D. 位置觉　　E. 实体觉

10. 张某，男，40 岁。因反复头痛来医院就诊，询问病史时，病人突然主诉右上肢有蚁走感，经检查无异物刺激存在，病人可能出现了哪种类型的感觉障碍？（　　）
A. 感觉过敏　　B. 幻觉　　C. 感觉异常　　D. 感觉倒错　　E. 感觉过度

11. 对于感觉障碍病人，下列护理措施错误的是（　　）。
A. 保持床单位整洁　　B. 预防压疮　　C. 使用热水袋保暖
D. 避免冻伤　　E. 用大头针刺激痛觉

12. 关于感觉障碍的描述，下列哪项是错误的？（　　）
A. 多发性神经炎出现四肢远端手套、袜套样感觉减退
B. 坐骨神经炎可出现触电样疼痛
C. 急性脊髓炎出现受损节段平面以下对侧感觉缺失
D. 脑干病变出现交叉性感觉障碍
E. 内囊病变出现对侧偏身感觉障碍

13. 某下肢瘫痪病人，肢体能在床面上平行移动但不能自行抬起，此肌力应判为（　　）。
A. 0 级　　B. 1 级　　C. 2 级　　D. 3 级　　E. 4 级

14. 偏瘫是指（　　）。
A. 双下肢瘫痪　　B. 一侧面部和肢体瘫痪　　C. 一侧肢体瘫痪

D. 单肌或一组肌肉瘫痪　　E. 一侧面瘫和对侧下肢瘫痪

15. 截瘫的病变部位多见于(　　)。

A. 脊髓前角　　B. 大脑皮层　　C. 内囊
D. 脑桥　　E. 胸腰段脊髓

16. 交叉性瘫痪的病变部位是(　　)。

A. 内囊　　B. 一侧脑干　　C. 脊髓前角
D. 颈段脊髓　　E. 胸腰段脊髓

17. 下列哪项是瘫痪病人最常见的并发症?(　　)

A. 肺部感染　　B. 尿路感染　　C. 便秘
D. 压疮　　E. 静脉炎

18. 下列关于瘫痪肢体宜保持功能位的做法,错误的是(　　)。

A. 膝关节伸直　　B. 踝关节垂直　　C. 腕关节稍背屈
D. 肘关节屈曲　　E. 膝关节处放置一枕以防外旋

19. 下列哪项是下运动神经元瘫痪的症状?(　　)

A. 肌张力增高　　B. 轻度肌肉萎缩　　C. 腱反射增强
D. 病理反射阴性　　E. 瘫痪范围广泛

20. 下列哪项不是上运动神经元瘫痪的特点?(　　)

A. 肌张力增高　　B. 腱反射增强　　C. 肌萎缩明显
D. 有病理反射　　E. 瘫痪以整个肢体为主

(三)共用题干选择题

病人,女,68 岁。因急性脑出血入院 2 d。病人处于连续睡眠状态,呼之能唤醒,可进行简单对话,过后很快又进入睡眠状态。其四肢能抬离床面,但不能对抗阻力。

1. 该病人目前的意识障碍是(　　)。

A. 嗜睡　　B. 昏睡　　C. 浅昏迷　　D. 中昏迷　　E. 深昏迷

2. 该病人目前肌力处于几级?(　　)

A. 0 级　　B. 1 级　　C. 2 级　　D. 3 级　　E. 4 级

3. 对于该病人,下列护理措施不妥的是(　　)。

A. 每 2～3 h 为病人翻身 1 次　　B. 禁食,通过静脉补充热量
C. 尿失禁及时清洗、更换衣裤　　D. 痰液黏稠时给予雾化吸入
E. 拉好床栏,防止坠床

病人,男,55 岁。头痛 3 个月余,晨间加剧且进行性加重,常伴呕吐。经检查拟诊断为颅内占位性病变、颅内压升高。

4. 为明确诊断,还须做的检查是(　　)。

A. 血液检查　　B. B 超检查　　C. 腰椎穿刺检查
D. 头颅 CT 及 MRI 检查　　E. 脑电图检查

5. 颅内压升高病人的主要表现是(　　)。

A. 头痛、抽搐、偏瘫　　B. 头痛、呕吐、感觉障碍
C. 头痛、恶心、食欲下降　　D. 头痛、抽搐、血压升高
E. 头痛、呕吐、视乳头水肿

6. 病人出现便秘时，下列护理措施不正确的是（　　）。
A. 使用开塞露　　B. 腹部按摩　　C. 使用缓泻剂
D. 肥皂水灌肠　　E. 鼓励病人多食用蔬菜、水果

（四）简答题

1. 简述头痛病人的护理措施。
2. 简述意识障碍病人的护理措施。
3. 简述肌力的分级。

参考答案

（刘叶）

第二节　急性炎症性脱髓鞘性多发性神经病病人的护理

一、急性炎症性脱髓鞘性多发性神经病病人的护理学习框架

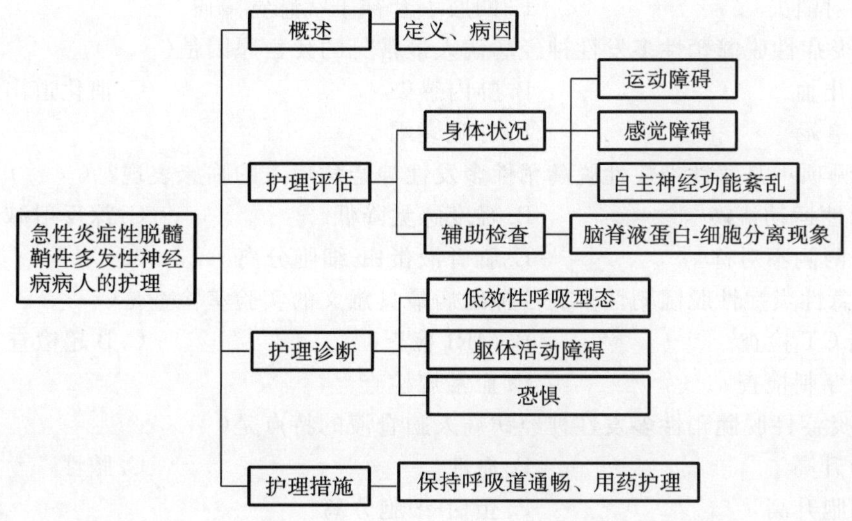

二、同步练习题

（一）填空题

1. 急性炎症性脱髓鞘性多发性神经病又称________，急性或亚急性起病，2 周左右达高峰，表现为________。
2. 急性炎症性脱髓鞘性多发性神经病病人的首发症状是________，主要死因是________。
3. 确诊急性炎症性脱髓鞘性多发性神经病最有价值的检查是________。

4. 急性炎症性脱髓鞘性多发性神经病的脑脊液特点是________。

5. 对于急性炎症性脱髓鞘性多发性神经病呼吸衰竭的病人最重要的护理措施是________。

(二)单项选择题

1. 急性炎症性脱髓鞘性多发性神经病属于(　　)。
A. 病毒感染性疾病　B. 中枢性神经性疾病　C. 运动障碍性疾病
D. 脑血管疾病　E. 自身免疫性周围神经病

2. 急性炎症性脱髓鞘性多发性神经病病人发病前大多数可能存在(　　)。
A. 风湿性疾病史　B. 外伤病史　C. 糖尿病病史
D. 阳性家族史　E. 非特异性感染史

3. 急性炎症性脱髓鞘性多发性神经病最常见的首发症状是(　　)。
A. 消化道症状　B. 肢体感觉异常
C. 脑脊液蛋白-细胞分离　D. 四肢对称性弛缓性瘫痪
E. 呼吸困难

4. 下列哪项是急性炎症性脱髓鞘性多发性神经病病人发病前可能出现的表现?(　　)
A. 四肢对称性无力　B. 双侧周围性面瘫　C. 上呼吸道感染
D. 腱反射消失　E. 四肢手套袜子状感觉障碍

5. 急性炎症性脱髓鞘性多发性神经病病人最常见的死亡原因是(　　)。
A. 颅内出血　B. 肺内感染　C. 消化道出血
D. 心力衰竭　E. 呼吸衰竭

6. 下列哪项不是急性炎症性脱髓鞘性多发性神经病病人的临床表现?(　　)
A. 进行性运动瘫痪　B. 轻度感觉降低　C. 深反射减弱或消失
D. 病变两侧不对称　E. 脑脊液蛋白-细胞分离

7. 确诊急性炎症性脱髓鞘性多发性神经病最具意义的实验室检查是(　　)。
A. 颅脑 CT 检查　B. MRI 检查　C. B 超检查
D. 腰椎穿刺检查　E. 血常规检查

8. 急性炎症性脱髓鞘性多发性神经病病人脑脊液的特点是(　　)。
A. 压力升高　B. 血性　C. 脓性
D. 白细胞升高　E. 蛋白-细胞分离

9. 脑脊液蛋白-细胞分离现象是指(　　)。
A. 细胞数升高,糖含量降低
B. 细胞数升高,糖含量正常
C. 蛋白质含量降低,细胞数升高
D. 蛋白质含量明显升高,细胞数正常
E. 白细胞数减少,细菌培养阴性

10. 张某,男,20 岁。头痛、流涕、咽痛 2 周入院就诊,昨天发现四肢无力,自远端向近端扩展,行腰椎穿刺术后测得病人脑脊液呈蛋白-细胞分离现象。现象最明显时应该是在(　　)。
A. 发病 24 h 以内　B. 起病后第 3 周　C. 起病后第 7 天
D. 起病后第 14 天　E. 起病后 1 个月内

11. 下列选项中，哪项表现提示急性炎症性脱髓鞘性多发性神经病病人病情危重？（　　）

A. 脉搏增快　　B. 吞咽困难　　C. 肌腱反射消失

D. 呼吸困难　　E. 四肢完全瘫痪

12. 病人，男，28 岁。因四肢末端麻木无力 5 d 入院，诊断为急性炎症性脱髓鞘性多发性神经病。入院后病情加重，四肢弛缓性瘫痪，出现呼吸肌麻痹及呼吸困难。目前该病人主要的护理诊断为（　　）。

A. 低效型呼吸型态　　B. 恐惧　　C. 吞咽障碍

D. 清理呼吸道无效　　E. 有皮肤完整性受损的危险

13. 王某，女，23 岁。急性炎症性脱髓鞘性多发性神经病发生呼吸麻痹入院。该病人目前最重要的抢救措施是（　　）。

A. 及时吸痰　　B. 人工呼吸　　C. 气管内滴注抗生素

D. 静脉注射呼吸兴奋剂　　E. 气管切开，用呼吸机维持呼吸

14. 下列关于急性炎症性脱髓鞘性多发性神经病的护理措施，错误的是（　　）。

A. 瘫痪肢体应保持在功能位置

B. 给予高热量、高维生素、易消化饮食

C. 康复期指导病人进行肢体的功能锻炼

D. 鼓励病人多食富含 B 族维生素的饮食

E. 急性期应加强功能锻炼，鼓励病人多行走

15. 下列措施中，能增加急性炎症性脱髓鞘性多发性神经病病人急性期治愈率、减少死亡率的是（　　）。

A. 防治感染　　B. 保持呼吸道通畅　　C. 纠正水、电解质失衡

D. 尽快进行血浆置换　　E. 给大剂量营养神经药物

16. 病人，张某，男，20 岁。3 周前感冒，3 d 前出现双下肢末端软弱无力，迅速发展到大腿。查体：双下肢肌张力减退，肌腱反射消失，感觉减退平面达下腹部。脑脊液检查：蛋白质含量升高，细胞计数正常。该病人的诊断考虑为（　　）。

A. 重症肌无力　　B. 多发性神经炎　　C. 脊髓灰质炎

D. 周期性瘫痪　　E. 急性炎症性脱髓鞘性多发性神经病

17. 病人，男，33 岁。诊断：急性炎症性脱髓鞘性多发性神经病。5 d 前因四肢末端麻木无力入院，入院后病情加重，四肢弛缓性瘫痪，出现呼吸肌麻痹，呼吸困难。该病人的治疗和护理关键是（　　）。

A. 保持床单位整洁，预防压疮

B. 定时翻身拍背，预防肺部感染

C. 及时补充营养、维持水盐平衡

D. 呼吸功能监护和辅助呼吸器的使用

E. 防止泌尿系统的感染

18. 病人，男，23 岁。4 d 前因肢体麻木无力入院治疗，诊断为急性炎症性脱髓鞘性多发性神经病。下列对于该病人的护理措施中，不正确的（　　）。

A. 可进食高热量、高蛋白质、高维生素且易消化的软食

B. 注意呼吸道通畅，定时翻身拍背

C. 床头常规准备吸引器、气管切开包及机械通气设备

D. 对吞咽困难和气管切开不能进食者及早给予鼻饲

E. 用热水袋肢体保暖

19. 急性炎症性脱髓鞘性多发性神经病病儿呼吸肌麻痹时的护理要点是（　　）。

A. 维持呼吸功能　　B. 营养支持　　C. 皮肤护理

D. 预防感染　　E. 功能训练

20. 下列选项中，对急性炎症性脱髓鞘性多发性神经病的诊断具有重要意义的是（　　）。

A. 上呼吸道感染病史　　B. 对称性肢体远端感觉异常

C. 脑神经受累极为常见　　D. 脑脊液蛋白-细胞分离

E. 应用糖皮质激素治疗有效

(三)共用题干选择题

王女士，24 岁，7 d 前因四肢乏力感觉异常入院治疗，诊断为急性炎症性脱髓鞘性多发性神经病。

1. 下列哪项不属于急性炎症性脱髓鞘性多发性神经病的临床表现？（　　）

A. 急性四肢弛缓性瘫痪　　B. 手套、袜套状感觉障碍

C. 早期即有四肢肌萎缩　　D. 患侧周围性面瘫

E. 脑脊液蛋白-细胞分离

2. 患有急性炎症性脱髓鞘性多发性神经病病人，现下列哪种情况表示病情危重，需要立即抢救？（　　）

A. 四肢由轻瘫转为全瘫　　B. 腰腿出现牵拉性疼痛

C. 腱反射完全消失　　D. 呼吸费力

E. 脉搏加快

3. 若发现急性炎症性脱髓鞘性多发性神经病病人出现呼吸肌麻痹，应立即采取以下哪项措施？（　　）

A. 做好气管切开的准备

B. 准备好静脉滴注有效的抗生素

C. 做口对口人工呼吸

D. 静脉滴注呼吸兴奋剂

E. 准备好静脉滴注糖皮质激素

(四)简答题

1. 简述急性炎症性脱髓鞘性多发性神经病主要的临床表现。

2. 简述急性炎症性脱髓鞘性多发性神经病主要的诊断依据。

3. 简述急性炎症性脱髓鞘性多发性神经病病人主要的护理措施。

参考答案

（刘叶）

第三节 急性脑血管疾病病人的护理

一、急性脑血管疾病病人的护理学习框架

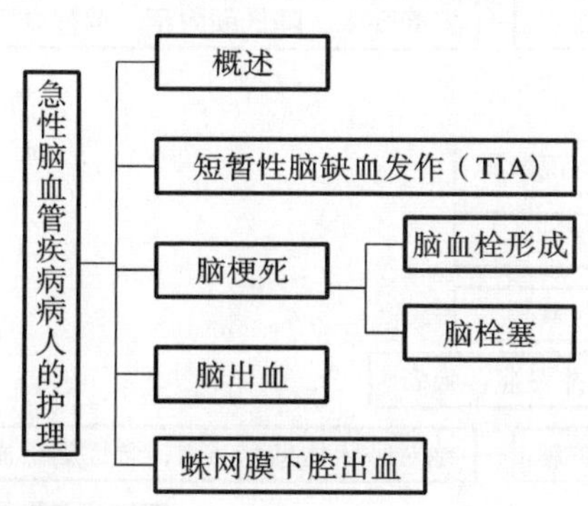

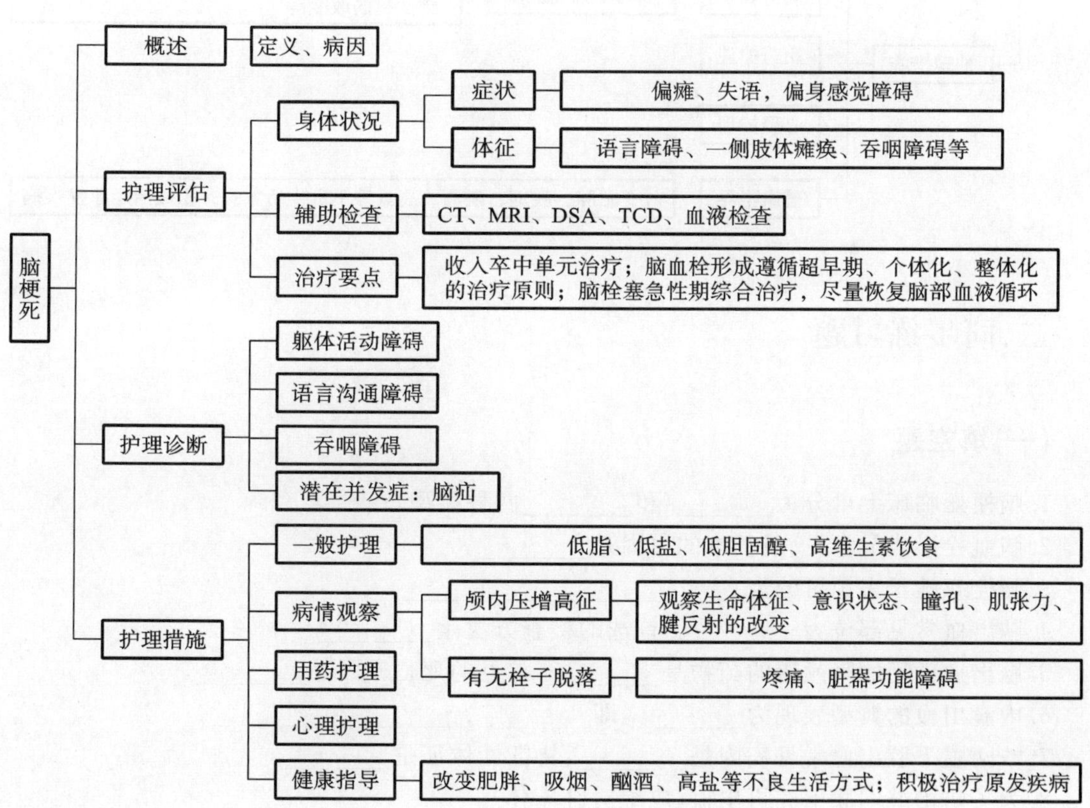

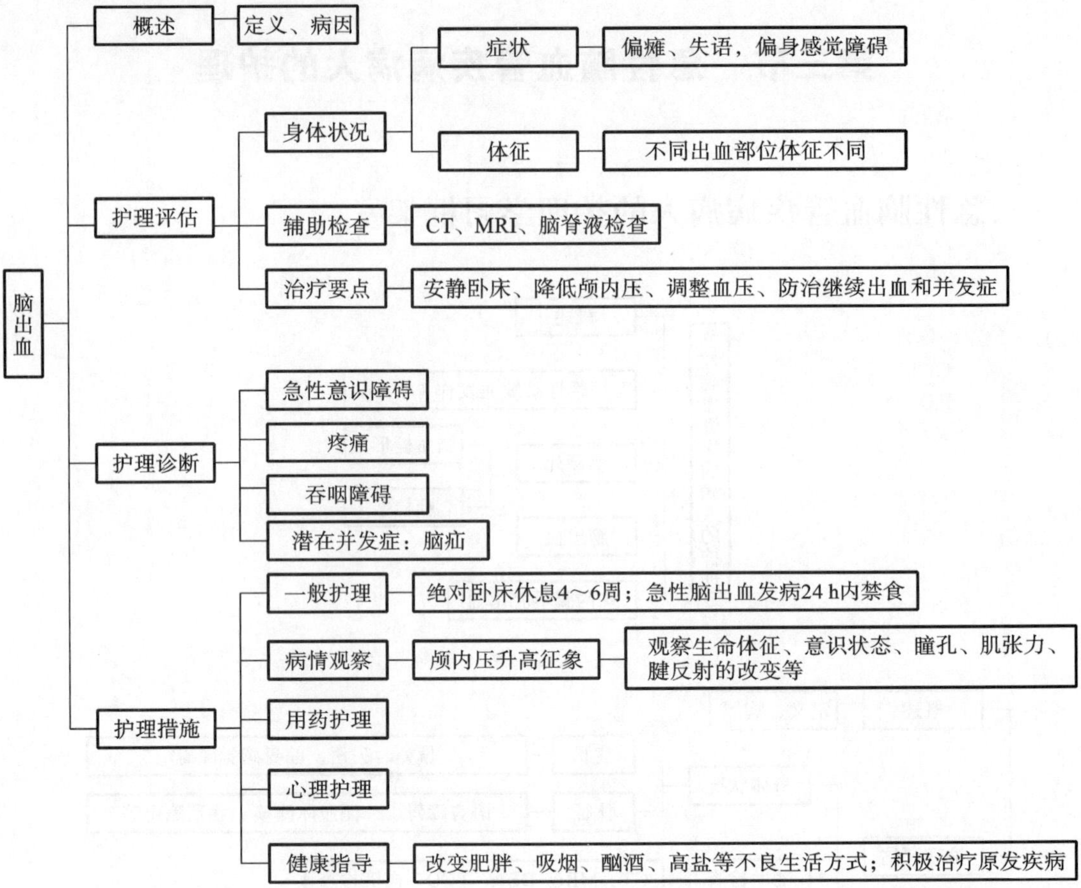

- 脑出血
  - 概述
    - 定义、病因
  - 护理评估
    - 身体状况
      - 症状
        - 偏瘫、失语，偏身感觉障碍
      - 体征
        - 不同出血部位体征不同
    - 辅助检查
      - CT、MRI、脑脊液检查
    - 治疗要点
      - 安静卧床、降低颅内压、调整血压、防治继续出血和并发症
  - 护理诊断
    - 急性意识障碍
    - 疼痛
    - 吞咽障碍
    - 潜在并发症：脑疝
  - 护理措施
    - 一般护理
      - 绝对卧床休息4～6周；急性脑出血发病24 h内禁食
    - 病情观察
      - 颅内压升高征象
        - 观察生命体征、意识状态、瞳孔、肌张力、腱反射的改变等
    - 用药护理
    - 心理护理
    - 健康指导
      - 改变肥胖、吸烟、酗酒、高盐等不良生活方式；积极治疗原发疾病

二、同步练习题

(一)填空题

1. 脑梗死临床上可分为________和________两种类型。
2. 脑血栓形成最常见、最基本的原因是________。
3. 脑栓塞栓子来源可分为________、________和________。
4. 脑出血常见部位为________。首选的检查方法是________。
5. 脑出血常用的降颅压的药物是________，常见的死亡原因是________。
6. 内囊出血的典型表现为________，即________、________和________。
7. 蛛网膜下腔出血常见病因是________，特征性体征是________。
8. 为了防治蛛网膜下腔再出血，应绝对卧床休息________。

(二)单项选择题

1. 病人，男，65 岁。诊断为短暂性脑缺血发作。该病人发病时症状持续时间最长不超过(　　)。

A. 2 h　　B. 8 h　　C. 12 h　　D. 24 h　　E. 48 h

2. 下列哪项属于脑血管疾病发病最重要的危险因素？（　　）

A. 吸烟　　B. 肥胖　　C. 高血压　　D. 高血脂　　E. 高盐饮食

3. 临床上最常见的脑血管意外是（　　）。

A. 脑出血　　B. 脑血栓形成　　C. 短暂性脑缺血发作

D. 脑栓塞　　E. 蛛网膜下腔出血

4. 病人，男，65 岁。因右侧肢体活动不便 4 h 入院。病人神志清楚，有高血压及糖尿病史，曾有过短暂性脑缺血发作史，右侧肌体肌力 2 级。拟诊断为脑血栓形成。该疾病最常见的病因是（　　）。

A. 高血压　　B. 风湿性心脏病　　C. Ⅱ型糖尿病

D. 脑动脉硬化　　E. 肥胖

5. 脑血栓形成最佳溶栓治疗应在发病后多久内进行？（　　）

A. 8 h　　B. 3 h　　C. 9 h　　D. 6 h　　E. 10 h

6. 病人，男，65 岁。睡醒后发现一侧偏瘫，神志清楚，血压 150/95 mmHg，脑脊液正常。该病人 CT 图像改变可能为（　　）。

A. 起病 1 周后才改变

B. 起病后即可见异常低密度影

C. 起病后即可见异常高密度影

D. 起病后即 24～48 h 后可见异常高密度影

E. 起病后即 24～48 h 后可见异常低密度影

7. 病人，女，58 岁，原发性高血压史 10 年。病人由于情绪激动后突发昏迷，并呕出咖啡样液体，急诊入院。查体：体温 39.5 ℃，一侧肢体瘫痪、偏身感觉障碍，同向偏盲，初步诊断为脑出血。该病人出血部位可能在（　　）。

A. 内囊　　B. 小脑　　C. 脑干

D. 脑室　　E. 蛛网膜下腔

8. 下列脑出血急性期的处理措施中，不正确的是（　　）。

A. 控制血压　　B. 降低颅内压　　C. 适当使用止血药

D. 侧卧位，头部稍抬高　　E. 每 2 h 翻一次身，避免压疮

9. 下列哪项是脑出血病人的主要死亡原因？（　　）

A. 呼吸衰竭　　B. 压疮感染　　C. 脑疝

D. 上消化道出血　　E. 中枢性高热

10. 下列哪项表现可能提示即将出现脑疝？（　　）

A. 头痛、呕吐、呼吸困难　　B. 意识丧失、瞳孔散大

C. 剧烈头痛、频繁呕吐、意识障碍　　D. 脉搏、呼吸、血压出现“两慢一快”

E. 血压升高

11. 病人，女，48 岁，晚餐后洗衣时突然出现剧烈头痛，恶心、喷射状呕吐，随后意识不清，被家人送到医院，紧急进行 CT 检查，图像上呈高密度影，脑膜刺激征阳性，无肢体瘫痪，既往体健。该病人可能发生了（　　）。

A. 脑出血　　B. 脑血栓形成　　C. 脑梗死

D. 蛛网膜下腔出血　　E. 短暂性脑缺血发作

12. 蛛网膜下腔出血最常见的病因是(　　)。

A. 脑动脉粥样硬化　B. 脑血管畸形　C. 脑动脉炎

D. 再生障碍性贫血　E. 先天性动脉瘤

13. 蛛网膜下腔出血特征性的表现是(　　)。

A. 脑膜刺激征　B. 动眼神经麻痹　C. 呕吐

D. 偏瘫　E. 剧烈头痛

14. 腰椎穿刺术后,病人应去枕平卧的时间为(　　)。

A. 1～2 h　B. 3～4 h　C. 4～6 h

D. 10～12 h　E. 24 h

15. 腰椎穿刺术后去枕平卧的目的是为防止(　　)。

A. 穿刺部位出血　B. 穿刺部位感染　C. 低压性头痛

D. 颅内感染　E. 脑脊液外漏

16. 病人,女,73 岁。有高血压病史 30 年,在做家务活时突发头晕,随即倒地,急送医院检查,病人呈昏迷状态,左侧肢体偏瘫,CT 见脑内高密度影。该病人最可能的诊断是(　　)。

A. 脑梗死　B. 脑出血　C. 脑血栓形成

D. 短暂性脑缺血发作　E. 蛛网膜下腔出血

17. 王大爷,65 岁,有风湿性心脏瓣膜病二尖瓣狭窄合并心房颤动病史,清晨起床自行如厕时摔倒,家人发现其口角歪斜,左侧上下肢瘫痪,有短暂性意识障碍。故入院治疗,行颅脑 CT 后见低密度阴影。该病人可能的诊断是(　　)。

A. 脑出血　B. 脑挫伤　C. 脑震荡

D. 蛛网膜下腔出血　E. 脑梗死

18. 病人,女,68 岁,因脑出血入院治疗。病人突然头痛剧烈伴频繁呕吐,查体时发现其意识不清,脉搏、呼吸减慢,左、右瞳孔明显不等大。该病人可能发生了(　　)。

A. 蛛网膜下腔出血　B. 脑疝形成　C. 高血压危象

D. 癔症发作　E. 脑血栓形成

19. 病人,女,59 岁。风湿性心脏病伴二尖瓣狭窄 6 年,伴心房颤动 5 年,无明显原因突然出现意识障碍。最可能的原因是(　　)。

A. 发生心室颤动　B. 发生心房颤动

C. 高凝状态,脑血栓形成　D. 心房血栓脱落,脑栓塞

E. 心排出量减少,脑供血不足

20. 脑栓塞最多见的栓子来源是(　　)。

A. 空气栓子　B. 脂肪栓子

C. 风湿性心脏瓣膜病附壁血栓　D. 肺动脉栓塞

E. 大动脉粥样硬化斑块脱落

(三)共用题干选择题

病人,男,65 岁,有高血压病史 30 年,糖尿病病史 10 年,有长期吸烟史。因情绪激动出现昏迷,呼之不醒,急诊入院。查体:病人意识不清,双侧瞳孔极度缩小,双眼凝视右侧,右侧肢体偏瘫,血压 160/90 mmHg,呼吸 24 次/分,心率 98 次/分。

1. 该病人最可能的临床诊断是(　　)。

A. 脑出血　　B. 脑挫伤　　C. 脑震荡
D. 蛛网膜下腔出血　　E. 脑梗死

2. 若要确定诊断，最有价值的检查是(　　)。
A. 脑部同位素扫描　　B. 脑血管造影　　C. 头颅 X 线检查
D. 头颅超声波检查　　E. 头颅 CT 或 MRI 检查

3. 该疾病最常见的病因是(　　)。
A. 高血压　　B. 动脉硬化　　C. 出血性疾病
D. 先天性动脉瘤　　E. 颅内血管畸形

4. 此时病人最主要的护理诊断是(　　)。
A. 言语沟通障碍　　B. 潜在并发症：脑疝　　C. 气体交换受损
D. 躯体移动障碍　　E. 有感染的危险

5. 在治疗病人的过程中，首要的措施是(　　)。
A. 降低血压　　B. 中药治疗　　C. 应用止血药
D. 补充营养　　E. 控制脑水肿，降低颅内压

病人，杨某，男，64 岁。有原发性高血压病史 20 余年，今晨发现其昏迷不醒，呕吐咖啡样液体，急送入院。护理查体：深昏迷，双侧瞳孔呈“针尖”样改变并呈正中位固定，体温 39.8 ℃。

6. 该病人的病情应考虑为(　　)。
A. 内囊出血　　B. 脑室出血　　C. 脑桥出血
D. 小脑出血　　E. 蛛网膜下腔出血

7. 该病人目前最主要的护理诊断或合作性问题是(　　)。
A 疼痛：头痛　　B. 躯体移动障碍　　C. 生活自理缺陷
D. 有受伤的危险　　E. 潜在并发症：脑疝

8. 对于该病人目前主要的护理问题，下列处理方法正确的是(　　)。
A. 脑 CT 检查　　B. 脑 MRI 检查　　C. 腰椎穿刺检查
D. 快速静脉注射 20% 甘露醇　　E. 脑血管造影

9. 对于该病人，护士应重点观察的是(　　)。
A. 体温　　B. 肢体瘫痪情况　　C. 呕吐量及性质
D. 血压变化　　E. 瞳孔

10. 下列对于该病人的护理措施不恰当的是(　　)。
A. 用床档保护病人　　B. 做好口腔护理　　C. 保持床单位整洁
D. 为病人沐浴保持清洁　　E. 保持头高足低位

(四)简答题

1. 简述脑血栓形成病人的治疗要点。
2. 简述脑出血病人的护理。
3. 简述脑疝病人的护理措施。

参考答案

(刘叶)

第四节　帕金森病病人的护理

一、帕金森病病人的护理学习框架

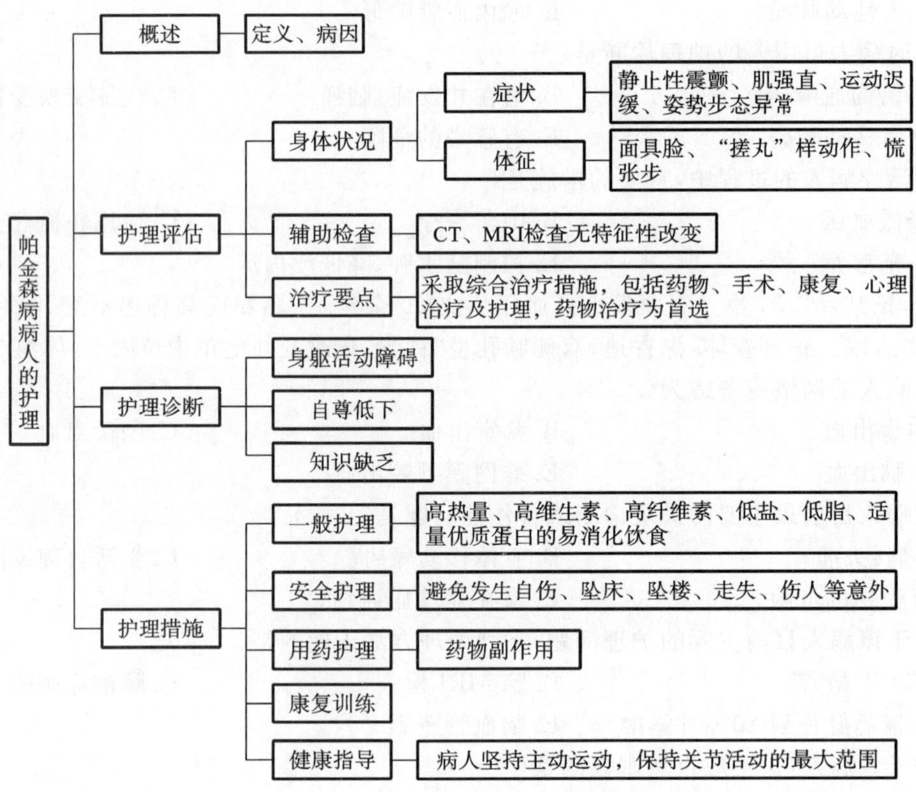

二、同步练习题

(一)填空题

1. 帕金森病的首发症状是__________。

2. 帕金森病又称__________，病变部位主要在__________。

3. 治疗帕金森病最常用的药物是__________。

(二)单项选择题

1. 帕金森病多见于(　　)。

A. 青年人　　B. 中老年人　　C. 少儿　　D. 婴幼儿　　E. 儿童

2. 下列哪项属于帕金森病的特征性症状？(　　)

A. 运动缓慢　　B. 写字过小征　　C. 静止性震颤
D. 吞咽困难　　E. 姿势步态异常

3. 诊断帕金森病最重要的依据是(　　)。
A. 确切的病史及体征　　B. 脑脊液检查　　C. 血常规检查
D. 头部 MRI　　E. 脑电图

4. 下列关于帕金森病病人震颤的特点，描述正确的是(　　)。
A. 静止时震颤减弱　　B. 精神紧张时加重　　C. 随意运动时加重
D. 睡眠后震颤加剧　　E. 震颤多由侧下肢近端开始

5. 帕金森病的临床表现中不出现(　　)。
A. 面具脸　B. 流涎　C. 上视困难　D. 运动迟缓　E. 写字过小

6. 下列哪项药物可用于治疗帕金森病？(　　)
A. 利血平　B. 氯丙嗪　C. 奋乃静　D. 安坦　E. 维生素 B_6

7. 张某，男，71 岁，出现静止性震颤、肌强直、运动减少等症状 2 年余，临床诊断为帕金森病。请问治疗该病人最有效的药物为(　　)。
A. 多巴制剂　B. 金刚烷胺　C. 苯海索　D. 溴隐亭　E. 巴胺

8. 帕金森病服药期间应避免使用的药物是(　　)。
A. 苯巴比妥钠　　B. 卡马西平　　C. 利血平
D. 他巴唑　　E. 苯妥英钠

9. 下列关于帕金森病步态描述正确的是(　　)。
A. 连带运动减少　　B. 鸭步　　C. 慌张步态
D. 走路快　　E. 剪刀步态

10. 下列属于帕金森病病人运动迟缓的表现的是(　　)。
A. 铅管样强直　　B. 齿轮样强直　　C. 折刀样强直
D. 写字过小征　　E. 冻结现象

11. 下列关于帕金森病病人的饮食护理不妥的是(　　)。
A. 规定病人进食时间　　B. 食物切成小块　　C. 给予充分进食时间
D. 给予粗大把手的叉子　　E. 增加饮食中的热量、蛋白质及纤维素

12. 下列关于帕金森病病人的生活护理不妥的是(　　)。
A. 运动康复锻炼　　B. 给予心理支持　　C. 保持大小便通畅
D. 保证营养供给　　E. 让病人独立生活，不需要陪护

13. 下列属于帕金森病的主要发病原因的是(　　)。
A. 脑干网状结构胆碱能系统受损
B. 脑桥蓝斑去甲肾上腺素能系统受损
C. 低位脑干 5-羟色胺能系统受损
D. 中脑黑质多巴胺能系统受损
E. 纹状体 γ-氨基丁酸(GABA)能系统受损

14. 下述哪项不符合帕金森病的临床表现？(　　)
A. 随意运动减少　　B. 静止性震颤　　C. 全身肌肉强直
D. 可导致瘫痪　　E. 体位不稳，走路呈“慌张步态”

15. 病人，女，78 岁。患帕金森病 7 年。随诊中病人表示现在多以碎步、前冲动作行走，并

对此感到害怕。病人进行行走训练时，下列错误的是（　　）。

A. 尽量跨大步　　B. 足跟先着地　　C. 脚步尽量抬高

D. 双臂尽量摆动　　E. 将注意力集中于地面

16. 病人，张某，男，75 岁。近期确诊患有帕金森病，关于饮食护理下列正确的是（　　）。

A. 给予高热量、高维生素、高脂、适量优质蛋白饮食

B. 给予高热量、高维生素、低脂、适量优质蛋白饮食

C. 给予高热量、高维生素、低脂、高蛋白质饮食

D. 给予低热量、高维生素、低脂、适量优质蛋白饮食

E. 给予高热量、低维生素、低脂、适量优质蛋白饮食

17. 病人，男，68 岁。热爱书法经常练字，但近期情绪常激动，有时心情抑郁，出现不能独立洗澡、刷牙、上厕所等，练习写字时字越写越小。该病人可能患有（　　）。

A. 阿尔茨海默症　　B. 抑郁症　　C. 帕金森病

D. 痴呆症　　E. 癔症

18. 病人，男，58 岁。近期出现静止性震颤，肌强直，诊断为帕金森病。该病人早期治疗方案为（　　）。

A. 抗胆碱药　　B. 糖皮质激素应用　　C. 饮食疗法

D. 手术疗法　　E. 康复治疗

19. 病人，男，65 岁。双手静止性震颤伴动作迟缓 8 年，诊断为帕金森病，须服用多巴丝肼治疗。病人双手静止性震颤，面部表情呆板，呈面具脸，可进食，慌张步态。病人不宜进食高蛋白质饮食的原因是（　　）。

A. 不易消化　　B. 可能加重震颤　　C. 可能出现肌强直

D. 可降低多巴丝肼疗效　　E. 可引起严重药物不良反应

20. 病人，男，70 岁。患帕金森病。病人躯体呈前倾前屈姿势，行走时上肢摆动动作消失或减少，启动和终止均有困难，步距缩小。这种特殊步态称为（　　）。

A. 醉酒步态　　B. 跨阈步态　　C. 剪刀步态　　D. 鸭步　　E. 慌张步态

（三）共用题干选择题

病人，男，72 岁。四肢活动障碍伴加重 1 年入院。无慢性疾病史。查体：表情呆滞，慌张步态，四肢呈“齿轮样”张力增高，双手指鼻试验正常。头颅 MRI 无异常。

1. 该病人的诊断可能是（　　）。

A. 癫痫　　B. 阿尔兹海默症　　C. 帕金森病

D. 痴呆症　　E. 以上都不是

2. 该病首选的治疗药物是（　　）。

A. 华法林　　B. 溴隐亭　　C. 甘露醇　　D. 左旋多巴　　E. 氟哌啶醇

3. 下列不属于该首选药物主要的不良反应是（　　）。

A. 恶心、呕吐　　B. 体位性低血压　　C. 幻觉

D. 开关现象　　E. 肝性脑病

4. 该病主要的护理诊断是（　　）。

A. 躯体活动障碍　　B. 自尊低下　　C. 知识缺乏

D. 语言沟通障碍　　E. 有感染的危险

5. 下列对于该病人的处理，错误的是(　　)。
A. 目前治疗方法是对症处理和改善症状
B. 选择合适药物，从小剂量逐渐调整至合适剂量
C. 坚持长期服药
D. 指导体育锻炼
E. 给予高蛋白质饮食

(四)简答题

1. 简述帕金森病主要临床表现。
2. 简述帕金森病主要的治疗要点。
3. 简述帕金森病主要的安全护理。

参考答案

(刘叶)

第五节　癫痫病人的护理

一、癫痫病人的护理学习框架

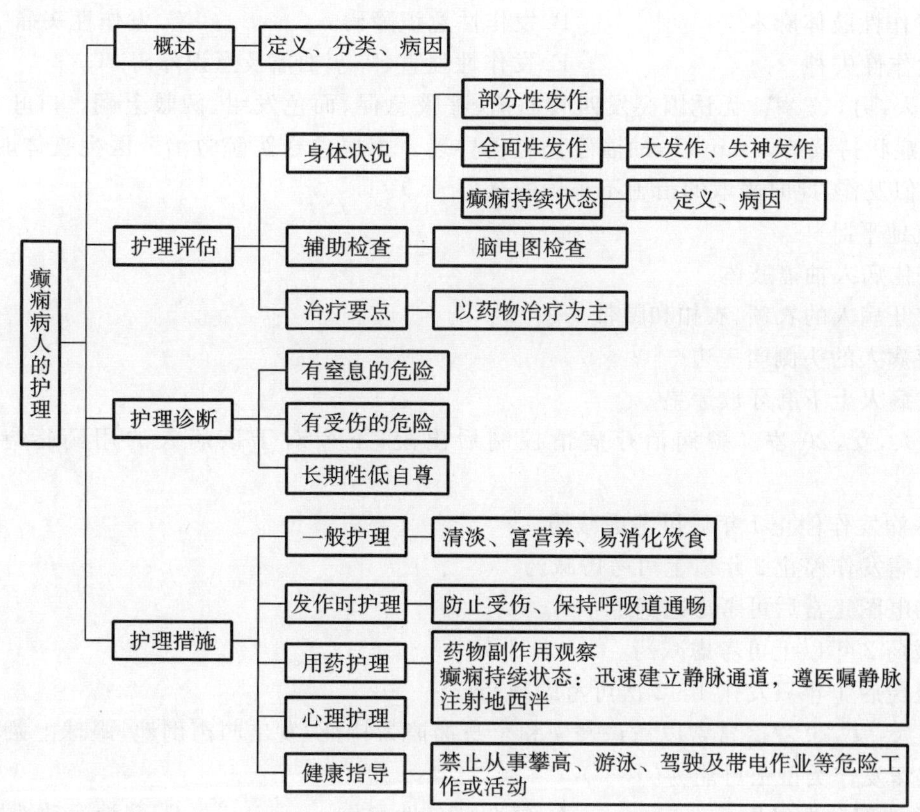

二、同步练习题

(一)填空题

1. 癫痫具有________、________、________和反复发作性等特征。

2. 癫痫发作可分为________、________及________的癫痫发作。

3. 治疗癫痫持续状态的首选药物是________。

4. 诊断癫痫最重要的检查方法是________。

5. 治疗癫痫大发作时,若突然停药可引起________。

(二)单项选择题

1. 下列哪项属于临床上最常见的癫痫发作类型?( )

A. 单纯部分性发作　B. 复杂部分性发作　C. 单纯失神发作

D. 全面性强直-阵挛发作　E. 癫痫持续状态

2. 病人,女,在商场突然倒地,随后出现四肢痉挛性抽搐,牙关紧闭,疑为癫痫发作,急诊入院。以下对帮助诊断最有意义的是( )。

A. 脑电图检查　B. 头颅 CT 或 MRI 检查　C. 血、尿、便常规检查

D. 检查病理反射　E. B 超检查

3. 下列哪项属于全面性强直-阵挛发作的特征性表现?( )

A. 发作性肢体麻木　B. 发作性意识障碍　C. 发作性头痛

D. 发作性失神　E. 发作性强直、阵挛抽搐及意识障碍

4. 病人,男,17 岁。无诱因突发四肢抽搐、呼吸急促、面色发绀、两眼上翻。口吐白沫、呼之不应。症状持续约 3 min 后,抽搐停止但仍昏迷。家属急送医院救治。医生查体时病人再次出现类似发作,此时采取的措施不正确的是( )。

A. 就地平卧

B. 按住病人抽搐肢体

C. 解开病人的衣领、衣扣和腰带

D. 将病人的头侧向一边

E. 在病人上下磨牙放牙垫

5. 病人,女,20 岁。癫痫治疗病情控制后出院,下列对于该病人的用药指导正确的是( )。

A. 癫痫发作停止 1 年后可考虑减药

B. 癫痫发作停止 2 年以上可考虑减药

C. 脑电图正常后可考虑减药

D. 服药 2 年以上可考虑减药

E. 服药后 1 年只发作 1～2 次可考虑减药

6. 病人,女,20 岁。常常以意识丧失和全身抽搐为特征,发出叫声倒地,眼球上翻,牙关紧闭。其癫痫发作类型很可能为( )。

A. 单纯部分性发作　B. 复杂部分性发作　C. 精神运动性发作

D. 失神发作　　E. 全面性强直-阵挛发作

7. 病人，女，3 岁。病人于进食时突然发生意识障碍，持续时间 5 s，发作后仍继续原有的动作，对发作无记忆，每天发作数十次不等。该病人发作的类型是(　　)。

A. 单纯部分性发作　　B. 复杂部分性发作　　C. 精神运动性兴奋

D. 单纯失神发作　　E. 强直-阵挛性发作

8. 病人，女，18 岁。在治疗癫痫全面性强直-阵挛发作时，因自行停药后，导致癫痫发作持续 30 min 以上，该病人可能发生了(　　)。

A. 阵挛性发作　　B. 失张力发作　　C. 失神发作

D. 强直性发作　　E. 癫痫持续状态

9. 癫痫持续状态是指(　　)。

A. 连续小发作

B. 精神运动性发作持续数天

C. 一侧肢体间断抽搐

D. 长期用药抽搐仍经常发作

E. 癫痫大发作频繁出现，间歇期仍意识不清

10. 病人，女，34 岁。因癫痫发作突然跌倒。护士赶到时，病人仰卧，意识不清，牙关紧闭，上肢抽搐。首要的急救措施是(　　)。

A. 人工呼吸

B. 保持呼吸道通畅

C. 胸外心脏按压

D. 氧气吸入

E. 应用简易呼吸机

11. 病人，男，20 岁。2 h 前出现意识丧失，突然倒地，眼球上翻，牙关紧闭，上肢屈曲时下肢伸直，持续约 20 s 后出现全身肌肉阵挛约 1 min 后抽搐突然停止，口吐白沫，病人呈嗜睡状态。间隔 20 min 后上述症状再次发作。对于该病人护士首先应做何种准备？(　　)

A. 做好约束准备　　B. 准备地西泮静脉注射

C. 准备 20% 甘露醇静脉滴注　　D. 准备鼻饲抗癫痫药

E. 准备 50% 葡萄糖静脉注射

12. 病人，男，23 岁。确诊为癫痫 8 年，下列属于该病人可以参加的活动是(　　)。

A. 攀岩运动　　B. 社交活动　　C. 高空驾驶

D. 操作高压电机　　E. 海上冲浪

13. 下列不符合癫痫药物使用原则的是(　　)。

A. 药物剂量由小到大，逐步增加　　B. 一般不主张联合用药

C. 定期监测血常规、肝肾功能及药物浓度　　D. 换药物要果断、迅速

E. 根据发作类型选择最佳药物

14. 抗癫痫药物须服用多久？(　　)

A. 完全控制发作后即可停药

B. 完全控制发作后再持续服药 3～6 个月

C. 完全控制发作后再持续服药 1～2 年

D. 完全控制发作后再持续服药 4～5 年

E. 终身服药

15. 病人，张某，男，20 岁。突然发病，意识丧失，全身肌肉抽搐，口吐白沫并伴尿失禁。应首先考虑(　　)。

A. 癔症　　B. 脑出血　　C. 脑血栓形成

D. 癫痫大发作　　E. 药物中毒

16. 病人，男，27 岁。既往有癫痫病史，因突然发作性全身抽搐、口吐白沫、大小便失禁入院。下列关于对该病人进行健康指导，不正确的是(　　)。

A. 生活有规律，劳逸结合

B. 不能从事攀高、驾驶等工作

C. 癫痫停止发作 3 个月后及时停药

D. 随身携带有病人姓名、住址、联系电话的个人卡片

E. 定期复查血常规、肝肾功能

17. 病人，男，20 岁。发作性意识丧失 2 年，每次发作均伴有全身不自主抽搐，尿失禁，口吐白沫，持续约 2 min。意识逐渐恢复后，对抽搐过程无记忆。对于该病人药物治疗的原则，下列叙述错误的是(　　)。

A. 最好单一药物治疗

B. 根据发作类型选择最佳药物

C. 定时监测血药浓度以指导用药

D. 颅内占位病变首先考虑手术治疗

E. 完全控制发作后及时停药，防止药物不良反应

18. 病人，男，18 岁。病人上课时突然出现意识障碍，出现自言自语、唱歌、反复搓手等动作，并且对外界刺激无反应。拟诊断为癫痫复杂部分性发作。该病人的病灶部位多位于(　　)。

A. 颞叶　　B. 额叶　　C. 枕叶

D. 顶叶　　E. 边缘系统

19. 小儿癫痫首选的治疗药物是(　　)。

A. 苯妥英钠　　B. 苯巴比妥　　C. 吗啡

D. 水合氯醛　　E. 呋塞米

20. 苯妥英钠最严重的不良反应是(　　)。

A. 胃肠反应　　B. 牙龈增生　　C. 共济失调

D. 白细胞减少　　E. 过敏性皮疹

(三)共用题干选择题

病人，男，26 岁。突然出现意识丧失，全身抽搐，眼球上翻，瞳孔散大，牙关紧闭，大小便失禁，持续约 3 min，清醒后对抽搐过程全无记忆。

1. 根据临床征象，该病人可能为(　　)。

A. 癔症　　B. 狂犬病发作　　C. 精神分裂症

D. 癫痫　　E. 脑血管意外

2. 对该病人急性发作时的急救处理首先是(　　)。

A. 遵医嘱快速给药，控制发作

B. 注意保暖,避免受凉
C. 急诊应做CT、脑电图,寻找原因
D. 保持呼吸道通畅,防止窒息
E. 移走身边危险物体,防止受伤
3. 控制该病持续发作的首选治疗药物是(　　)。
A. 地西泮　　B. 丙戊酸钠　　C. 氯丙嗪
D. 卡马西平　　E. 苯妥英钠
3. 对该病人的药物治疗指导错误的是(　　)。
A. 先单一给药,小剂量治疗,逐渐加量
B. 出现胃肠道反应时,饭后服用可减轻症状
C. 出现严重的肝肾损害,智力、行为改变时,及时复诊
D. 每月查1次血常规,每季度查肝肾功能1次
E. 漏服药物时,应及时补服
5. 建议该病人可以参加的活动是(　　)。
A. 登高　　B. 游泳　　C. 驾驶
D. 冲浪　　E. 聚餐

(四)简答题

1. 简述失神发作的临床表现。
2. 简述癫痫持续状态的抢救配合。
3. 简述癫痫药物治疗的原则。

参考答案

(刘叶)

参考文献

［1］ 王秀玲．2020全国护士执业资格考试人机对话题图汇［M］．北京：人民卫生出版社，2019．

［2］ 刘辉．内科护理学笔记［M］．4版．北京：科学出版社，2018．

［3］ 朱启华，林梅英．内科护理学习指导与护考训练［M］．北京：人民卫生出版社，2016．

［4］ 农子文，李芳．内科护理［M］．北京：人民卫生出版社，2015．

［5］ 李丹，冯丽华．内科护理学［M］．北京：人民卫生出版社，2018．

［6］ 李丹，冯丽华．内科护理学［M］．北京：人民卫生出版社，2014．

［7］ 冯丽华，李丹．内科护理学实训与学习指导［M］．北京：人民卫生出版社，2018．

［8］ 杨玉琴，唐前，魏映红．内科护理技术［M］．武汉：华中科技大学出版社，2019．

［9］ 尤黎明，吴瑛．内科护理学［M］．6版．北京：人民卫生出版社，2017．

［10］ 尤黎明，吴瑛．内科护理学实践与学习指导［M］．北京：人民卫生出版社，2018．

［11］ 尤黎明，吴瑛．内科护理学-学习指导及习题集［M］．4版．北京：人民卫生出版社，2016．

［12］ 冯丽华，史铁英．内科护理学［M］．4版．北京：人民卫生出版社，2018．

［13］ 孙玉梅，张立力．健康评估［M］．4版．北京：人民卫生出版社，2017．